兰心蕙质暖富春

桐庐县妇幼卫生事业回顾与展望

陈玉平　金世勇　编著

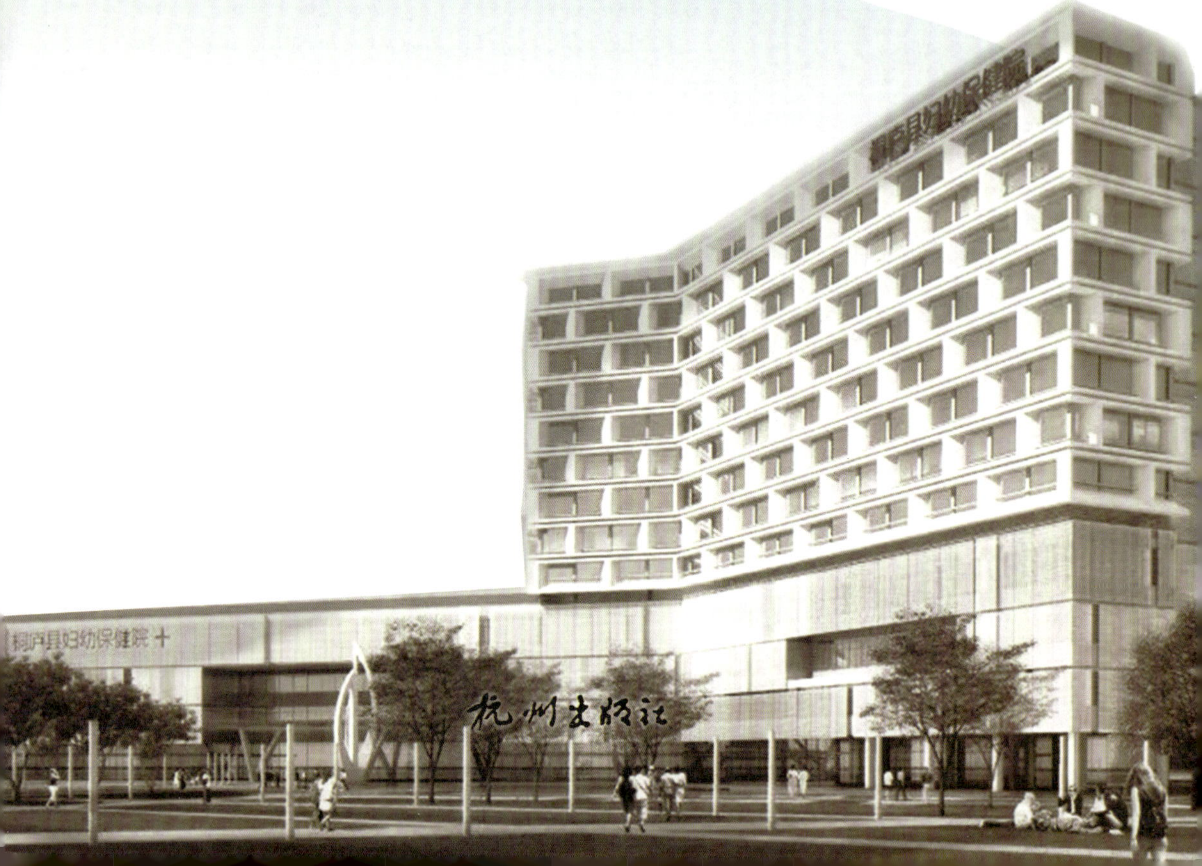

杭州出版社

图书在版编目（CIP）数据

兰心蕙质暖富春：桐庐县妇幼卫生事业回顾与展望 / 陈玉平，金世勇编著．-- 杭州：杭州出版社，2021.12
ISBN 978-7-5565-1621-6

Ⅰ．①兰… Ⅱ．①陈… ②金… Ⅲ．①妇幼卫生—卫生工作—工作概况—桐庐县 Ⅳ．① R17

中国版本图书馆 CIP 数据核字 (2021) 第 236541 号

LANXIN-HUIZHI NUAN FUCHUN
兰心蕙质暖富春

TONGLUXIAN FUYOU WEISHENG
SHIYE HUIGU YU ZHANWANG
桐庐县妇幼卫生事业回顾与展望

陈玉平　金世勇　编著

责任编辑　李竹月
美术编辑　晓钟文化
责任校对　陈铭杰
出版发行　杭州出版社（杭州市西湖文化广场 32 号 6 楼）
电话：0571-87997719　邮编：310014
网址：www.hzcbs.com
排　　版　晓钟文化
印　　刷　杭州捷派印务有限公司
经　　销　新华书店
开　　本　710mm × 1000mm　1/16
印　　张　16.25
字　　数　220 千
版 印 次　2021 年 12 月第 1 版　2021 年 12 月第 1 次印刷
书　　号　ISBN 978-7-5565-1621-6
定　　价　60.00 元

本书编委会

主编：陈玉平　金世勇

编委：兰　飞　吴明龙　程晓仙　游　燕

　　　李　春　叶　芬　谢云峰

编审：张玉飞　应红玉　陈钦周

编辑：何　琳　顾盛华　宋考凰　杨　莉

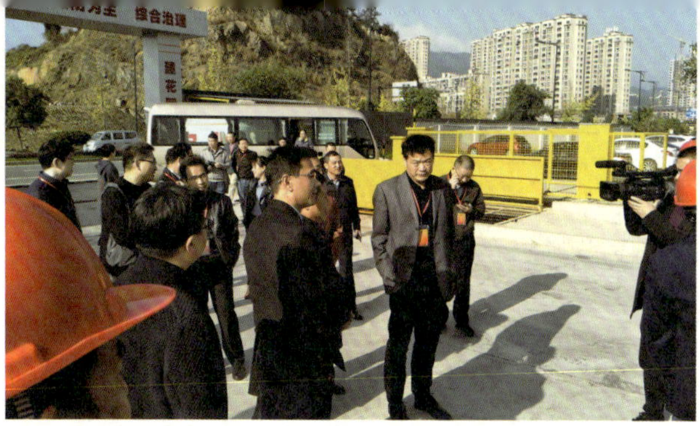

2019年11月29日，时任桐庐县人大常委会主任游宏视察新院区工地

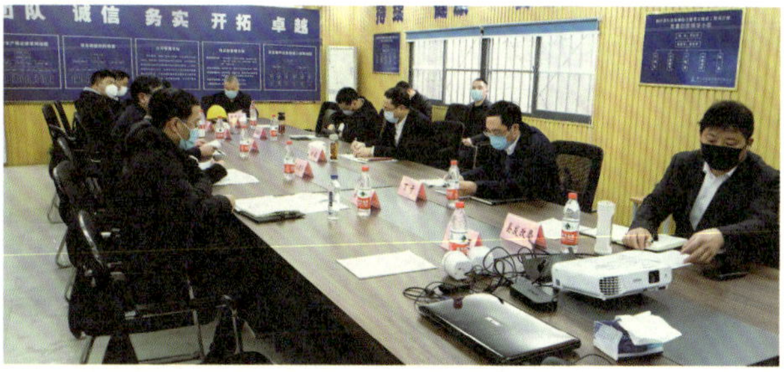

2020年3月3日，桐庐县委书记方毅在疫情期间视察新院区工地开工建设情况

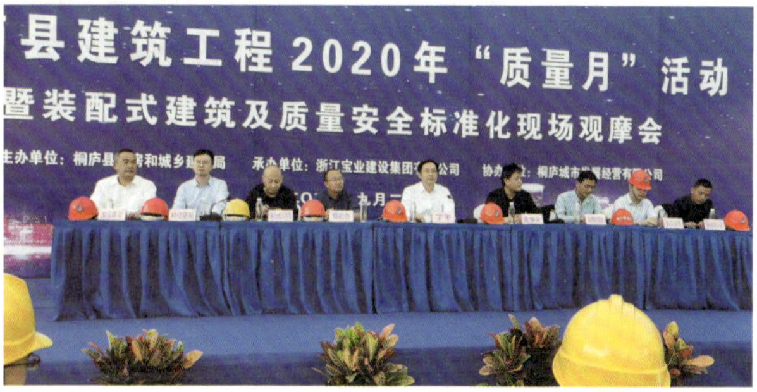

2020年9月21日，桐庐县副县长丁千召开全县装配式建筑及质量安全标准化现场观摩会

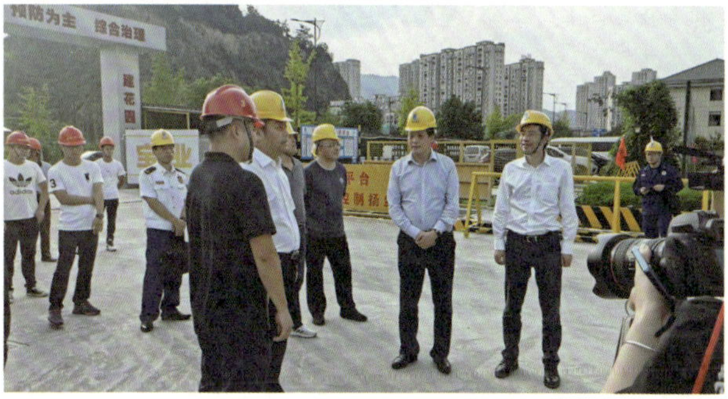

2020年9月30日，桐庐县政协主席王金才等县领导进行国庆节前安全生产及消防检查

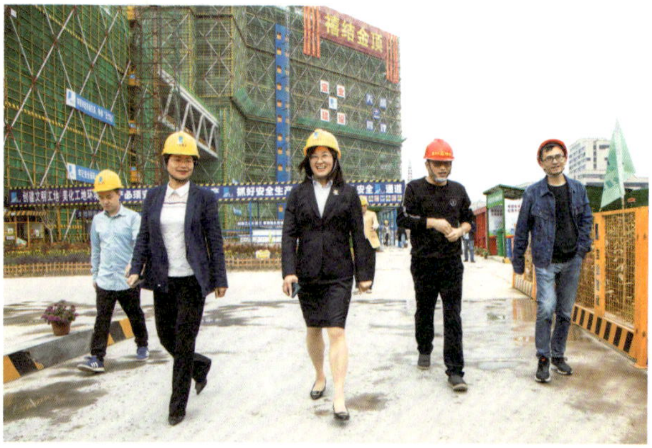

2020年11月17日，桐庐县副县长陈伟琴视察工程进度

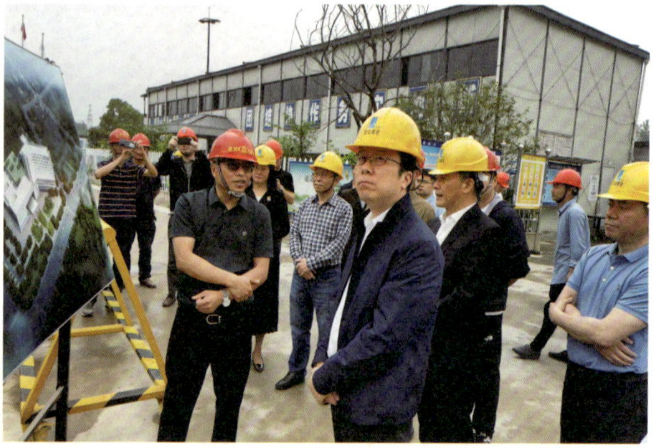

2021年5月21日，桐庐县县长丁熠锋、常务副县长周海静视察工程进度

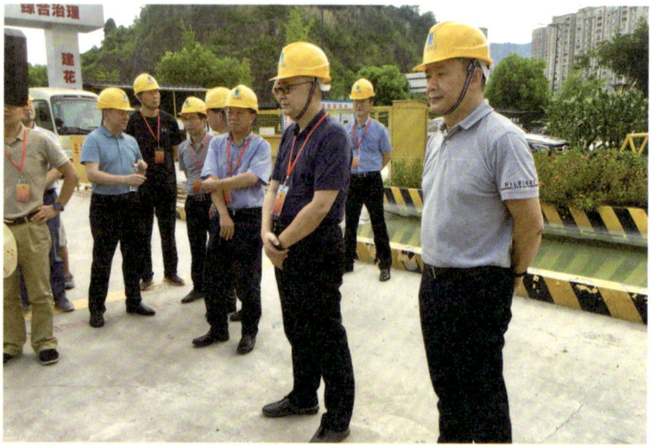

2021年7月13日，桐庐县常务副县长周海静及县人大相关领导视察调研

序 言

“仙境尘寰咫尺分，壶中别是一乾坤。”

桐庐自古钟灵毓秀，山的伟岸，石的气势，水的灵韵，林的秀色，赋予桐庐诗画般的意境，而桐君山下结庐采药、悬壶济世的“桐君老人”则让这方山水饱含了脉脉的温情。

千百年来，青山绿水和仁心仁术的交汇交融，不断推动桐庐医疗卫生事业以充满生机和温情的旋律向前奔流。

1953年，一个护佑新生命的机构——桐庐妇幼保健站成立了。之后，从最初只有几个工作人员的妇保站到如今占全县分娩数73%的妇保院，这里凝聚了几代桐庐人最温暖的记忆，那些初生婴孩的啼哭声，带着无数家庭的希望和欣喜。

妇幼保健医院，是与众不同的医院。它是新生命诞生的见证人，是新生命第一声啼哭的聆听者，是广大妇女健康的守护者。

妇保院的历史，也是桐庐妇幼保健事业发展的一个缩影：从零星的站点到县妇幼网络的构建，从艰难时期的合并重组、举步维艰，再到由站到院的蜕变、在大奇山路的艰苦创业……正是一代代“妇保人”艰苦奋斗、吃苦耐劳、不断进取，成就了妇保院从小到大、由弱到强的发展局面。

医院组织力量编写的这本《兰心蕙质暖富春——桐庐县妇幼卫生事业回顾与展望》，较为全面地呈现了桐庐妇幼保健事业发展的轨迹，梳理了其历史沿革和精神脉络，重温了医院前辈的集体记忆与过往生活。

书中有很多鲜为人知的名医故事和首次披露的历史图片，具有十分珍贵的历史文化价值。愿大家在阅读之后，既能够熟悉医院的历史，又获得感悟和升华。

面对昨天，我们应铭记前辈砥砺进取的精神，致敬前辈的艰苦拼搏与无私奉献。

放眼当下，我们更应该勇担责任，牢记使命，在迁入新院区之际，要海纳百川，有更大的格局，锚定专科化发展的方向，走出一条高质量发展的道路。

展望未来，相信“妇保人”将会以二次创业的干劲和决心，团结一心、奋发图强，以满腔的热情求真务实、开拓进取，再度谱写新乐章！

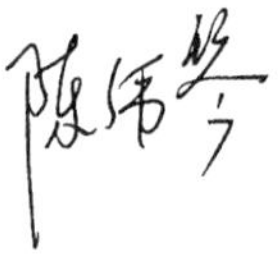

目录

第一章 历程，追忆迤逦韶华

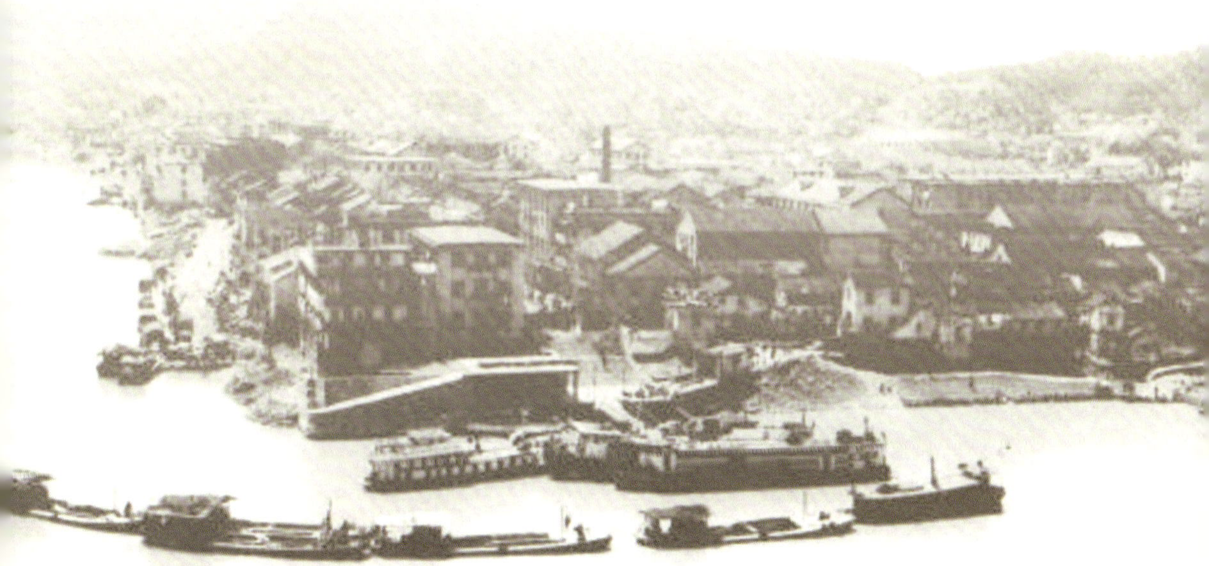

第二章　担当，呵护生命繁华

第三章　学科，积蓄腾飞力量

第四章　愿景，共筑美好明天

后记

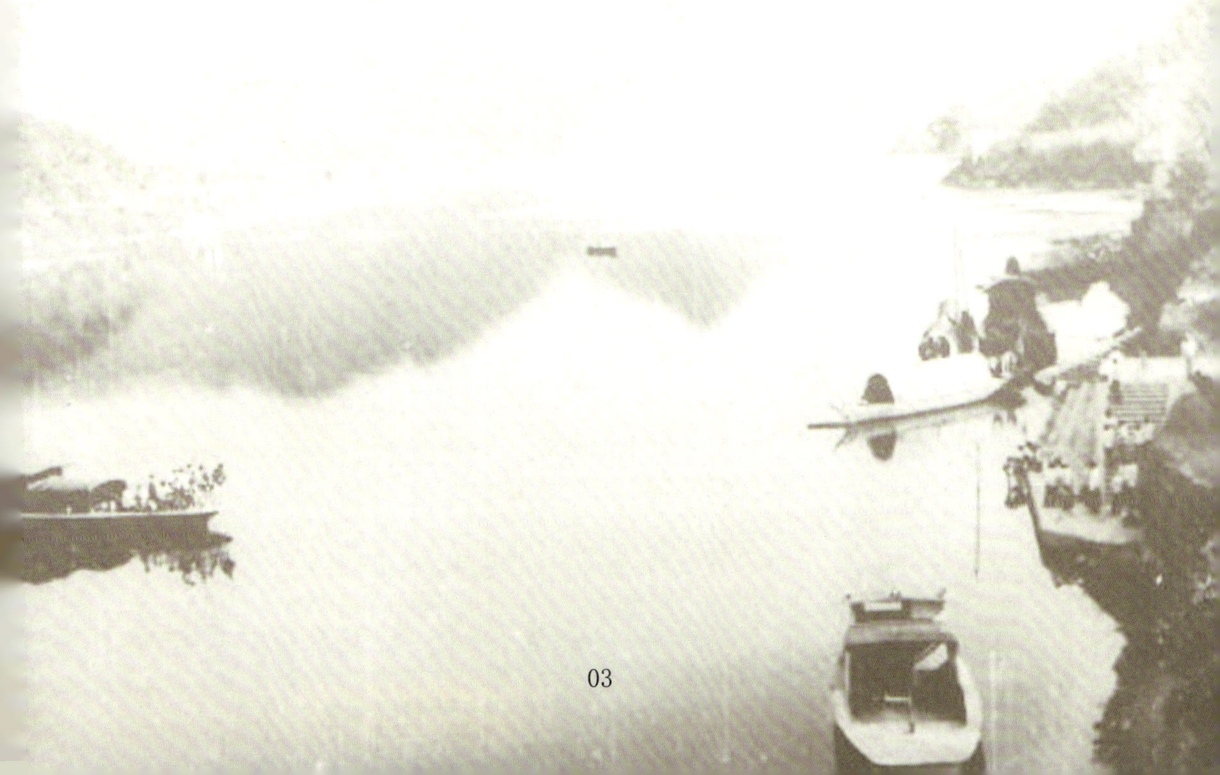

第一章 历程，追忆迤逦韶华

“1953年2月、5月，桐（庐）、分（水）两县分别成立县妇幼保健站……”

希望，终将生根发芽，延宕不绝！

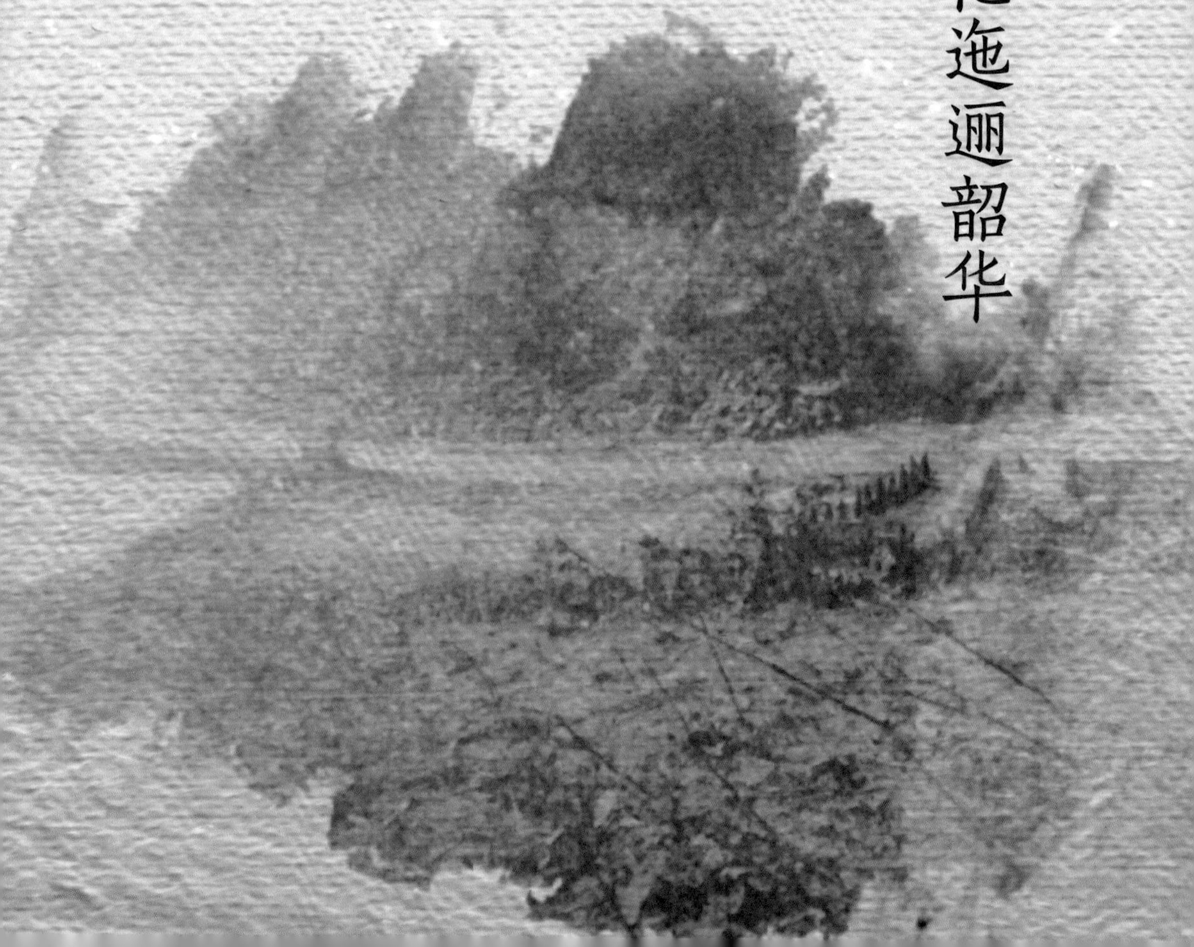

时代洪流，妇幼启幕

妇幼健康水平和其受重视的程度，是整个社会文明的重要标志，而与之相关的妇幼卫生机构发展，则是妇幼健康水平最直接的体现。

19 世纪中叶之前，中国没有现代意义上的妇产科，几千年的“男尊女卑、避嫌忌讳”等思想根深蒂固，加之受传统礼教的束缚，即使是很简单、很基础的妇科检查，国人都抱着反感、排斥的态度。传统中国女性在就医过程中忌讳很多，尤其是涉及敏感部位的疾病，更加讳疾忌医，有些女性宁死也不肯就男医。

伴随着西方医学在中国落地生根，产科诊所、女病院、产科学校这些与妇幼卫生事业息息相关的机构开始建立。就浙江省而言，1892 年，广济女病院落成；1901 年，杭州广济医院的产科病房成立；1904 年，广济医院产科学堂成立。自此，浙江最早的一批妇产科人才开始出现。1930 年，省立杭州高级护士助产学校成立，这是一所由国人自己创办的学校，主要培养护士和助产士。1936 年，省立杭州高级医事职业学校附设产院，开设妊娠诊断、产前检查、住院分娩、产后访视、

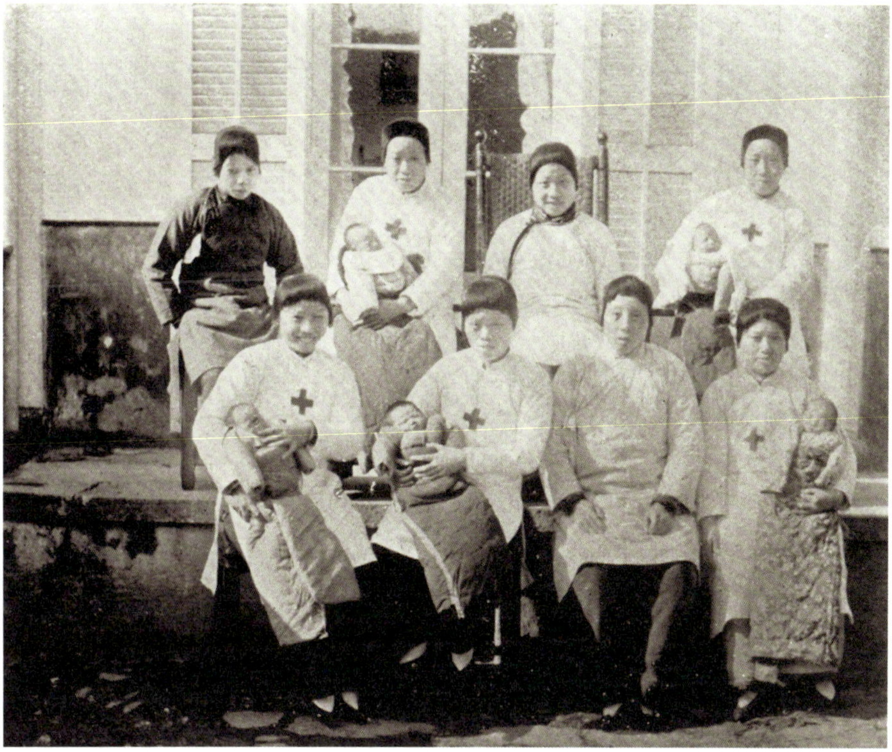

杭州的助产士合影

四十二天妇婴健康检查、妇科门诊、婴幼儿预防接种等科室，这意味着杭州妇幼保健机构已初具雏形。

并不丰厚的“家底”

纵观新中国成立之前的桐庐，妇幼卫生的家底并不“丰厚”。据《桐庐县志》记载：

民国二年（1913），石阜人方游在桐庐城关镇开设第一家西医医院——桐江医院，不久停办。

民国十七年（1928）、民国十九年（1930），桐（庐）、分（水）两县各有助产士 1 名。

民国二十年到三十年（1931—1941），桐庐县城开有仁爱医院、同仁医院。前者开展内、外、小儿、花柳、妇产科业务，后者以产科接生为主。

民国二十九年（1940）一月，桐庐县卫生院设助产士1名，负责产前检查，处理早产及部分难产。是年十月，分水县卫生院有助产士1名，接平产。

民国三十三年（1944），桐庐县横村镇卫生分院建立产房，配助产士1名，配备简单产科器械。

民国三十六年（1947），桐庐在城镇有私人开业助产士1名，全县有接产诊所6家；分水县城有1名助产士私人开业，备有产钳，处理部分难产。

1949年，现浙江大学医学院吴燮灿教授等人在桐庐城关镇新弄开设了大华医院，能诊治内科常见病，做外科腹部手术、一般妇产科手术和眼科手术，1952年停办。

从这简单的记录中，我们可以窥见，桐庐尚未有专门的妇幼卫生机构，当地的私人诊所、卫生院承担了与妇幼卫生相关的部分功能，虽然此时桐庐、分水两县有助产士，但产妇生产主要还是依靠当地的旧产婆。分娩几乎全由旧产婆接生，也有由婆婆或丈夫接生的，甚至有个别产妇因一时无人照管而自行料理。

这些旧产婆仍然采取传统的接生方式，并没有经过规范的培训。桐庐、分水两县的孕产妇、新生儿死亡率比邻近的富阳、临安等地区都高。

在《桐庐县志·卫生编》里有这么一段记载：

民国三十七年（1948），桐庐县旧产婆江大彩旧法接生15个婴儿中有8个患脐风死亡。

由于缺乏完善的保健机构和科学的医药治疗，中国当时的产妇和新生儿的死亡率仍然高于世界平均水平。千年积弊之解决，绝非一朝

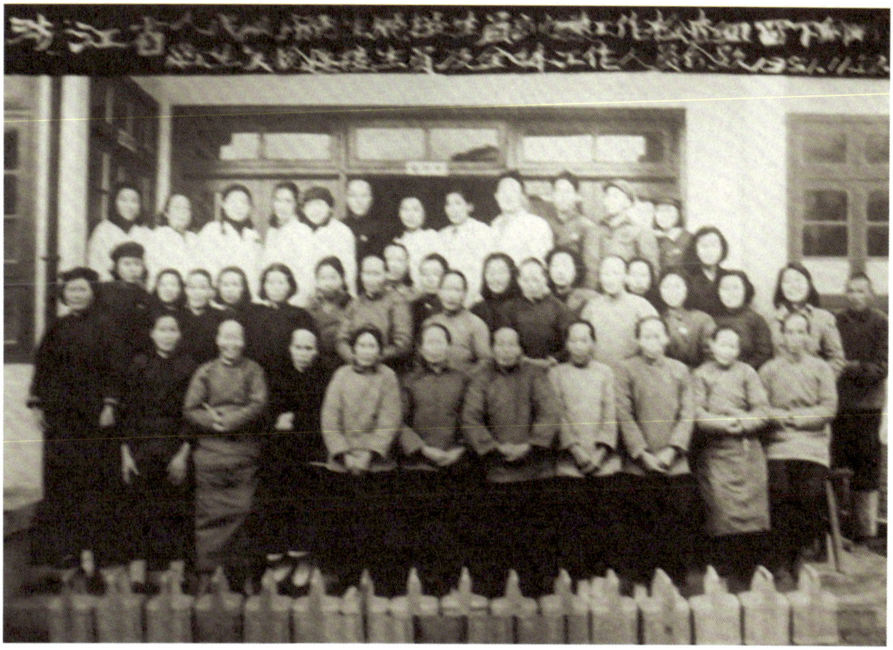

1951年，浙江省接生员训练工作检查组下乡检查工作

一夕之事。虽然艰难，但有识之士从未停止振臂疾呼，妇产妇保工作也从未止步不前。终于，历史的车轮艰难缓慢地驶进了1949年的秋天，中国妇产事业进入了一个全新的发展时期。

妇幼卫生事业开始提速

1949年9月29日，在中国人民政治协商会议第一届全体会议上，来自全国的662位代表，通过了代表全国人民的意志、具有临时宪法性质的《中国人民政治协商会议共同纲领》。在共同纲领中，第48条是这么写的：

提倡国民体育，推广卫生医药事业，并注意保护母亲、婴儿和儿童的健康。

几乎是字数最少的一条，却关系着全国人民的福祉，关系着一个

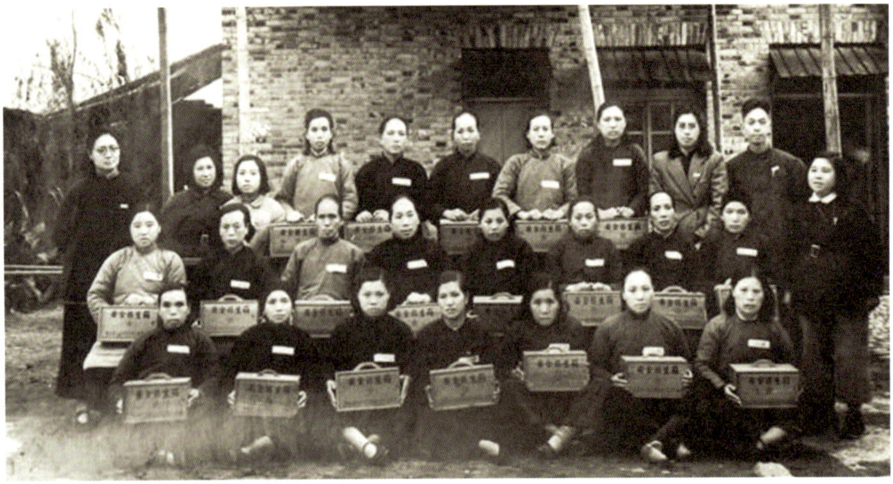

1951年，全省对旧接生婆进行了改造和培训，图为当时某培训班的合影

国家和民族的未来。

就在这个纲领通过的时候，中国的孕产妇平均死亡率高达19‰左右，婴儿死亡率更让人痛心疾首，高达200‰左右。产褥热、难产、产后出血、破伤风、肺炎、腹泻和常见的集中急性传染病成为产妇和婴儿的直接致死原因，这都说明了当时极度缺乏完善的保健机构和及时的医药治疗。

时间到了1951年2月20日，华东各地区的妇幼卫生干部被召集到华东军政委员会卫生部，举行了一次专业会议，交流经验，研究计划，同时拟订了新一年的工作方式与步骤。

宫乃泉，时任华东军政委员会卫生部副部长，身上担任着上海、南京、山东、浙江、福建、苏北、苏南、皖北、皖南九个省（署）、市妇幼保健工作的重任。他认为，妇幼保健事业是社会主义卫生工作的一个重要部分，是一种新型的保健事业……必须重视妇幼保健工作。新中国的女性，是生产战线上不可缺少的大军，而孩子是国家的未来，是后备军。

妇幼保健事业要走入民间，就需要在更广袤的基层大地上建立更多的卫生院、妇保站。妇幼保健事业的发展范围必须向更基层的农村扩大……

鉴于这个现状，在 1951 年的年度工作计划中，华东军政委员会卫生部作出了一个重要部署：

各省、市卫生厅……应分别就其原有妇幼保健机构加以扩充充实，改组为妇幼保健院各一所，如条件许可并应选择区设置妇幼保健所（或站），同时发动群众组设妇幼保健网……

自此，在浙江，在杭州，乃至在桐庐，自上而下的一张保护妇幼健康的网络和体系，在各方人士的努力下开始编织成形，一个关于未来的重要工程，由此全方位展开。

……

正因全省、全市集各方力量推动妇幼保健事业的发展，由市到县、到区、到村的妇幼保健工作，也进入了实质性阶段。

妇幼网络，由点到面

在各方共同努力下，一张妇幼卫生网络正自上而下慢慢被编织起来，而支撑这个网络最关键的因素——助产士，成为至关重要的一环。

以当时整个华东地区为例，按30‰的出生率，每年每个助产士接生150个婴孩来计算，那么华东地区至少需要2.3万名助产士，而当时华东地区只有3000名左右。

因此，妇幼事业要发展，不仅要下到基层，建卫生院、妇保站，更要培训和改造直接面对产妇的接生员、旧产婆。从1951年开始，普及新法接生和改造旧产婆作为一个关键举措在各地迅速开展起来，与之相配套的各地的妇保院、妇保站，如雨后春笋一般纷纷建立起来。

终于，在《桐庐县志》上，一句令人欢欣鼓舞的记载出现了：

1953年2月、5月，桐（庐）、分（水）两县分别成立县妇幼保健站……

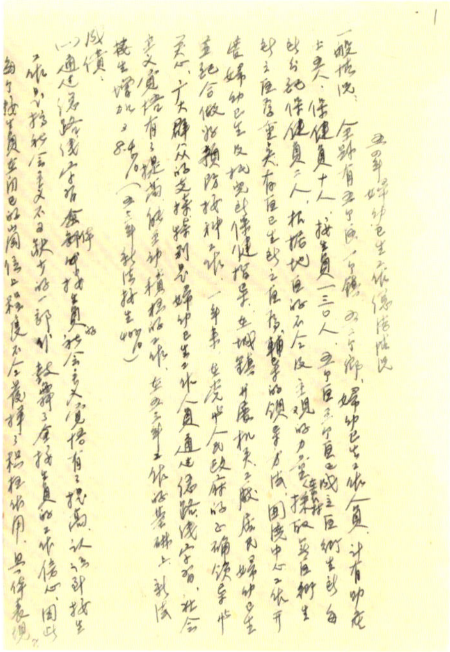
五四年妇幼卫生工作总结情况

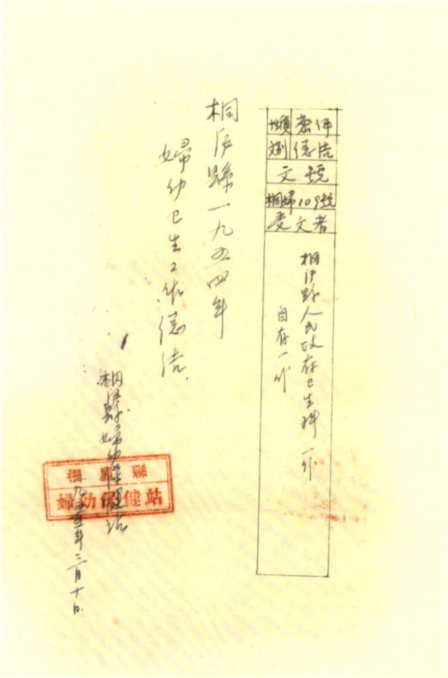
桐庐妇一九五四年
妇幼卫生工作总结
桐庐县妇幼保健站

1954年妇幼卫生工作总结

建妇保站，推行新法接生

当时，桐庐、分水两县积极响应省、市号召，自上而下，开始因地制宜、因时制利地构建“妇幼保健网”，开展培养新式接生员和改造旧产婆的短期培训，由“点”到“面”的妇幼保健工作，拉开帷幕。

回溯历史，桐庐县妇保站于1953年2月21日成立，站长为吴美生。

成立之时，站内工作人员共5人，其中助产士3人，保健员2人。而在未成立前，有助产士9人，保健员5人。

因为整个妇保站成立之后，按编制执行，因此一些助产士和保健员被分派到各区卫生院承担妇幼卫生工作，一名助产士到卫生院工作，另兼妇幼卫生工作。

妇保站虽然刚成立，但整个站内的工作人员分工明确，以负责制工作方式协助保健员与接生员。

“麻雀虽小，五脏俱全。”妇保站在起步之初，发展亦是有条不紊，妇保工作如下乡宣传妇保工作、推行新法接生、培训旧产婆等也有序开展。

1953年桐庐县妇幼卫生工作总结，将全年的工作完成情况一一罗列，且条理清晰。创立之年的工作成绩，可见一斑。

下乡领导、协助接生员开展、解决具体接生困难，提高接生员技术；

总结接生员现存的问题，开展妇幼保健回忆，指出改进方向，明确今后妇幼工作的重点；

管理、辅导接生员；

普及新法接生的工作以及观念……

从中可以看出，妇保站不仅承担起全县妇幼保健工作，而且更加有规模、有规划地开始推行、普及新法接生。

培训接生员、提高接生员的技能仍然是妇保站今后的工作重点之一。

“当时，我们就背着一个接生篮，出诊箱大小一般，里面放着一把大头的张小泉剪刀，一个铝饭盒，饭盒里面是两个镊子、一把剪刀，篮里还有棉纱线、三块接生布、一个小脸盆。脸盆里有消毒水、酒精、红药水等东西。其中，接生布一块是给产妇垫着，一块盖在她肚子上，一块是包孩子的。每次接生，我们就拎着这个藤篮出去。东西都是统一发放的，我们每个人都是经过培训过的，尤其对于消毒及保持产妇分娩环境的干净，是培训时候一再强调的。”1957年毕业于温州卫校、被分配到凤川卫生院的高素华说。

随着“新法接生员培训”的全县铺展和规范化，越来越多的新法接生员穿梭在桐庐县各个乡、村，这也带动了妇幼保健其他工作的站点建立，配合“接生”的围产保健站点、儿童接种站点，纷纷如雨后春笋，在各乡、村建立起来。

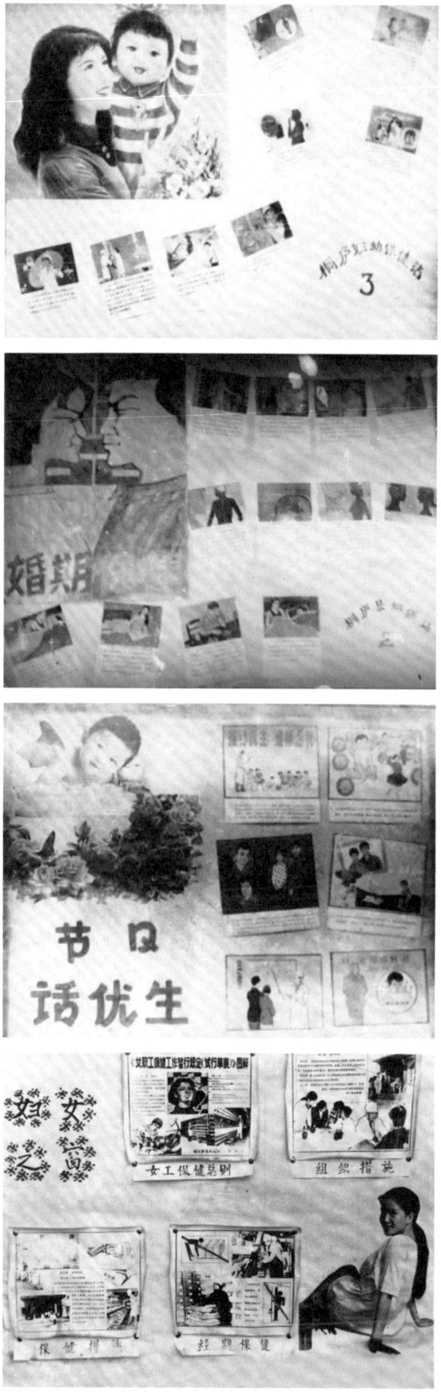

极具年代特色的宣教黑板栏

新法育儿，全县建接种站

1952年，桐庐县开始推行围产期检查。

1959年，全县推行妇女病普查，对子宫脱垂患者进行无水酒精加明矾水注射治疗。

1961年，调查全县近20万的妇女，其中病患者11163人。

……

除了妇保一系列工作的全县铺开，儿保工作亦同时开展。

1951年“六一”国际儿童节，桐庐、分水两县分别对县城和农村集镇儿童进行健康检查，矫治有缺陷的患儿。

1953年，为农业社、互助组培训保育辅导员65名。

1956年，两县宣传推行新法育儿，对创办的幼儿园、托儿所，实施卫生指导。

1957年，两县妇幼保健站建立卡介苗接种室。

……

新法接生的普及，旨在降低孕产妇、新生儿的死亡率。当死亡率逐年降低时，产妇的产后保健、恢复，以及新生儿的疫苗接种工作的重要性日渐突显。

“我是1959年进入妇保站的，当时的站长叫陈姗姗，我的主要工作是培养接生员和儿童保健，如打卡介苗。产后恢复不到位，会引发很多妇女疾病。当时，有些产妇刚生完小孩就下地干活，不注意恢复和保健，后面引起了很多身体疾病，如月经不调，严重的就是宫颈癌。我们有时候下乡，上门到产妇家去游说，做思想工作，真的是晓之以理，动之以情，就为了让她们能够重视产后恢复。”高素华说。

妇保站的工作，其实是环环相扣的，也是相辅相成的。无论是接生员的培训，还是孕产妇的围产保健和产后保健，抑或是儿童疫苗接种，其本质都是为了守护妇女和孩子的生命，让他们在各个阶段都能够安然度过。

通过服务大众，桐庐县的妇保工作以妇保站为中心辐射到各个乡、各个村，一张妇幼保健的体系网络初步形成，且联系紧密。据统计，截至 1959 年 12 月，全县有产院（室）67 所，产床 124 张，这张网络渐渐发挥出“守护者”的作用。

合并重组，艰难发展

安稳的社会大环境，是发展的必要条件。20 世纪 60 年代，妇保站的发展受社会发展影响，进入一个“分分合合”的阶段。

然而，正是在这曲折的发展中，妇保站逐渐摸索出一条更加合乎自身定位发展的道路，妇幼保健事业对整个桐庐县的百姓的重要性也日益突显出来。

岁月二十载，浮沉有时

1958年，桐庐县妇幼保健站并入桐庐县人民医院；

1960年4月，恢复桐庐县妇幼保健站；

1962年，桐庐县妇幼保健站与卫生科合并，设妇幼保健科；

1968年，科、站、院、卫协合并，桐庐县妇幼保健站并入桐庐县防治院妇产科；

1970年，恢复县防疫站，设妇幼组；

1979年，恢复桐庐县妇幼保健站。

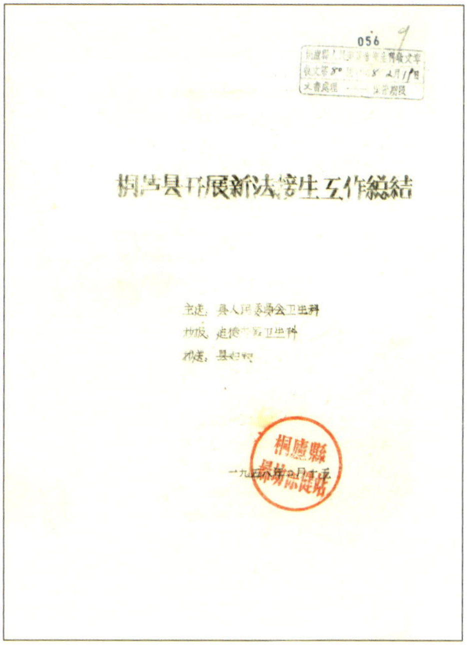

056

桐庐县开展新法接生工作總結

主送：县人民委员会卫生科
抄报：[illegible]卫生科
抄送：县妇联

桐廬縣婦幼保健站
一九五八年二月十五

1958年桐庐县开展新法接生工作总结

在漫长的二十载岁月中，妇保站经历了多次的调整，分分合合，合合分分。可即便处于如此“动荡”的时期，妇保站的各项工作一如既往地开展着。

1958 年，县、区妇幼保健站有 4 个，在人员配备上，有助产士 5 人，保健员 7 人，分布在县、区妇幼保健站。并且，截至 1958 年，桐庐县在新法接生工作上共培训 248 名新法接生员，其中 199 人分布、活跃在各个农村、公社，做好孕产妇生产的接生工作。

到 1959 年末，桐庐县全县助产士增加到 27 人，妇幼保健员 12 人，新法接生员 459 人。新法接生率上升到 89.53%，住院接生也开始推行，占比 18%；并且，产前检查逐渐为人接受，当年 60% 以上的孕妇接受了产前检查。

继续普及新法接生，仍是妇保站的首要工作。同时，为了巩固这项工作，以妇保站为核心，在桐庐县各区、各村建设产院、产室，再配备助产士和接生员，基本实现了“村村有产院”的规划。例如，1959 年 12 月底，全县有产院、产室 67 所，共计人员 78 人，产房 76 间，产床 124 张……

深入基层建设产院、产室，是新法接生工作的深化和巩固，也是县妇保站在艰难时期继续坚持的工作之一。

与此同时，在妇幼保健工作上，妇女和儿童仍是妇保站继续专攻的

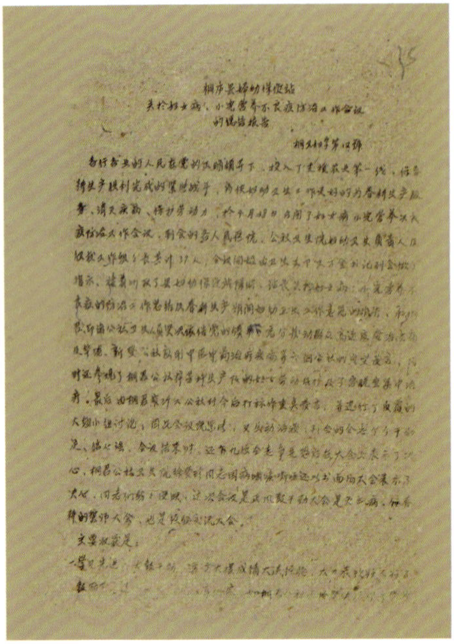
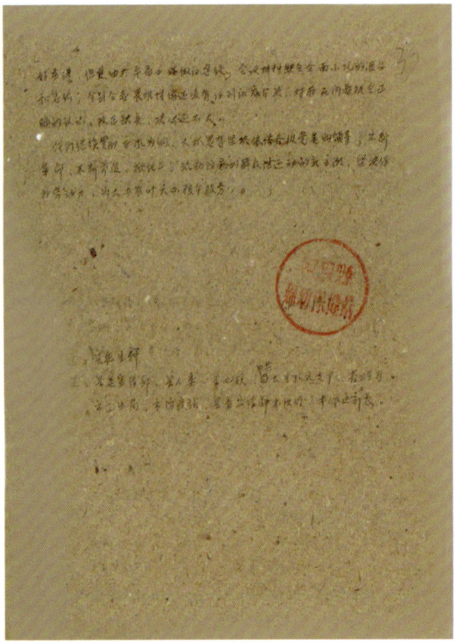

1961年关于妇女病、小儿营养不良症防治工作会议的总结报告

两类人群。1961年，全县开展了妇女病的普查普治、小儿营养不良症防治工作等。以妇女病调查为例，共普查10万多人，妇女患病者9400人左右，主要疾病是子宫脱垂、闭经、月经不调、痛经等，共治疗妇女6500人左右，治疗率约为69.15%。

妇保站仿若在这种“分合不定”的夹缝中，坚持妇幼保健工作近二十年，直到1979年，在桐庐县政府的帮助指导下，妇保站再次被重新正式建立起来。

再次建立，面貌一新

1979年，妇保站以全新的面貌迎接新的年代——有大专毕业医师1名，中专毕业后晋升为医师2名；中专毕业助产士、护士共5名；行政人员1名；并且拥有了行政办公用房。

而在1981年4月，省、市卫生厅（局）组织新法接生验收团到桐庐县城乡进行考核，经过评审后，浙江省卫生厅于4月30日发给桐庐县“普及新法接生合格证”。一纸合格证书，正是妇保站自20世纪50年代致力于普及新法接生工作的最好认可。

除此之外，妇女病的普查普治工作也更加细化。如1982年4月，桐庐县妇幼保健站为预防女性滴虫病传染，对女工相对密集的桐庐链条厂、火柴厂、绸厂、电机厂、棉织厂、针织厂等9个厂进行指导，将女厕坐坑全部改建为蹲坑，女工盆浴全部改为淋浴。

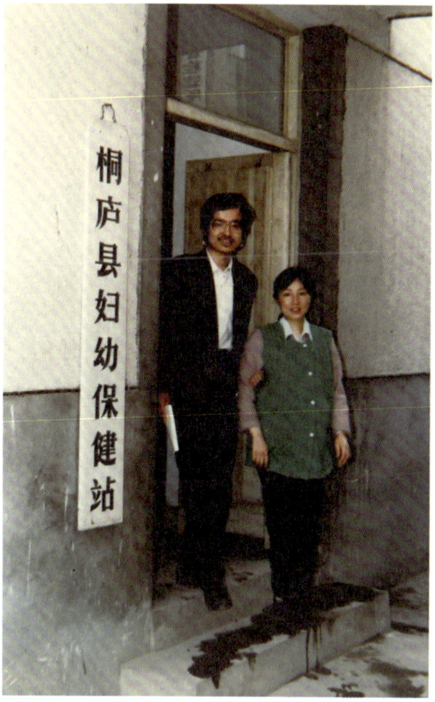

1984年，桐庐县妇幼保健站迁至县卫生局大院内

1985年，为了开展妇女、儿童保健门诊，妇保站和桐君卫生院建立了妇女保健联合体，试行体弱儿童专案管理。同时，在1984年再次经历搬迁的妇保站，也借此解决了业务用房和辅助科室的配合工作。

到1987年，在原有妇幼保健事业的基础上，再加上7年的努力，妇保站在业务部门帮助下，逐步建立了区、乡、村三级妇幼保健网，培养了一支弱小的妇幼保健专业队伍。虽然弱小，但关键时刻顶用，在各地开展各项妇幼保健工作，使之更加规范化、系统化。例如，1980年以来，妇保站开始了孕产妇系统管理工作、学龄前儿童的保健工作；1984年，更是将儿保工作精细化，对0—3岁儿童保健工作进行系统管理。

让妇保站更为骄傲的成绩，大抵就是住院接生率的节节高升和孕产妇、儿童死亡率的逐年递减。住院接生率，由1980年的42.3%上升

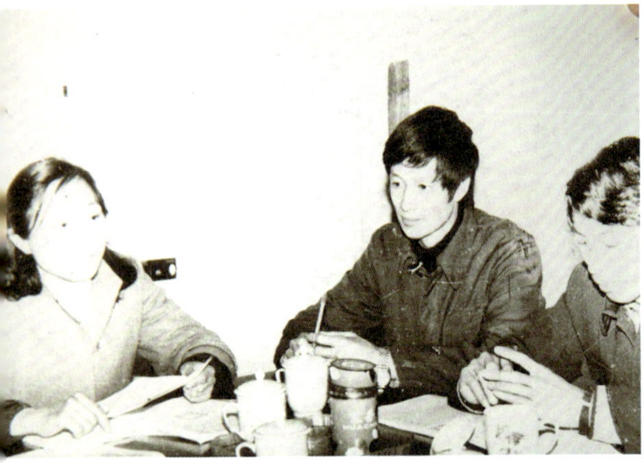
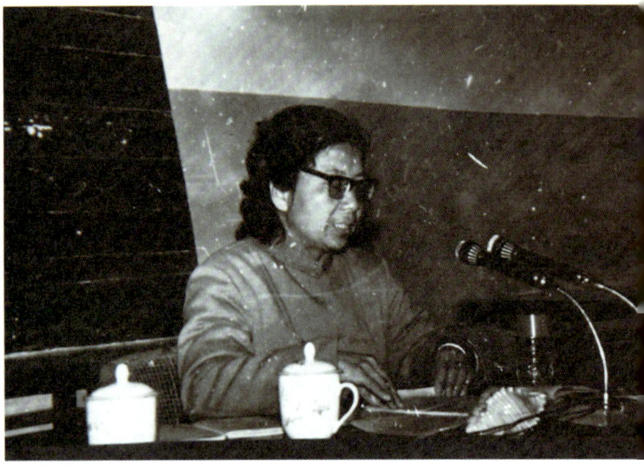

在1987年4月桐庐县儿保会议上，高素华布置、总结工作

到 1986 年的 73.45%，平原地区达到 82.27%；孕产妇死亡率，1980 年为 0.09%，1987 年未发生孕产妇死亡事件。

当然，这些妇幼保健工作的全面实施，依靠的不仅是县妇保站的努力，还有来自基层妇幼保健机构的付出。

走向基层，做好指导

桐庐县的妇幼保健事业的发展和巩固，整个战略布局呈现为以县妇保站为中心，向各基层辐射、深化妇保指导工作。因此，走向基层，抓好基层妇幼保健机构的建设工作，成为 20 世纪 80 年代妇保站的其中一项重要工作，这也是妇幼卫生工作的改革之一。

自 1978 年以来，改革浪潮的席卷，也让妇幼卫生工作发展呈现一片大好形势。将近十年的奋斗，到 1987 年，桐庐县 7 所中心卫生院、29 所乡卫生院中建立了分娩室、人流室、待产室、妇检室、门诊室和儿科门诊室；中心医院配备 1—3 名妇产科医师、助产士，乡卫生院配备 1—2 名妇幼人员。各村基本配 1 名接生员或女乡村医生，连同妇女主任担任传递体检通知单，护送产妇、孕产妇的访视等工作。偏远地

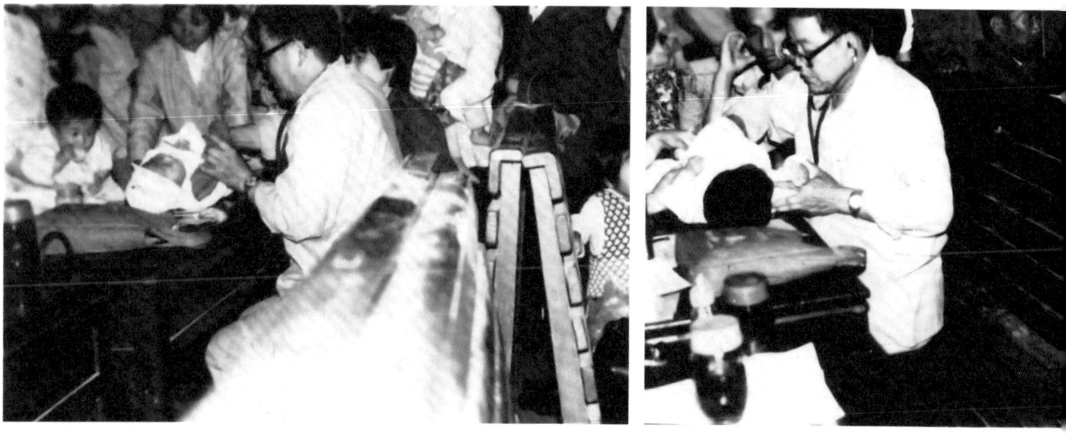

1984年“六一”儿童节的体检和咨询

区的接生和其他医疗保健工作，各级机构建立了以岗位责任制为中心的规章制度，实行分级管理，每季例会总结工作，交流经验。

此外，搞好基层的业务技术指导是妇保站为基层服务的重要内容，也是基层妇幼人员的迫切需求。为了加强对基层的服务，妇保站在1984年建立了妇女保健、儿童保健两个小组，各小组成员再组合分片包干，专业对口，帮助基层进行业务技术指导。

这种基层指导工作的责任制度的建立，使妇幼保健工作越来越细，需要越来越好的调整和适应。

同时，妇保站的医护人员在为基层服务的过程中，能深刻体会到：只有亲身经历，掌握第一手资料，据此来制定妇幼保健工作和业务技术决策，才是稳重和可靠的。

时代动荡，妇幼保健事业仍要发展和稳固；时代新潮，妇幼保健事业更需要借着这一股新浪潮，在“旧”的基础上，有“新”的调整和适应，与时代相配，为下一次的腾飞做好准备。

从站到院，华丽蜕变

作家、诗人纪伯伦曾说：“每个人一生中都至少应该获得一次全场起立鼓掌的机会，因为我们都胜过这个世界。”当时光年轮走向20世纪90年代之时，医院经历了一段分分合合的不稳定时期，终于迎来了一次“全场起立鼓掌”的蜕变时期。

当然，这个蜕变，并不是一蹴而就的，而是“妇保人”亦步亦趋拼出来的。

搬迁新址，开设门诊

1991 年 1 月，桐庐县妇幼保健站从卫生局大院内搬迁至开元街 60号中医院原址，正式开业；并且在原有的妇保门诊、儿保门诊、化验室和药房的基础上，新增加男女婚检、妇女病激光、儿童疾病、内科、计划生育咨询和一所新婚学校。

“搬迁工作真正开始是1990年12月28日，搬到东门头，就是中医院的原址，到了那里，才开设了门诊。到1992年的时候，整个妇保站共18人，其中妇保科7人。”1985年进入妇保站，负责妇保工作的倪

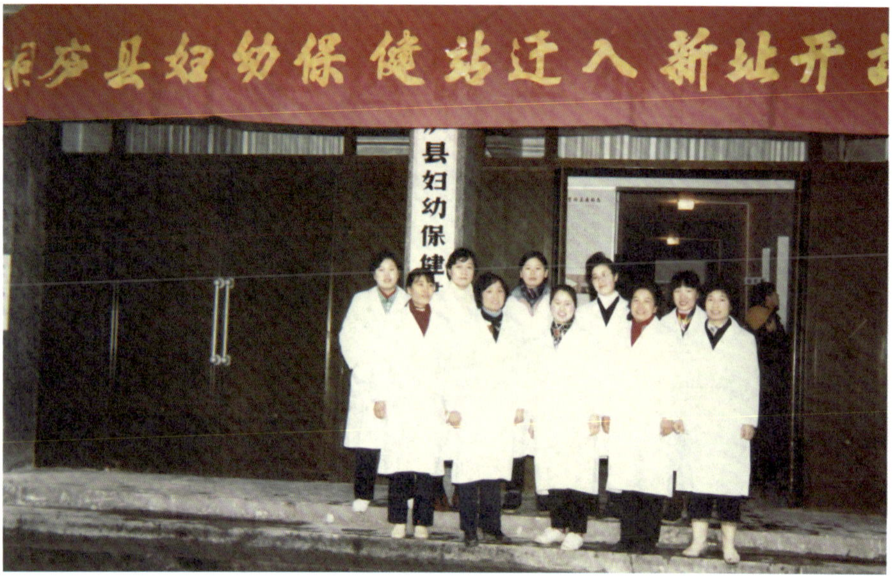

妇保站迁入新址，正式开业（一排右一是当时妇保站站长何月娟）

丽萍说。

1992年5月12日，陈水兰进入妇保站工作。她是妇保站第一个护士，在门诊工作，也能在注射室工作，进行一些简单的护理治疗，空余时间便去药房帮忙。

门诊开起来了之后，令高素华欣喜的是，每次从乡镇、村进行地方妇女病普查回来之后，便有了可以读片、看片的条件和场地。

同年6月，妇保站成立桐庐县母子保健保偿办公室和技术鉴定小组，7月便在全县推行母子保健保偿制，至年底，入保妇女1429人，儿童1647人。

1992年，让“妇保人”最欢欣鼓舞的事情，当属妇保站有了第一辆“八达牌”救护车。11月，省卫生厅、县人民政府和县卫生局联合出资6万元，为妇保站配备了这辆救护车。

“我和当时的站长何月娟一起去西安提的车。当时救护车不是有钱就能买的，是有分配指标的。去的时候，我们坐飞机；回来的时

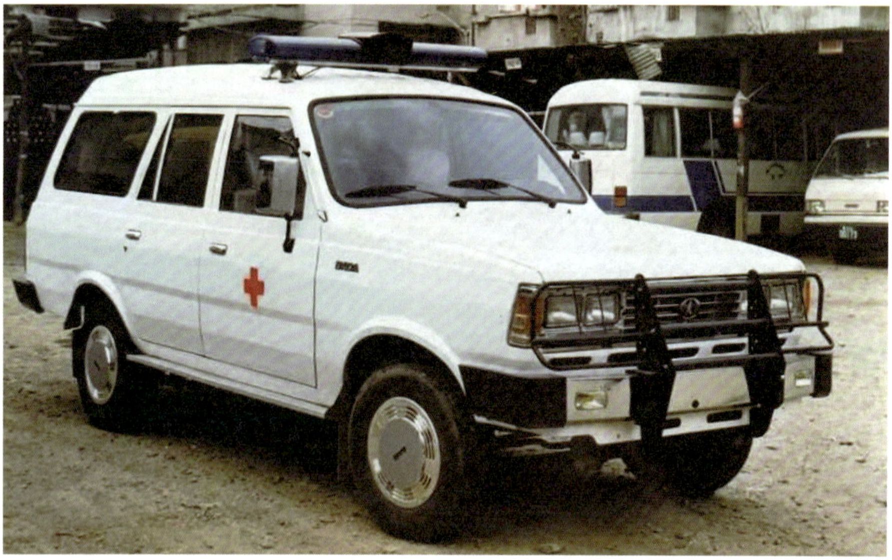

1992年，第一辆“八达牌”救护车

候，开了差不多三天两夜的时间，才回到站里。这辆车跟着站里每个医生下乡、巡回乡镇卫生院等，几乎跑遍了当时桐庐所有有路能开的地方、山区。”1991年进入妇保站的救护车驾驶员王桐林说。

直到2002年随着医院发展新购进了整体更舒适进口的现代车，第一辆救护车才真正“光荣退休”。

妇保儿保，两手抓牢

妇保站除了日常的门诊工作之外，做好全县妇保、儿保的工作，一直是每个人最主要的职责。

高素华、倪丽萍、钱爱萍、陈水兰等一直奋斗在妇保、儿保工作一线，深入桐庐县各个山区、村庄。

建卡率、住院分娩率、孕产妇死亡率、新生儿死亡率等则是检验他们下乡工作好坏的标准。尤其是一旦出现孕产妇、新生儿死亡，就是极为严重的失责之事，高素华、倪丽萍等作为桐庐县妇幼保健站代表，

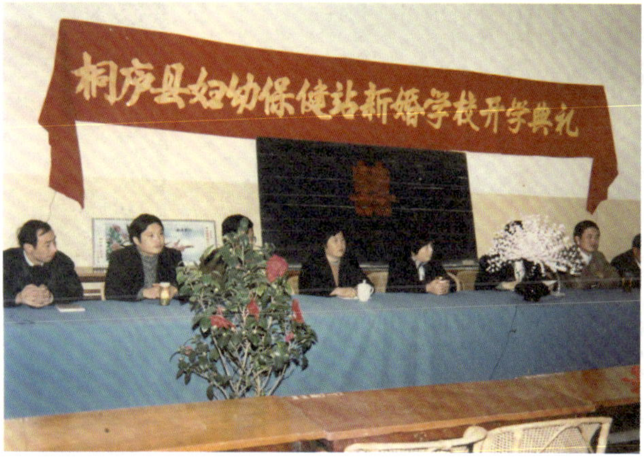

1991年，新婚学校开学典礼

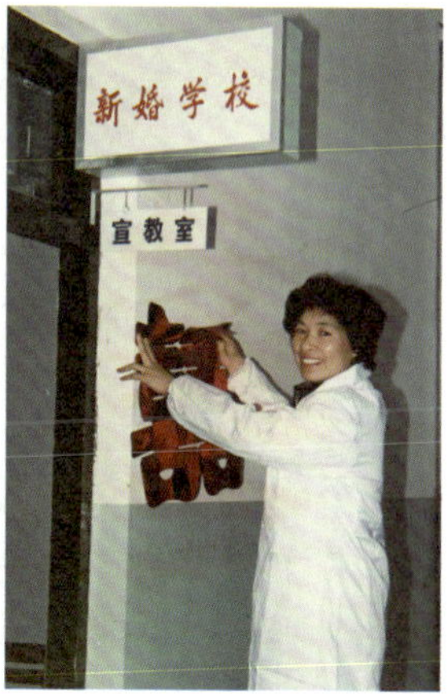

新婚学校宣教室

必须实地进行家庭访问，详详细细了解事情的整个过程，将前因后果弄清楚，再上报桐庐县政府相关部门。

因此，整个下乡妇保、儿保工作的重点，便在于竭尽全力降低死亡率。

而有时，当他们到达一个乡或者村，当地卫生院尚没有妇保、儿保相关负责人员，妇保站下乡的医生们还得与院长一次次开会，确保妇幼保健工作能在当地扎下根去。

下乡做妇幼保健工作，“妇保人”的宗旨是：“不能少一个。”

他们必须核查是否有新生儿，产妇产后情况如何，然后将新生儿登记在册。因此，他们必须挨家挨户走访，走在村里也必须眼观六路、耳听八方，看到哪户人家晾着尿布、小孩衣服，想着这户人家应该就有小孩，听到哪户人家有婴儿哭声，就知道这户人家有产妇，也会询问当地一些人，哪家人生了孩子，然后上门访问……

他们便是靠着这些“土办法”，排查了一个又一个村庄。

“不能少一个”，正因为每个下乡的医生护士们有着对工作更高的标准和要求，对妇保工作兢兢业业，创下连续3年桐庐县孕产妇0死亡率的成绩，引来富阳等周边的妇保站、卫生院前来参观和学习经验。

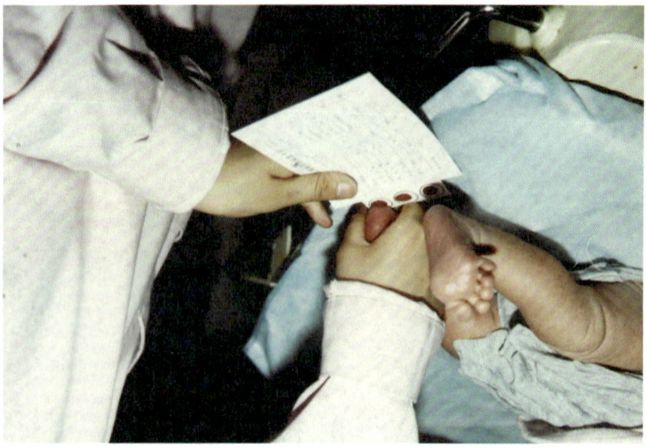
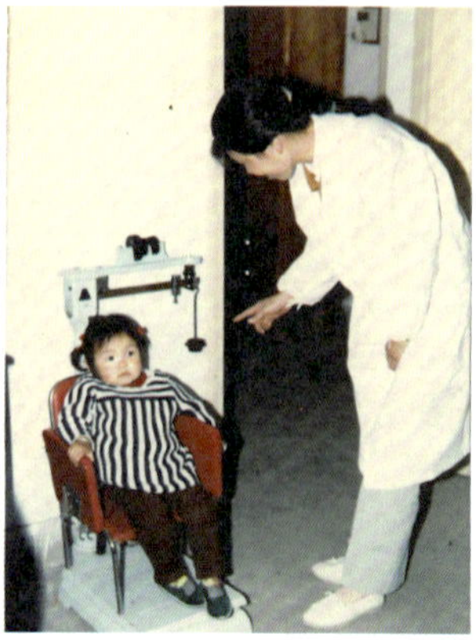

儿童筛查

这些成果，离不开每个“妇保人”对工作的严格态度。为了更好地完成工作指标，他们对工作有着更优、更高的要求，比如全县新生儿筛查的要求是 90%，倪丽萍下乡工作的话，就会在心里给自己定到 95%，也会制作详细的考核表格，一条一条对应，然后看哪一条合格，哪一条不合格，继续改进。

妇保站妇幼保健工作，正是在这些看似“刻板”的一条条标准中，不断地往前进，向好发展。

1994 年，妇保站完成了三楼业务用房的装修，分设了优生咨询门诊、智测门诊、三校教育宣传室及总务科、统计室等，硬件条件渐趋完善。

铺设试点，深度合作

时代在发展，中国逐渐走向更广阔的世界，桐庐县也乘势而上。1995 年 11 月，桐庐正式启动引进中英合作项目。该项目在 3 省 1 市 8 个试点县推行，桐庐县是其中之一。

项目领导小组组长由分管副县长吴德水担任，参加该项目的单位有县妇幼保健站、一院、横村中心卫生院、瑶琳镇和钟山乡卫生院。

国际先进的医疗水平，高品质、高效率的医疗模式，让项目中的

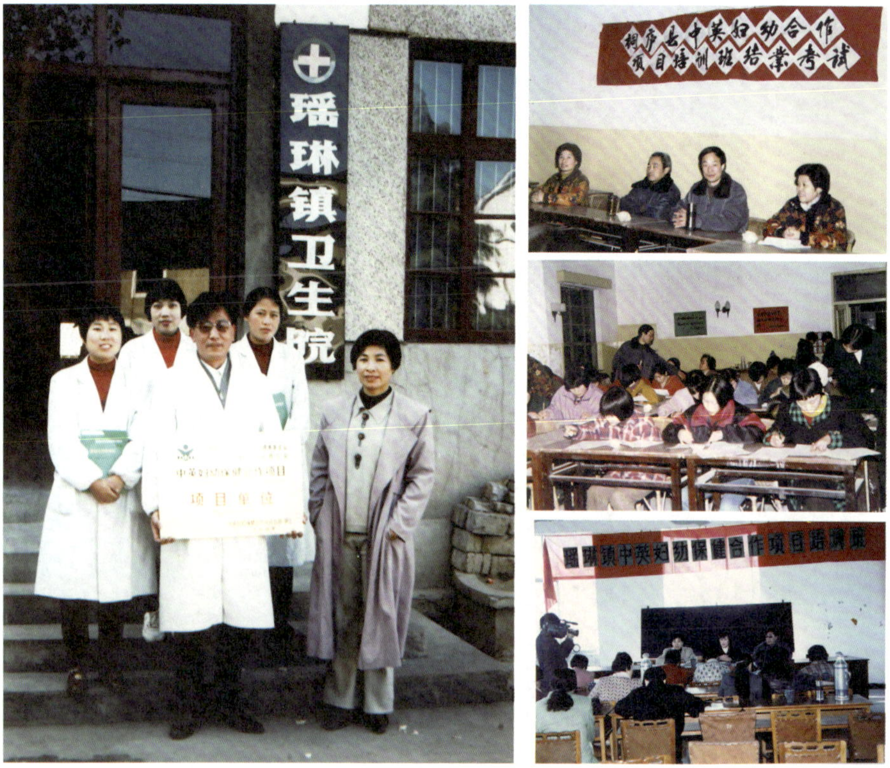

1995 年 11 月，桐庐正式启动引进中英合作项目，并在各地开展培训

妇保站有了一个更开阔的视野和发展格局。

铺设试点、创建卫生院，为当地百姓提供更便捷的医疗服务，以降低孕产妇、新生儿死亡率，同时也方便了孕产妇的病案统一管理。

同时，1996 年 6 月 29 日到 7 月 25 日，各乡镇妇保、儿保医生近百人参加了在县卫生局举办的“中英合作项目”技术培训班，培训采取集中授课和自学相结合，并于 7 月 25 日进行结业考试，参培人员全部合格，平均分 78.2。

从铺设试点的管理模式，到技术培训的医疗水平，这一系列的合作，无疑为桐庐县、为妇保站的医生护士们带来了全新的认识，也直接推动了桐庐县妇幼工作向更高质量、更高水平的方向发展。

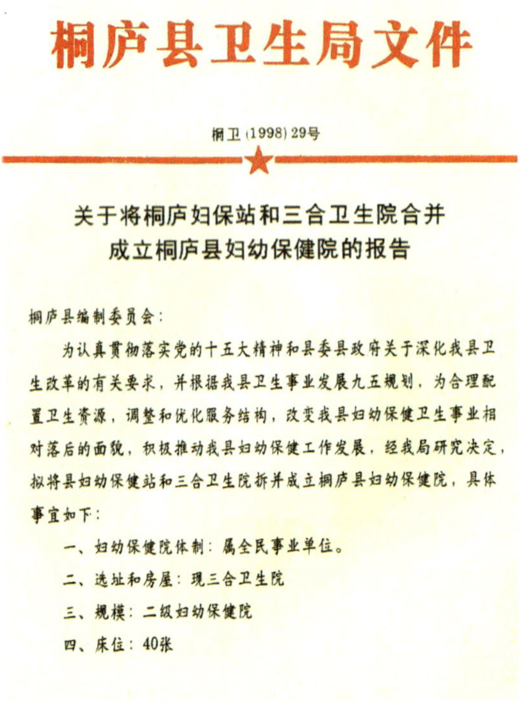

桐庐县卫生局文件

桐卫（1998）29号

关于将桐庐妇保站和三合卫生院合并
成立桐庐县妇幼保健院的报告

桐庐县编制委员会：

为认真贯彻落实党的十五大精神和县委县政府关于深化我县卫生改革的有关要求，并根据我县卫生事业发展九五规划，为合理配置卫生资源，调整和优化服务结构，改变我县妇幼保健卫生事业相对落后的面貌，积极推动我县妇幼保健工作发展，经我局研究决定，拟将县妇幼保健站和三合卫生院拆并成立桐庐县妇幼保健院，具体事宜如下：

一、妇幼保健院体制：属全民事业单位。

二、选址和房屋：现三合卫生院

三、规模：二级妇幼保健院

四、床位：40张

《关于将桐庐妇保站和三合卫生院合并成立桐庐县妇幼保健院的报告》

1997 年 6 月起，桐庐县的妇保工作更趋于规范化，每月定期定人（主管医师以上）下基层对全县 28 周左右孕妇进行初筛。初筛出有重度高危或可疑高危情况的孕妇立即或在每月 20 日分片送桐庐一院、二院复筛。全年共检查孕产妇 808 人，筛出高危 153 人。

有了桐庐一院、二院，以及其他各地区医院医生的加入，妇保站下基层的工作，如虎添翼，更加保证了他们一如既往的工作宗旨——“不能少一个”。

每年的一步步小发展，终于让妇保站迈上了一个急需要有自己的场地的局面，来全面开展业务。“妇保人”一面欣喜于发展，一面发愁于没有自己的一幢楼来扩大业务工作。

另一头，桐庐三合卫生院由于毗邻富春江，每年深受洪水的灾害，发展也受阻。

“当时我们医院就在江边，连缓冲地带都没有，发大水的时候，直接淹到二楼。这非常影响医院的发展。”1978 年进入三合卫生院工作的妇产科医生何樟莲说。

“防汛部门每年雨季都会先打电话来问我们，水涨到哪里了，以

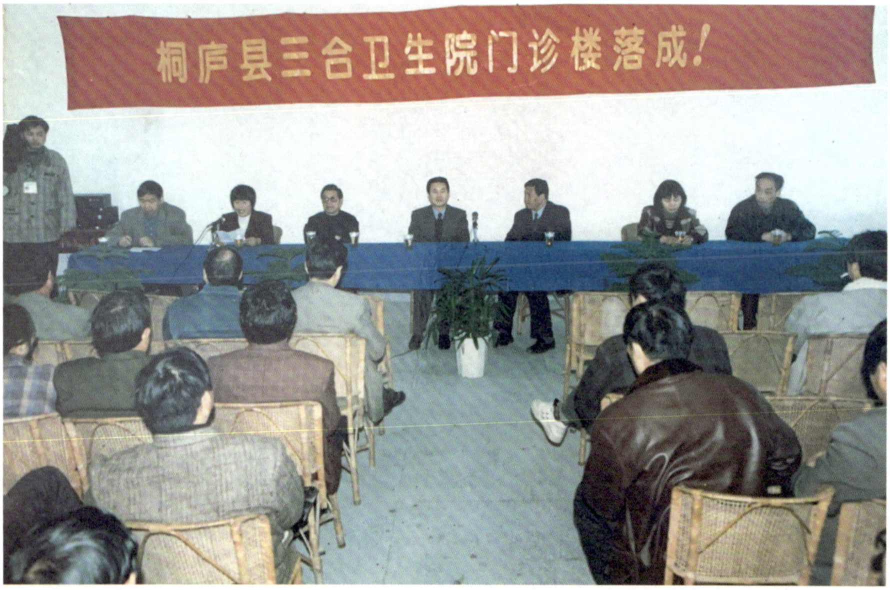

1997年12月19日，门诊大楼落成典礼举行

此来判断水势情况。所以，卫生院搬迁，迫在眉睫，我也一直在努力。”时任三合卫生院院长钟来娣回忆说。

三合卫生院历任院长也在不断努力，想要争取一片土地建设卫生院。终于到了钟来娣担任院长的时候，前前后后跑了十几趟，上上下下沟通交流多个部门，争取到富春江南边那一带一块 20 亩的土地，建造起一幢门诊楼。

20 亩土地，对于当时的卫生院而言，又显得空旷。彼时，刚好妇保站需要，三合卫生院有，一拍即合，两相合并，决定共同发展。

因此，1998 年 6 月 30 日，桐庐县编委〔1998〕13 号文件批复桐庐县妇幼保健站与三合卫生院合并成立“桐庐县妇幼保健院”。这个消息，对于妇保站而言，实在是一个惊喜万分的事情。当时，三合卫生院刚建好那幢门诊大楼，周边有很多地方还在建设和开发中。彼时的空旷，意味着未来的繁华。

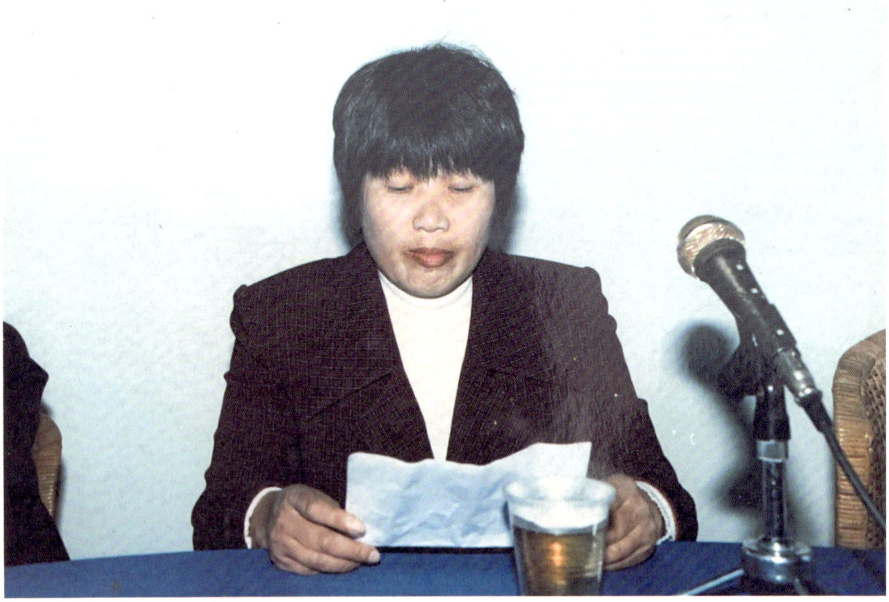

落成典礼上，时任三合卫生院院长钟来娣作汇报

妇保院成立当天，由时任卫生局局长卢有基主持挂牌仪式，医院院址便在江南大奇山路369号，原东门头妇保站设立为门诊分部。

自此，在大奇山路，妇保站逐渐发展蜕变为“妇保院”，开启了适应时代发展、城市医疗需求的全新篇章。

大奇山路，全新起点

发展才是硬道理。尤其对于一个刚创立的医院而言，发展诚然重要，但如何发展，更重要。

“小发展，大困难；大发展，小困难；不发展，最困难。”医院每一个人对这句话都深有体会。正因心里清楚，所以他们都拼尽全力去搏一个发展的机遇。

成立之初，困难重重

在妇幼保健站与三合卫生院合并成立桐庐妇保院之后的两年里，妇保院的发展可以说举步维艰。

这背后，有着种种客观和主观的因素。

大奇山路 369 号，这个妇保院的地址在当时的桐庐县城是极为偏远的地方。主要道路是黄泥路，医院后面也都是连绵的山头，周围人烟稀少。这样的地理环境，对于一个医院而言，是制约发展的首要因素。偏僻的位置，也导致一些住院病人吃饭不方便，医护工作者上班不方便……

另外，妇保站在合并前，属于政府全额拨款性质，而三合卫生院

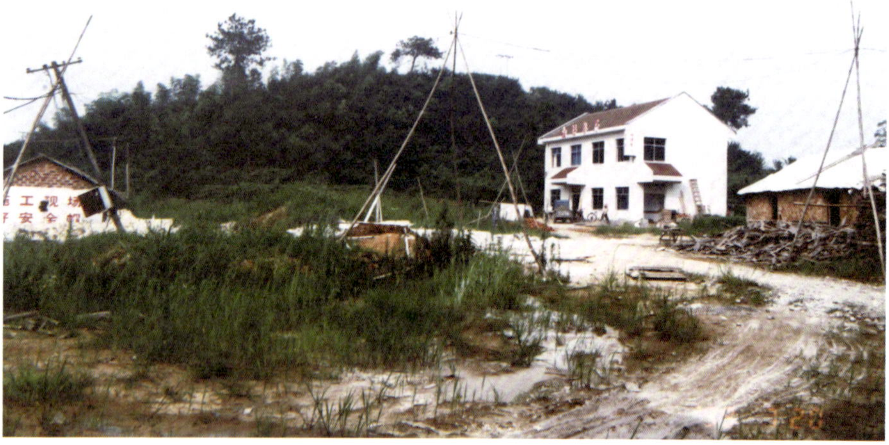

建院初期，泥泞不堪的医院道路

则是自负盈亏，有业务考核。因此，当妇保站的 18 个工作人员和三合卫生院的 32 个工作人员在一起工作时，在方式、流程，甚至心态上，双方都不适应。

打不开发展的局面，也意味着医院的收入上不去。

1998 年加入医院建设的王玲丽说："在我印象中，轮到我值班的有一个周末全天收入是 360 元，这个数字在当时算是效益不错的。条件极其艰苦，这是毫无疑问的。有时候，我们员工的工资只能发一半，也没有奖金，这也导致了 3 个引进来的本科生相继离去。"

虽说困难，但医院刚成立之时，该有的科室还是都一一建立起来了。

所有科室都放在一栋楼里，也就是如今的防保楼。一楼有内科、检验科，二楼是妇产科和妇产科住院观察室，三楼就是 B 超室、财务科、院办及手术室。

当历史的车轮慢慢驶入新世纪之时，医院的发展也迎来了曙光。

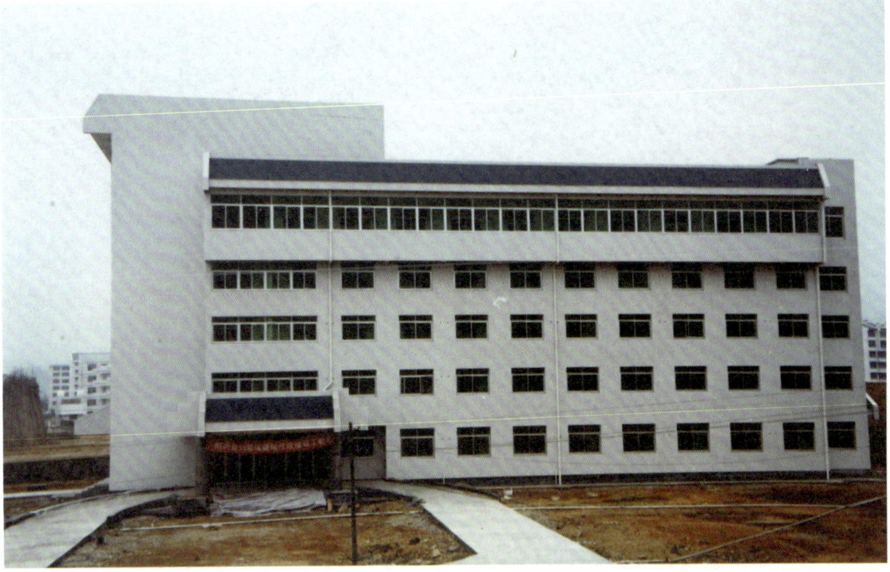

2000年刚竣工的病房大楼

建设之难，逐一攻破

2000 年 6 月，陈金星从县第一人民医院调入妇保院，担任妇保院的第一任院长，也扛起了建设和发展的重任。

那时妇保院处在发展初期，也是最为困难的时期。用内忧外患来形容，毫不夸张。

在医院大事记里记载着这样一个事件：

1998年12月28日，桐庐县妇幼保健院3643平方米的住院部正式动工。总投资302万元。该工程得到日本政府“利民工程”1000万日元（折人民币68万元）的无偿援助。

2000年1月28日，桐庐县妇幼保健院病房大楼竣工验收；7月26日，桐庐县妇幼保健院病房大楼正式启用。

1 月竣工的病房大楼，直到 7 月，医院才启用，这中间的半年时间，可谓是历经艰辛。

发展需要资金，然而资金有限。陈金星进入医院后，面临住院大

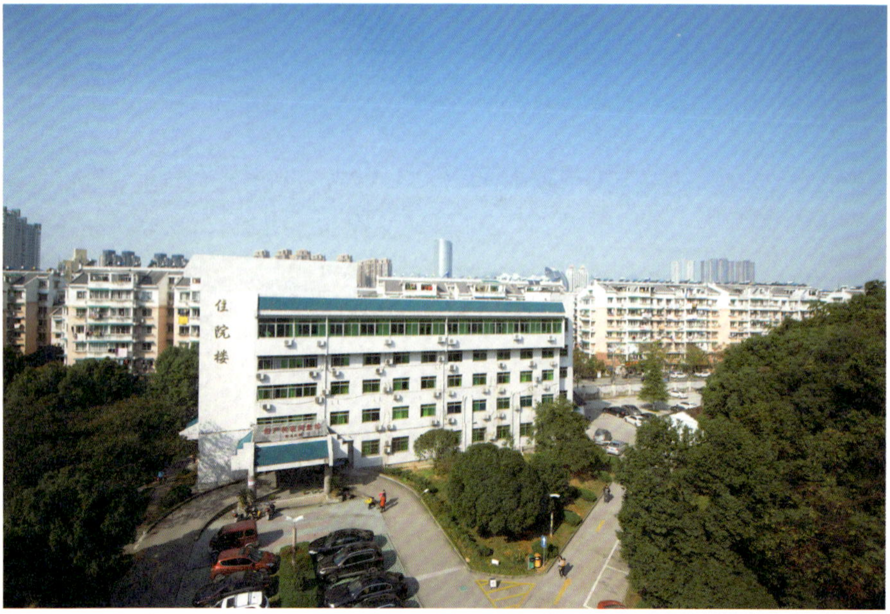

医院建筑“主力军”之一：2000年投入使用的病房大楼

楼已经建造完毕，但因为没有资金结账而无法迁入的尴尬局面，他多次调解无果，心里亦是清楚如果继续这样僵持下去，对医院而言实在太过损耗资源，且完全无法打开全新的局面。于是，他决定釜底抽薪，背水一战。

那一天，他与病房大楼建筑商一同来到桐庐县卫生局，当着所有领导的面，承诺用一年时间还清债务，并签下承诺书。得到如此明确的保证，建筑商也爽快地给了钥匙。

于是，2000 年 6 月 1 日，医院轰轰烈烈地开始搬迁了。

场地问题解决了，摆在陈金星面前的还有人才、设备短缺等问题。

设备简陋甚至不到位，导致妇保院当时连基本的血常规也无法做。没有人才，科室也难以发展。

一筹莫展之际，医院所有人员竭尽全力，想尽办法向各方集资，最后加起来有 80 万元。这笔款项，包含着所有人建设妇保院的决心和

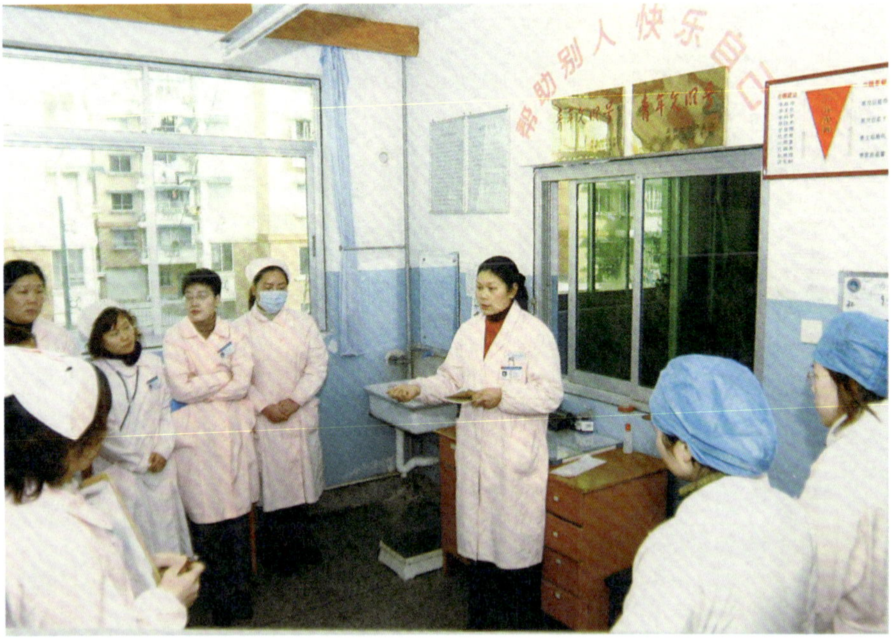

杨小珍坚持定期培训医护人员，使其掌握妇产科的相关知识

信心。

陈金星分配这笔钱，解决设备问题，先是检验科的基本设备，如血常规等仪器，之后是手术室，购入麻醉机、无影灯等。即使资金紧缺，在设备购买上，陈金星也不马虎和敷衍，购进的都是又精又好的仪器。

接下来便是人才问题了。当时卫生局也大力支持妇保院的发展。先是在桐庐县第一人民医院里抽调了妇产科的医生护士等，杨小珍、应红玉便是此时进入妇保院的，而在此之前的 1999 年，王赟淼已加入麻醉科，扛起了建设麻醉科的重任。“那个时候，的确很困难。80 万大部分花在设备上，接下来还要面临职工的收入、奖金等。最困难的时候，发不出工资，或者只能发一半，奖金基本不用想了。每年过年的时候，我最怕，因为还债的时候到了。”陈金星说。即便如此，在他进入医院的第一年，医院的业务量便做到了 200 万元左右；第二年，便还清了所有的债务，包括银行的贷款。

1999 年进入医院的王林娟回忆起这段困顿时期，却笑着说：“苦是苦，但好歹那个时候我们大家齐心协力，毫无抱怨。”

例如，医院当时只有 10 万元左右的资金用在基建和医院绿化上，为了节约开支，不请园林工，医院职工包干包区，自己割草；大的、贵的花岗岩买不起，那就买那些碎片的，铺上去，效果还挺不错的，不规则的碎片好像有点艺术感。

用房紧张，陈金星便在仓库里办公，因而员工们也会调侃他的“仓库里的院长办公室”。

而 2002 年 3 月进入医院担任副院长的刘柏洪，也是毫无“院长待遇”。他每周下乡，跑遍区、镇、村各个地方，进行高危产妇筛查、统一建卡等工作，也会指导当地卫生院的医疗业务工作。

可正是因为这样一群干劲十足的可爱之人的全力付出和无私奉献，在短短 5 年内，医院产科的业务量便发展到整个桐庐县的 60% 左右。

这也得益于医院相继推出的产科优惠政策，如将胎盘归还产妇、建设温馨病房、桐庐全县产妇免费接等一系列举措，让医院以产科为切入点，打开了发展的局面。

“服务优先，质量管牢”是陈金星一直跟医护人员讲的一句话，医生护士们也的确做到了这一点。每一位从医院产科病房离开的人，都切实感受到“妇保人”的优质服务和周全细致的态度。

第一批“妇保人”便是这样，即使咬着牙拼，也仍然不慌不忙地推出一个个优惠措施，从容地去服务每一个病人。他们一一攻破摆在面前的困难，全力、合力地将医院这艘大船，驶向更广阔的航道。

打好基础，规范管理

“1998年到2008年，对于医院来说，是解决温饱的阶段，也是打好

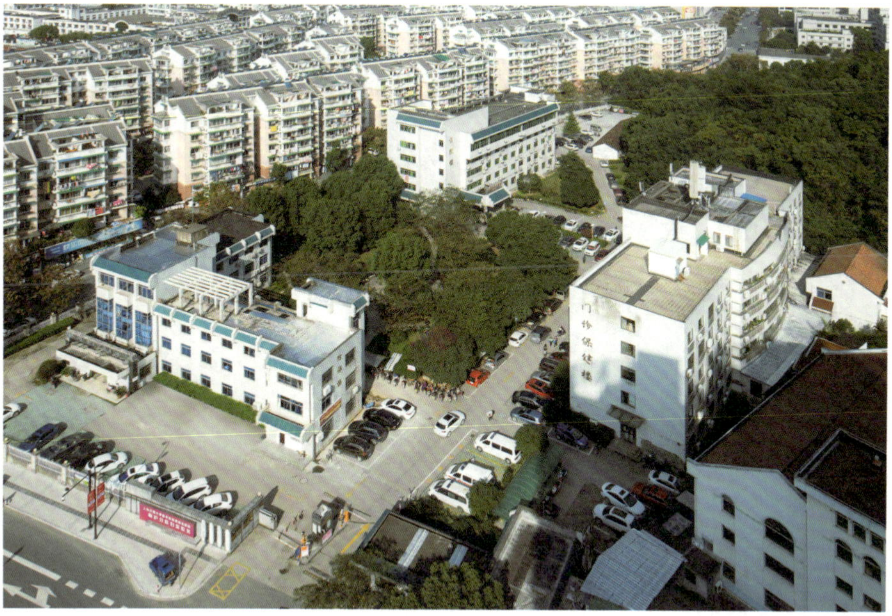

"三足鼎立"，稳稳当当

基础的时期。"2003年进入妇保院的党委书记洪树明说。

规矩是管理医院的基础。可如何规范化管理，如何落实规范就诊，除了"妇保人"团结、拼搏、不服输的奉献精神之外，还需要用心和耐心。

病历的规范书写，是每一个医护人员首先要学习的"规矩"。

"我当时最怕写病历了。因为我们上班是'白+黑'，这对于体力、精力是很大的考验。有好几次，我在写病历的时候，实在太困，突然一低头打了个盹，字就模糊了，或者乱了格式，我就得重新写。可痛苦是痛苦，后面自己熟练了，发现这个'规矩'，受益良多。"2000年进入医院的罗萍回忆。

随着发展，住院部也走上轨道，妇产科的病例逐渐增多，建立病案室，迫在眉睫。

2000 年 7 月，王玲丽接到筹建病案室的任务。她收集了三合卫

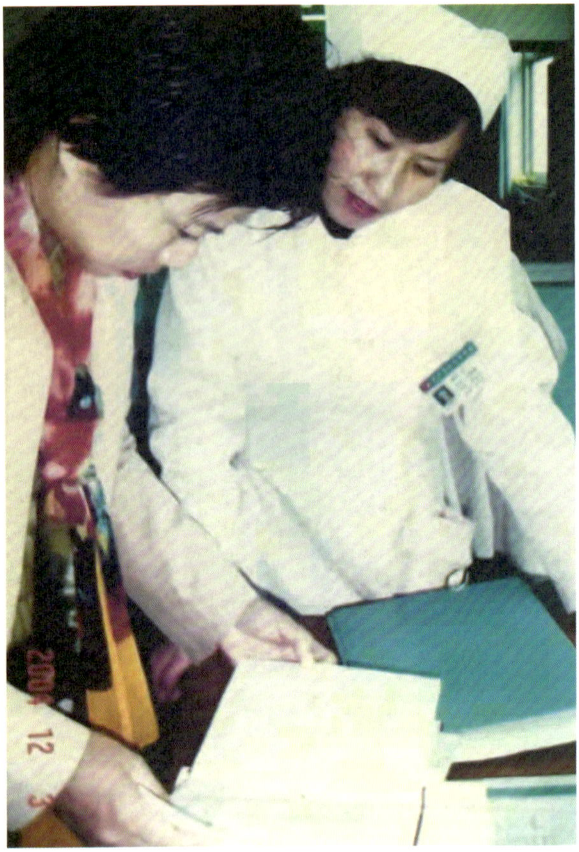

护理质量检查

生院的观察病例和妇保院的住院病例，收集的成果就是病例堆得像小山一样高。

在前三个月，王玲丽慢慢摸索，逐渐理出头绪。每个病例封面以颜色区分，如红色封面为妇产科病人病例，黑色为肿瘤病人病例……半年后，这些病例进入正规收藏程序，病案室也初具雏形，医院终于有了可以随时查找资料的病人档案库。

无论是病历规范书写，还是正规收藏，都是为了夯实基础，做好规范化管理，这之后，医院的发展才会更加强劲。

2005 年 4 月，刘柏洪担任了妇保院院长，直到 2008 年离开。在这 4 年时间里，医院门诊保健大楼拔地而起，加上原先的病房大楼、防保楼，稳稳当当。

购买了暖箱、蓝光箱等新生儿监护室必需的设备，开设了新生儿监护室；邀请了省、市级医院，如省妇保的专家来医院坐诊，双方达成合作关系；同时，在人才方面，更是跑遍全国各地，招人才，引人才，使医护队伍逐渐完备，实力上升。

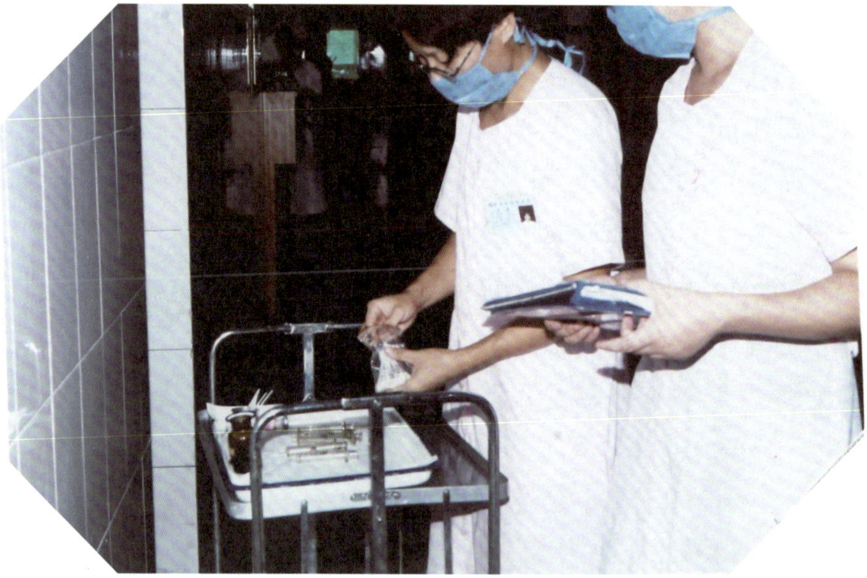

病区护理人员严格执行三查七对制度

2005年，医院被评为“全国二乙等级医院”，这创建过程中的艰辛，只有时任医务科科长程红霞心里最清楚：“其实2004年，我们就开始准备了。去富阳、淳安其他医院参观学习，学习新的、好的东西，同时也会去倾听外界，如患者、其他医院对我们的评价。当然硬性指标，我们竭力去完成；软性的层面，医疗制度、规范管理当时已经有一定基础，主要还是要规范我们每个医护人员的行为。”

除此之外，医院在公共卫生方面，还成功创建“五星级预防接种门诊”“预防接种示范基地”。

这一切的发展，必然离不开医院规范化管理的基础和全院职工建设的热情。

“每个人都让我感动。小家顾大家，科室与科室、领导与员工之间的那种凝聚力，感染每一个人。像护理部应红玉，夜班不用说，白班基本每天加班到九十点钟才回家。就是这股精气神，影响身边的人。”刘柏洪说。

1998 年的大奇山路，荒无人烟，而 2008 年的大奇山路，繁华通畅。十年岁月，是几代“妇保人”不畏艰难的奋斗史，也是医院迎接更宽广发展道路的前奏。

正如作家黎紫书所言：“那天清晨，路上一个人都没有。他们每一个人逆风行走得很吃力，在已启程的旅途中，有迂回和停顿，但从不白费。光明的未来，终会来临。”

精准定位，质的飞跃

诚如朗月照花，深潭微澜，是不论顺逆、不论悲喜的超然，是扬鞭策马、登高临远的驿站。当医院再次走过十年岁月，风雨兼程，初心不变，砥砺前行，终于走出了一条跨越式发展之路，有了一次“成功”的腾飞跨越，登高临远。

双管齐下来改造，优质服务创口碑

2008年12月26日，戴小明进入医院担任院长一职。

上任第一天，他就知道在未来几年时间里，要发展医院，任重道远。

“一圈走下来，我的第一印象就是未来发展县妇保院，任务重大。我们面临很多的困难，比如：职工收入上不去，口碑打不出去，社会满意度、知名度也不高；内部的话，则是人才队伍、学科建设都参差不齐。”说着这话，戴小明脸上的神情无奈又坚定。

幸运的是，2008年，医院新一届领导班子产生后，大家目标一致，团结一心，虽也会各抒己见，但工作氛围十分融洽。

“很庆幸的是，我们的几个领导人，真的非常齐心协力，想把医院搞上去。一起工作的几年时间里，我们几个没有红过一次脸。”

思想决定行动，思想有多远，行动就有多远。高瞻远瞩的目光和预见性的思想，让以戴小明为核心的领导班子作出了一系列加大硬件投入、改善医院就医环境的决定。

硬件设施的配备上，购置了微创手术相关的器械和设备，同时还购买了麻醉机、B超机等，还以最高规格购入乳腺钼靶机，是桐庐县第一家配备该机械的医院。

此外，为了改善就医环境，更好地服务广大病患，2010年，对住院大楼进行了全新装修，将病房内封闭的阳台打通，呈开放状态，再设置榻榻米，可以给陪夜的家属提供休息的区域。

戴小明还很明智地利用妇保院本身的优势，因势利导，开设体检中心，吸引学生、农民等人群来进行健康检查。他还看准时机，为婚姻登记所提供场地，将其设置在了医院内，喜气洋洋的准新郎、新娘们登记时，婚前健康检查自然而然由医院承包了。

另外，开辟急诊室，全面提升服务质量，改造输液室，规范儿童

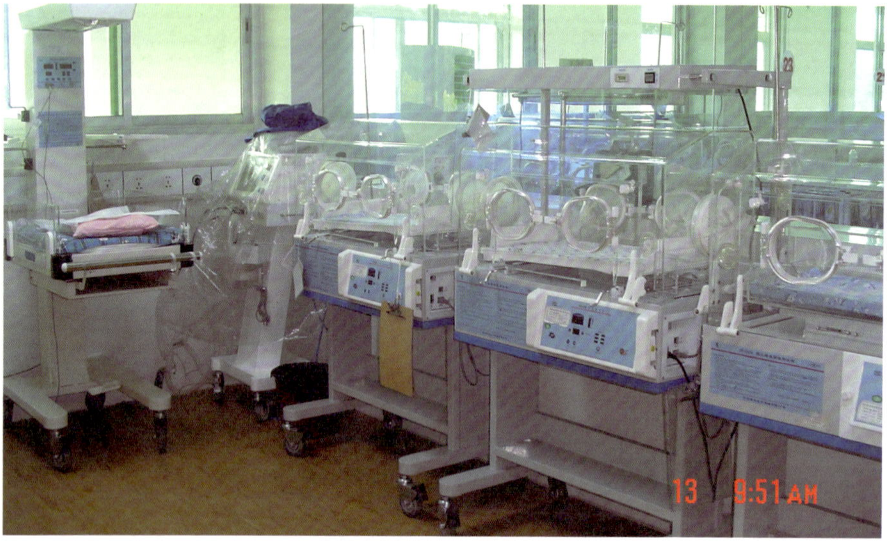

新生儿监护室

预防接种的流程，优化剖宫产流程，由手术室护士接生，减轻产房护士的压力。

“医院的这些改革更新推上轨道之后，我就一直在考虑如何提高职工的福利待遇，这一点也很重要。后来我们大胆提出了药品带量采购，专款专用，节约中间药品的转折成本，作为员工福利给予他们。其实这个举措当时确实引起很多人的争议。可事实上，它后来能推行下去，源于其他领导的支持和医院职工的信任。”戴小明说。

当然，除了全力建设医院、提高业务量之外，医院并没有忽略自身承担的责任。妇保、儿保的筛查，从原来的收费，到后面的全部免费，是医院责任担当的一种表现，也是一种气魄。

2014 年，当吴震宇进入医院担任院长一职之时，病房的环境条件制约了产科的发展。建筑面积有限，医疗用房只能尽可能地利用已有条件来扩大病区，如原设立在住院大楼内部的供应室，搬迁到其他地方，腾出来的区域作为医疗用房，由原来 83 个床位，直接增加到 100 多个床位。同时，在原有病房基础上，建造了 VIP 病房，一对一陪伴分娩的病房条件，将产科原占全县 50%—60% 的分娩量，提升到占全县分娩量的 70%。

医院经过硬件设备更新、就医环境改造的双管齐下改革之后，人、物、管理等各方面都有了整体的提高，继承优质服务的传统，提高整体的医疗水平，在新的一轮社会满意度调查上，创下了妇保院独有的口碑。

现状的改善和医院逐渐走出去的好局面，激发了全院干部职工更加奋力拼搏的斗志，为寻求快速发展提供了内在动力，更为医务人员履职尽责找准了方向。

专科建设是抓手，精准定位质飞跃

为了摸索出一条适合医院发展的道路，一条能够扬长避短、厚积薄发的路，新一届领导班子上任后，全面分析医院现状，随后因势利导，除了从人才引进和培养、诊疗设备的更新与换代，以及专科建设等关键环节上着手，还把重点专科建设作为提升服务能力的重要抓手，分步实施，一步一个脚印，不达目的绝不罢休。

以专科建设为中心，着力搭建“大专科、小综合”的平台。医院不惜重金购置一批先进诊疗设备，足以体现其在学科建设和诊疗设备购进上目光远、起点高。

“当我们找到自己的定位之后，就有了新的发展方向。在引进新项目、新技术、新设备上，也更加明确清晰。从妇女和儿童的人群发散出去，我们还初步开设了针灸、推拿等中医科，犬伤门诊也是从专业角度考虑才开设的。”戴小明说。

“‘大专科、小综合’是当时我们给医院的一个定位，专科要做大、做强、做精，比如产科、妇科、儿科等，包括正在全力发展的乳腺外科，都是我们竭力建设的专科项目。如在乳腺外科学科建设

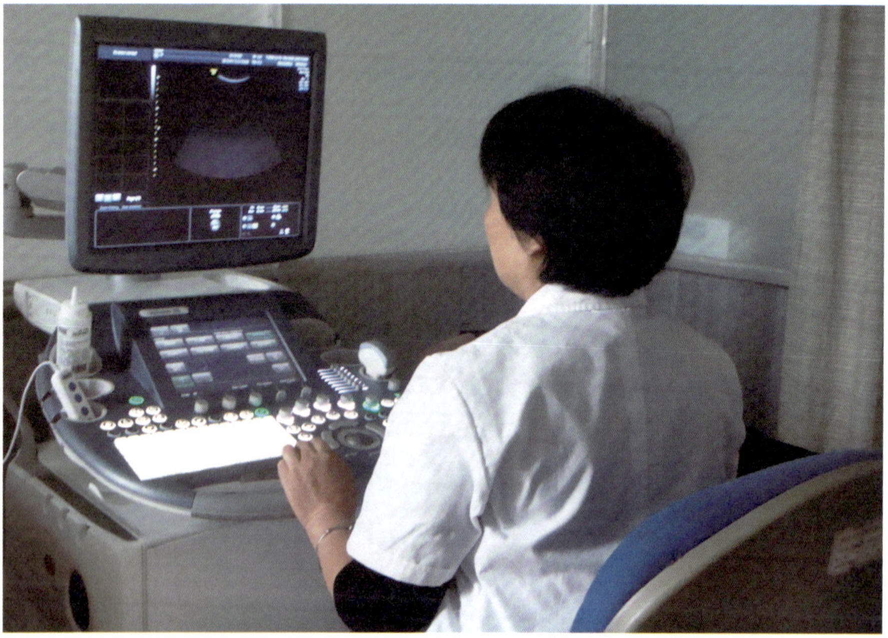

三维彩超

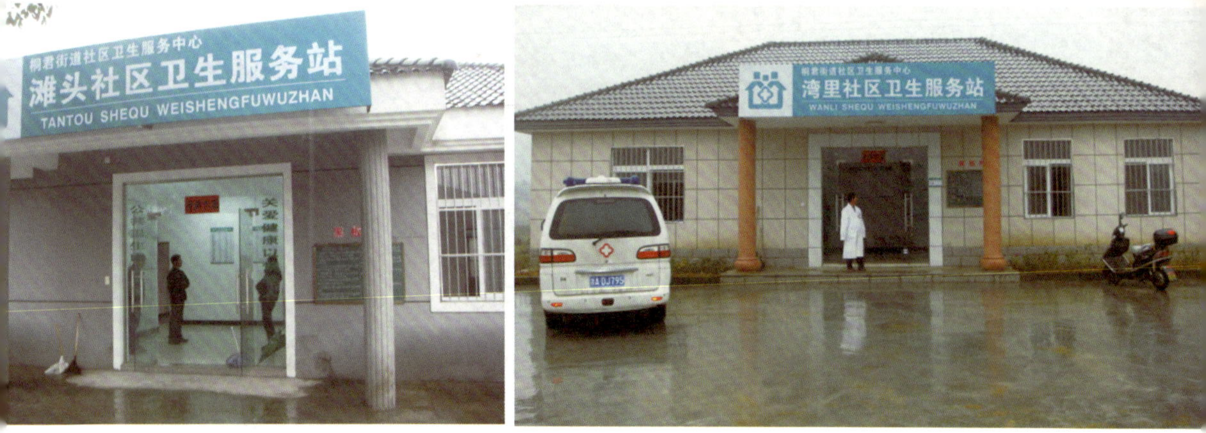

各个社区卫生服务站

中，率先在桐庐县级医院引进乳腺钼靶机，开展诊断和检查乳腺癌技术。”2003年进入医院，后担任医院党委书记的洪树明说。

“产科要做精，儿科要做强，妇科要做大，根据这个目标和定位，我们与杭州市第一人民医院产科合作，邀请产科专家来医院培训、坐诊；妇科则是邀请了浙二妇科主任为首的专家团队前来帮扶；儿科是与浙江省儿保医院儿科团队合作。新生儿科是我们传统的优势科室，我们医院是桐庐县唯一一家承担全县妇幼保健指导工作的医院，妇保、儿保科也是我们独有的优势。这样一点点分析下来，一步步实行下去，医院无论是硬件、服务，还是科室的医疗水平，都有了很大的提升。最直观的就是从我进医院时6000万元的业务量，到后来1亿元的医疗收入，医院绩效评价也从四大县级医院中最后一个上升到比较靠前的位置。这些成绩都是大家奋斗出来的。”吴震宇说。

“发展意味着实力的增强。2009年，妇保院逐渐开始建设公共卫生室，从选址、修建、验收，再到器械和人才的配备，这一系列的过程都由我们医院负责。这其中，又涉及布点规划、制度建立以及督查工作。可以说，21个公共卫生室的建立，从硬件到软件的建设，都由医院全程负责。此外，还有2017年开展的家庭医生签约，也意味着医院的整体水平和实力提高的表现。”医务科原科长程红霞说。

带领一个医院闯出一条充满发展潜力的道路，需要的不仅是领导们对形势有清醒的认知，对未来有创新的眼光，以及对当下走的路有

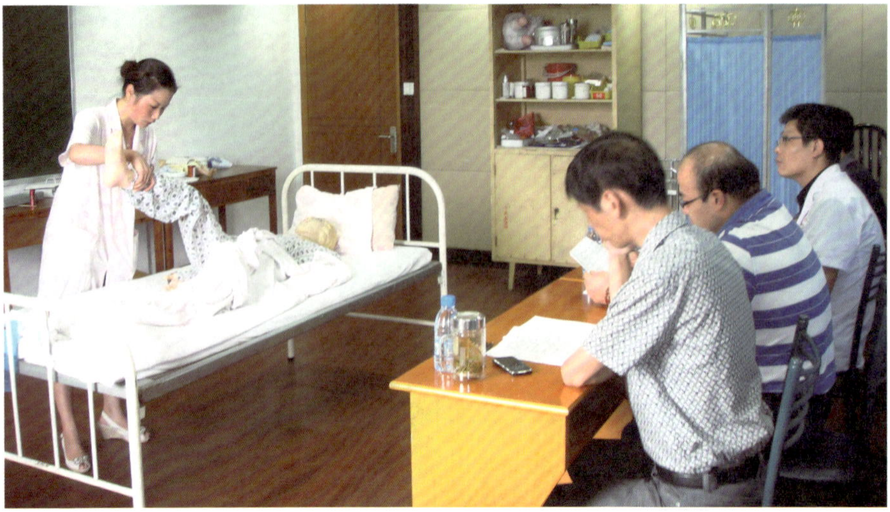

护理考核

坚定的态度，而且需要全院职工愿意为之付诸全部努力的决心和信心。从“大专科、小综合”的精准定位，到医院质的飞跃发展，这中间也少不了医院在人才、内涵建设上的努力。

人才培养上台阶，内涵建设夯基础

服务平台是基础，技术人才是核心，内涵建设是关键。

以人才培养为核心，努力提升业务素质。人才缺乏是医院能力建设的第一短板。因此，首先要解决人才缺乏的难题。破解这一难题的关键在于加大人才引进和培养。

因此，2008—2014 年，戴小明在任期间，人才培养上主要采取“引进来”和“送出去”两个方法，引进高端人才，将在职员工送到省、市级医院进修。

即便如此，人才培养仍然需要时间和过程。因此，当 2014 年吴震宇调入医院担任院长一职时，虽人才结构得到改善，但整体提升已经跟不上医院发展的进程了。

“我当时刚进医院，最直观的感受就是人员结构很不完善。人才主要从乡镇卫生院调入，大学本科毕业生欠缺，整体医疗技术水平上不去。医生队伍里，主任医师一个没有，我进入医院之后，是妇保院第一个主任医生。”吴震宇说。

为了引进人才，吴震宇他们跑到江苏徐州、安徽蚌埠、湖北武汉、陕西西安等全国各地的高等医学院校去招聘人才。为了留住人才，他们制定了优惠政策，如承诺年薪，一言九鼎，或为新进人才解决住房问题并发放生活补贴。同时，在桐庐县卫生系统内挑选良兵精医，注入新血液，改善人才结构；对于中层干部，吴震宇为首的领导班子采取了竞争上岗的政策，以选出更优秀的人才在中层岗位上发光发热。

经过不断努力，2014—2018 年，医院引进技术骨干 6 名，逐步缓解了临床一线医生、护士紧缺的现状。

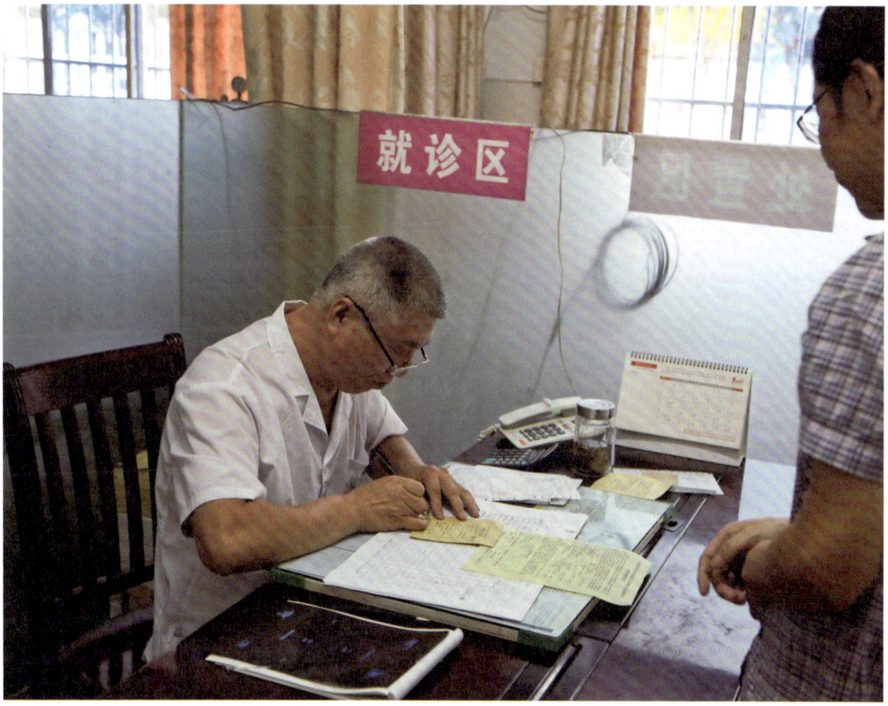

犬伤门诊

人才进来之后，对他们进行基础素质能力培训，实行科室每周业务学习和教学查房制度，每月组织一次相关专业的专家讲课，并长期坚持，努力提升医护人员的整体素质。根据专科建设需要，制订短、中、长期细致的人才培养计划，有针对性地培养人才，加强人才梯队建设。

“人才招进来之后，我们花两年时间来规培，之后才正式上岗。”吴震宇说。对新引进的医师护士，医院会根据综合情况安排到相应的专科进行定向培训，使他们全面掌握基本知识；对有工作经验的青年医师、护士，分别送到上级有关医院进修培训，使他们的技能有一个初步的提升；对高年资医师和科主任，会有针对性地带着问题去省、市级医院进修新技术和新课题项目。总之，医院想千方、设百计，努力开阔医护人员的视野，提高医护人员的业务技能，从而促使医院整体技术水平大幅度提升。

除了人才建设之外，医院也始终将内涵建设作为永恒主题，贯穿于整个医疗活动中。强力落实核心医疗制度，推进临床路径管理，规范病历书写和处方开具，加强急危重症病例管理和病程的观察和记录。每月定期开展医疗业务质量检查，查病历，查处方，讨论典型病例。

这既是技术比武的大平台，又是共同提高的大课堂，也是制度兑现的大考场，从而夯实了医院规范管理的基石。

强化管理是手段，提升技术是目的。医院领导们清醒认识到：新业务、新技术的开展，是一个地区医疗业务的重要标志。要最大限度实现“大专科、小综合”的定位目标，医院就要履行最好的“本职”，尽最好的“责任”。

因此，他们不遗余力地发展新业务和新技术，如新生儿专科危重新生儿和极低体重早产儿的救治，为桐庐县急重症新生儿提供了有效的技术保障。

如果说“团结、吃苦、敢干、肯做”是妇保人的特质，那么“大胆、创新、独特眼光”就是医院一路发展的特色。只要一直在这条敢于创新的特色“路上”，医院的探索发展之路一定会越走越宽广。

第二章 担当，呵护生命繁华

“云水苍苍，江水泱泱，医者之风，山高水长。”如今，“医生”二字，则是将人的苦难化为平安的称谓。

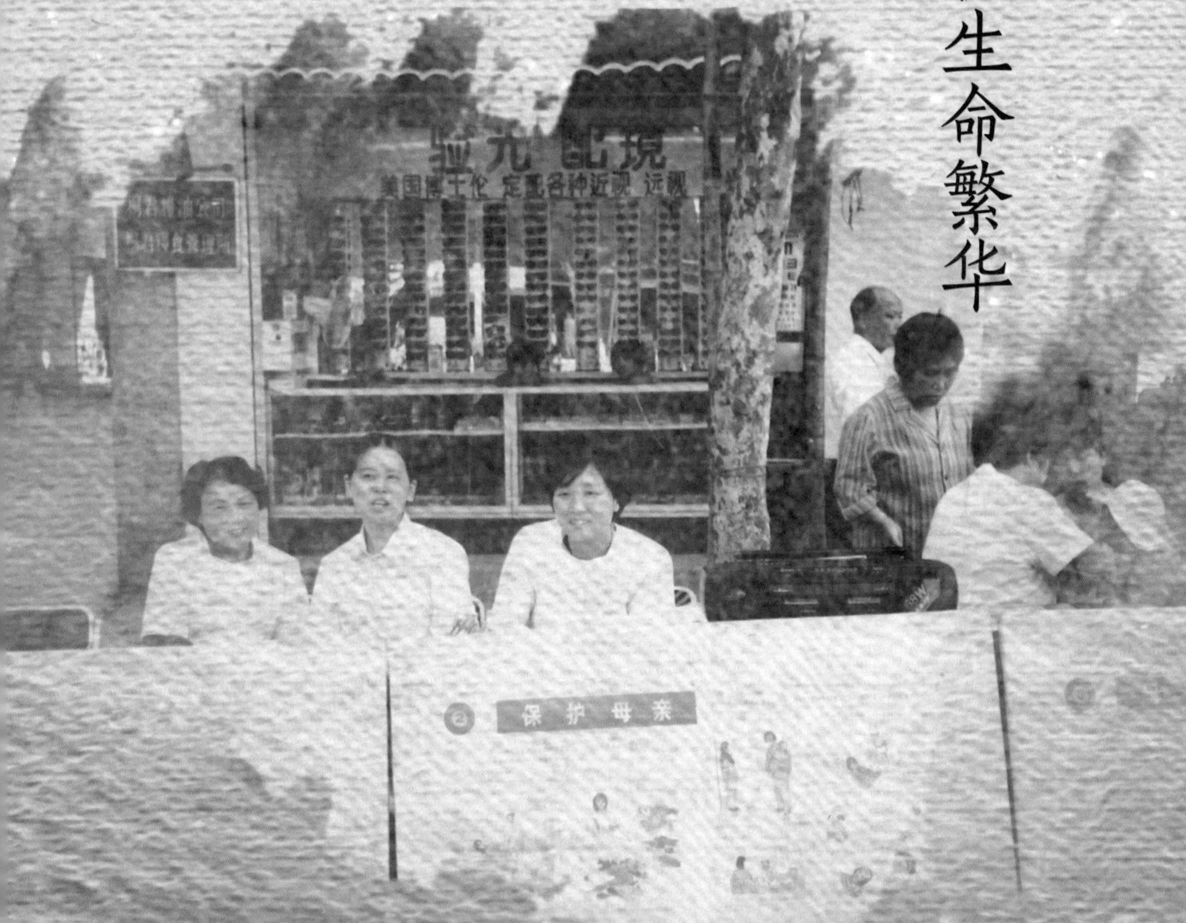

新旧接生的更替与传承

1949年，中国的孕产妇平均死亡率高达15‰左右，婴儿死亡率高达200‰左右。[①]而导致产妇和婴儿死亡的原因，主要有产褥热、难产、产后出血、破伤风、肺炎、腹泻和常见的集中急性传染病等。较高的死亡率说明当时中国极度缺乏完善的保健机构和及时的医药治疗。

这一年，远在欧洲的杨崇瑞放弃了联合国妇幼卫生组副组长的高薪和要职，辗转回到中国，并担任中华人民共和国卫生部第一任妇幼卫生局局长。在新中国成立前，全国仅有90余所助产学校，且没有一个专门的妇幼卫生行政组织。

这一年，是妇幼事业转折的一年，是一个新的开始。

基于此，1950年8月7日至19日，第一届全国卫生会议在北京召开。这次会议上，卫生部着重提出："对于初级卫生人员的教育，就是培养乡村卫生员与改造旧产婆，其中改造旧产婆工作尤其重要。不首先做到这一点，农村中最迫切为害最大的婴儿死亡问题就无从解决。"[②]

①数据来源：《中国妇幼健康事业发展报告（2019）》。

②《中央人民政府卫生部贺诚副部长在第一届全国卫生会议上的总结报告》，《河南政报》1951年第4期。

第一届全国卫生会议结束后，整个中国根据“预防为主”的方针，自上而下，大规模地进行培训新接生员、改造旧产婆、普及新法接生知识的工作。

以 1951 年秋天，省妇保院率先在全院开展新法接生的普及活动为标志，浙江省开始在全省各地推行新法接生活动。

旧式接生，桐庐现况堪忧

在推行新法接生之前，桐庐的接生技术十分落后，孕产妇、新生儿死亡率居高不下。

新中国成立前，桐庐大部分产妇分娩由旧产婆接生，也有由婆婆或丈夫接生的，个别产妇因一时无人照管而自行料理。有坐着生、跪着生、蹲着生的，更有吊在梯子上生的，只有少数人是躺着生的。

婴儿被放在地上、脚盆里、马桶里，或柴房、畜栏里，断脐用的锈剪刀、柴刀或破碗片从不消毒。妇女分娩只靠接生婆用土方法接生，致使新生儿破伤风、脐炎，产妇产后出血、产褥热等情况屡屡发生。遇到产妇难产，接生婆通常用手挖或钩子钩，婴儿死于脐风（破伤风）者居多。

令人心惊的死亡率时刻提醒着所有人，培训新接生员、改造旧产婆、普及新法接生知识，迫在眉睫。

根据记载，桐庐、分水两县新法接生分别初见于 1928 年、1930 年。1950 年 4 月和 6 月，两县开始零散地改造旧产婆、培训接生员，推广新法接生，以降低新生儿破伤风和产妇产褥热的死亡率。

直到 1951 年，浙江省开始普及和规模化地推行新法接生，但真正下到基层去规范化地改造旧产婆，则是在 1952 年年底、1953 年年初。

1952 年 10 月 4 日，桐庐县人民政府向各区乡政府及各卫生院下发通知：

浙江省人民政府五二年三月十九日卫保字第二九二九号通知关于本年度改造接生婆方案特作具体规定，即各区公所/各卫生所掌握时间按下列条件选送来院学习为要。开学日期分两期学习……

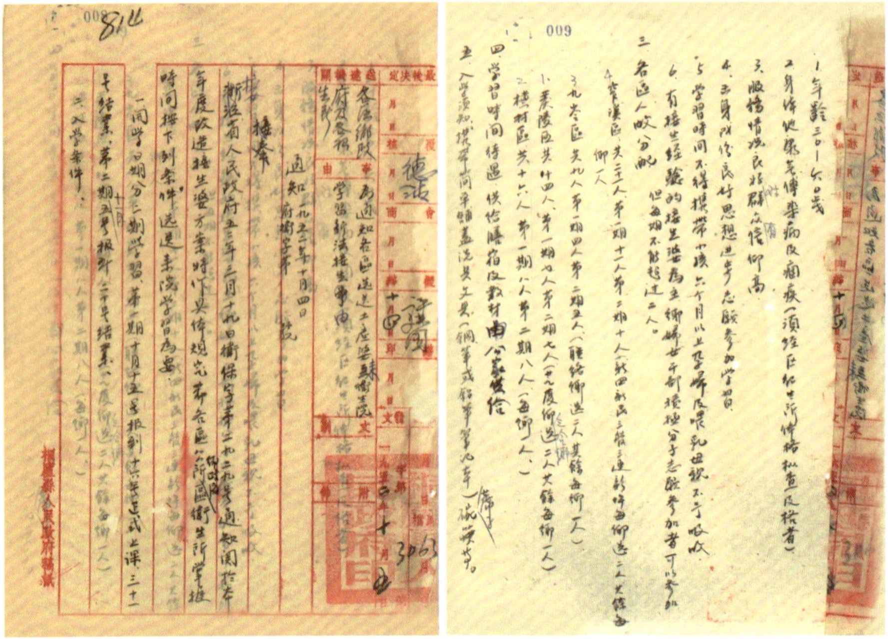

1952年改造旧产婆的通知

自此，桐庐县全县改造旧产婆、培训新接生员的工作，全面展开了。

培训改造，就地取材演示

新法接生关系着一个地方妇女的健康以及下一代的繁荣健壮问题，同时，新法接生还是保护妇幼的一个重要工作。产妇生产的安全有保障，妇幼的其他工作才能更井然有序地开展。

桐庐县自推行和普及新法接生以来，取得的成绩和效果是显而易见的。

1952 年秋季，桐庐县横村乡物资交流会期间举办新法接生图厅、模型展览，观众达 2 万余人次。是年，横村乡接生员程定仙为 86 名产妇采用新法接生，母婴个个健活。

到 1957 年底，桐庐县和分水县分别培训接生员 533 人次和 379 人次，至 1985 年底，全县共培训 3200 余人次。年复一年采用街头演唱、放幻

桐庐县、分水县历年新法接生情况统计表

年份	桐庐县			分水县		
	新法接生人数	新法接生率 %	新生儿破伤风人数	新法接生人数	新法接生率 %	新生儿破伤风
1953		35			40.1	
1956	3208	70.78	15	1702	81.9	
1957	2994	72.47		2077	82.1	27

表内新生儿患破伤风均系旧产婆采用旧法接生所致。

数据表

灯图片、模型巡回展出，在城乡农村普及新法接生常识。

从新法接生比例上也可看出其成效。

1953 年，新法接生比例仅为 40%，1954 年为 48.4%，1955 年为 55.2%，1956 年为 70.78%，到 1957 年比例达到 72.47%——逐年的增长和逐渐的普及，说明新法接生在桐庐百姓心中树立了威信，也使得一些旧产婆、土产婆乐意接受改造。例如，1957 年窄溪区从原有 7 个土产婆，到年底只剩 1 个，该区新法接生比例更是高达 93%。

改造期间，也涌现出一个个动人的故事。如旧产婆出身的马十英经过培训和改造，了解了新法接生与旧式接生的关键区别在于消毒。正确的消毒操作方法、步骤，克服的是老式接生不讲卫生的弊端，更能保证产妇和婴儿的生命安全。

一次，马十英感染风寒，断断续续生病了一个多月，全身乏力，下床都困难。然而，有一产妇急需接生，而当时村里接受过新法接生的只有她一个。旧式接生的不消毒操作，不知枉送了多少生命。也正因明白如此，为了保证产妇和婴儿的健康，她打起精神，坚决去产妇家接生。她背着接生箱一到产妇家，仿若忘记了自己身体的不适，立刻按着培训的过程，给房间消毒，给各种接生的工具消毒，然后安慰

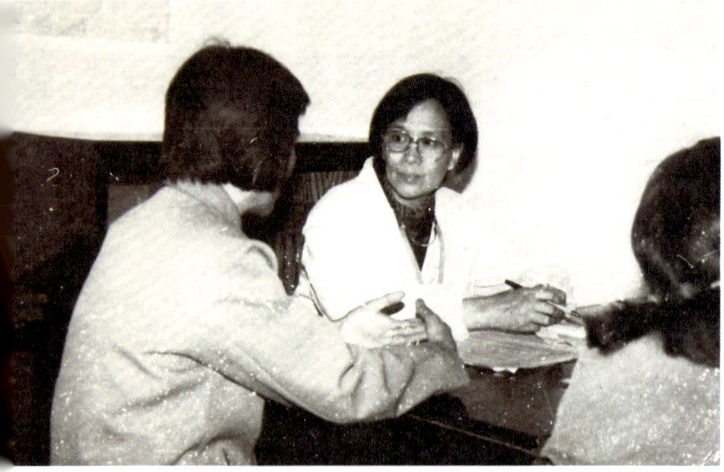

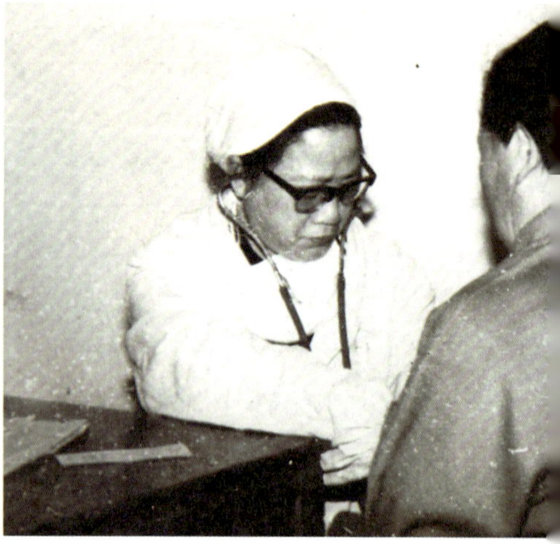

省妇保的专家在桐庐门诊

鼓励产妇，慢慢引导，经过三个多小时的煎熬，产妇终于诞下一个 7 斤多的男宝宝。

之后，马十英整理好接生箱，准备回家。在回家途中，由于体力严重透支，在路上晕倒了。幸得路过的村民及时发现，将她抬回了家。

为了节省人力、物力和时间，当时妇保站下乡的指导人员经过摸索，在新法接生推广上，做法也是不断改进的。

1959 年进入桐庐县妇幼保健站工作的高素华在回忆自己下乡推行新法接生时，如此说道："一开始培养接生员的工作，我们都是在农村产妇家里进行的。挨家挨户指导如何规范接生，送资料，送接生篮。而我们每次下乡指导，除了带一些必备的东西，其他培训时临时需要的东西我们就就地取材。"

一次，高素华在新合乡培训，现场想要演示如何接生、如何双手捧出婴儿，因为是家庭培训，于是就地拿出衣服，做成婴儿的模型，再演示一遍规范接生的流程。

由于这样的培训，针对的不是有经验的接生员，而是一些产妇的家里人，因此培训的效果不好，且十分费时费力。到后面才慢慢摸索到，培训的对象还是要以产婆为主，或是有接生经验的妇女，或者即使没有经验，但思想好、身体好的女性。确定好培训对象之后，高素华只需定期去当地农村，单独培训、辅导，然后再由培训后的接生员去农村各家各户接生。这样不仅提高了培训效率，也增加了当地接生员技术操作的机会，且接生效率也高，更有利于产妇、婴儿的生命安全。

马十英便是农村中众多经过培训的接生员之一。

以小见大，以一见百，马十英的蜕变，是新法接生普及的初步成果，也是桐庐县“推行新法接生，改造旧产婆”全力实施的缩影。

持续改善，建立基础产科

随着培训流程的完善和接生员需求的增多，接生员的培养方式也开始集中化。20世纪70年代，培训新接生员开始以班级化进行短期训练。

“20世纪70年代的时候，培养接生员就集中性了，有时一次50多个人一起培训，然后结业之后再分配到桐庐县下面的各个区、乡和村。到20世纪80年代，妇保站在培养这些接生员的基础上，下乡送接生箱，到各个卫生院积极帮助建立基层的产科。”高素华说。

培养出来的接生员仍然分散在各个村里，没有集中管理。基于此，妇保站便派人到当地卫生院，针对没有妇产科的医院，建立最基础的妇产科。

“有时候，我们跑到一个卫生院，找到院长，就会跟院长直接说，你给我们一张桌子和一个地方就可以了，就能组成最简单的妇产科。”条件的限制，让妇保站下乡人员将标准定在每个卫生所可接受范围之内，且建立之后，便让当地的接生员管理每个村、每个乡、每个区的孕产妇，妇保站负责巡视检查。

20世纪80年代初期，开始提倡住院分娩，而这让当时有了简单妇

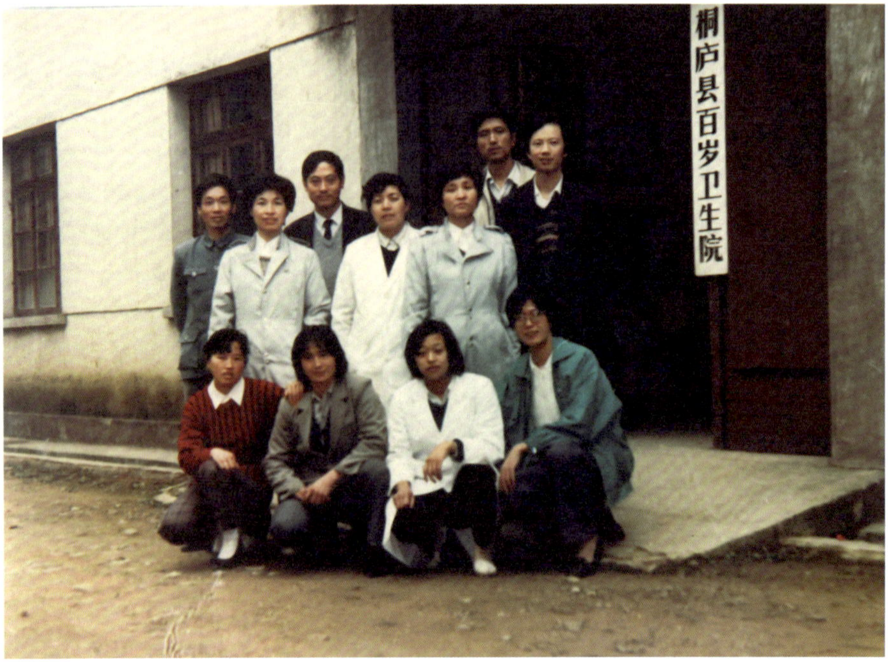

妇保站下乡指导工作

产科的卫生院，有了良好的发展基础。

纵观历史，推行新法接生从零星到规模，从民国时期发展至今，横跨近百年的岁月。这期间，妇保站坚持下乡指导、培训、巡视检查，不断改进培养方法。

1981 年 4 月，省、市卫生厅、局组织新法接生验收团到桐庐县城乡进行考核，经过评审后，浙江省卫生厅下发“桐庐县普及新法接生合格证”。同年 7 月，县妇保站在桐庐、分水两地全面推行住院分娩，并在横村进行孕妇系统管理试点，至年底横村未发生胎位性难产。

推行新法接生，就如同一场持久战，它需要的是一代代人自始至终坚持的心态，一丝不苟的严谨。而在历史潮流里，新与旧，是传承，传承的是精神；是更替，更替的是方法和理念；是改进，改进的是技术和流程。

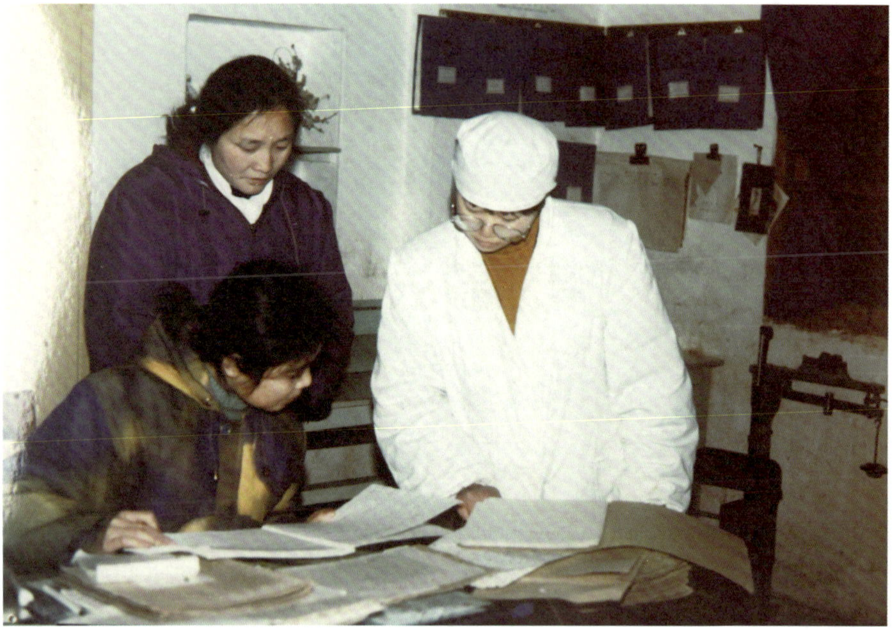

妇保站下乡检查孕产妇系统管理、学龄前儿童保健的工作

无论是新法接生，还是如今每一位医生、助产士、护士为每一位产妇服务，从来不变的是“产妇婴儿平安健康”的信念。

深入基层的“普查普治”

凤川、三源、新合、窄溪、石阜、深澳、洋洲、百岁、凤鸣、横村、莪山、分水、瑶琳、岭源……当1959年进入桐庐县妇幼保健站的高素华如数家珍般一个一个地把自己跑过的地方说出来时，才惊觉自己已深入基层的妇幼保健工作，足迹遍布了桐庐的角角落落。

自 1953 年妇保站建立之后，医护人员一直奋战在桐庐的各个农村、山区、工厂和学校。由于思想保守、条件有限，很多妇女对妇科疾病并没有一个清晰的认识。在她们看来，若还能下地劳作，月经正常，身体没有不适感，便是没有问题。

新中国成立前，由于妇女社会地位低下，并受封建意识的长期影响，一些常见的妇科病被视为“暗疾”，得不到防治，严重影响妇女的健康。新中国成立后，国家曾多次集中地、大规模地对严重危害妇女身心健康的几种妇科疾病组织“普查普治”，如对性病、滴虫性阴道炎、月经病以及子宫颈癌进行“普查普治”。20 世纪 70 年代，已将其列为妇女保健的常规工作内容，并提出了在城市以防宫颈癌为中心，农村以防子宫脱垂为中心，定期开展妇科病的“普查普治”。

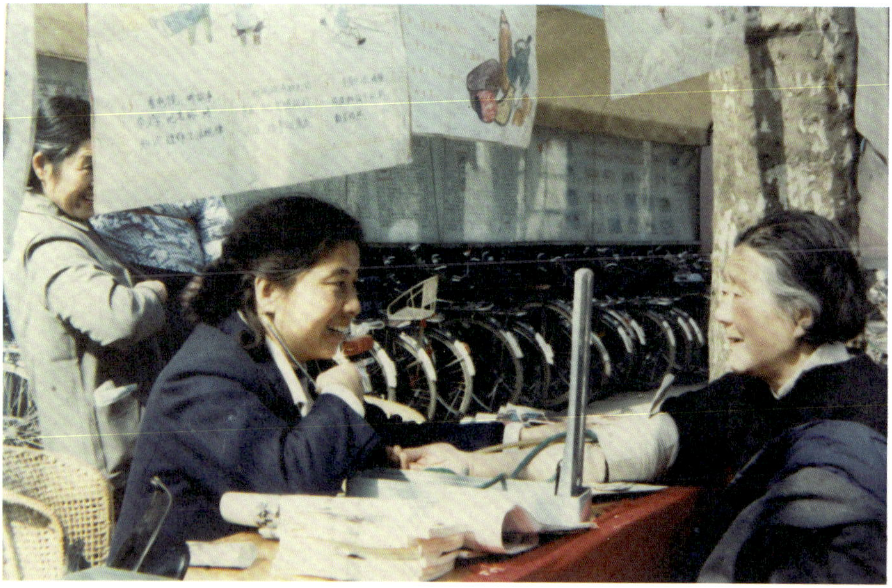

开展义诊

20 世纪五六十年代，桐庐县的妇女保健管理内容不多，也不系统，检查的设备很简陋，而且所有人挤在一个狭小的房间内，所有的工作都要从最基础的开始。当时有妇保、儿保部门，但并没有真正深入到区、乡、村基层中去，而且很多妇女的健康保健、孕妇的产前保健完全是出于她们的自主意愿，没有系统管理，所以医生们如果不深入基层，她们大部分是不会来检查的。

1960 年 12 月，全国妇联发出一个做好妇女劳动保护和治疗妇女病的指示，桐庐县委亲自指导，县妇联配合妇保站，先在毕浦设立了“普查普治”的试点，集中 14 个医生，研究治疗方法。在重点取得经验的基础上，再召开妇幼儿童工作人员会议，在全县全面推广。

1961 年，深入基层的“普查普治”，才真正意义上地开展起来。

根据记载，1961 年桐庐县调查了 16—48 岁妇女 104283 人，妇女病患者 9386 人，患病率约为 9%，其中子宫脱垂 2497 人，闭经 1489 人，月经不调 2773 人，痛经 1414 人，不孕症 1633 人……

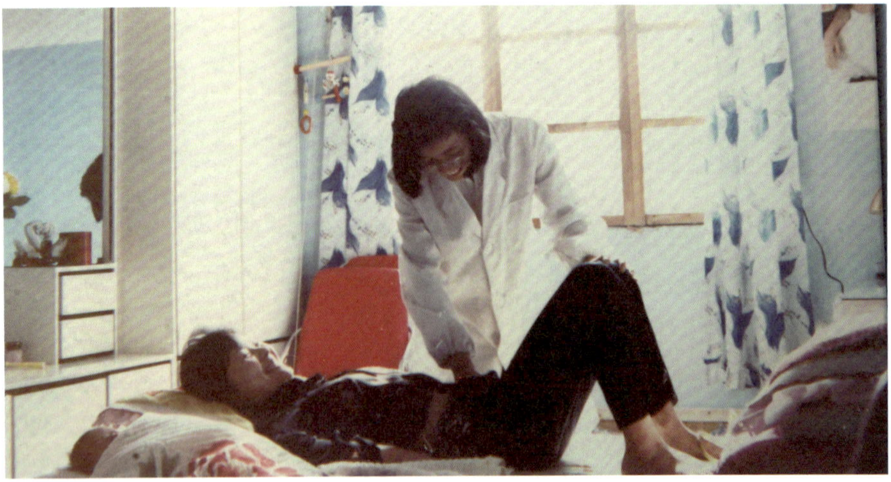

上门为妇女进行检查

“我印象最深刻的是20世纪六七十年代，下乡进行妇女病普查，一个乡、一个村地走访过去。站里面，我们先分好组，然后再到各个负责的区域走街串巷地普查，带着扩阴器、玻璃片等简单的检查器械。那个时候，调侃自己是‘吃百家饭，睡百家床’，因为每天都在不同的地方普查，全靠两条腿走。”高素华回忆几十年来的妇幼保健工作，依然记忆犹新。

行走中的普查医生，给当地妇女检查，也是就地取材。每到一个地方，她们就先搭好两条长方凳，稍微分开一点拼成一张“床”，然后让接受检查的妇女们躺在上面，医生们对其进行相应的检查——这是最原始的“检查床”。

医疗队曾遇到一个莪山的妇女干部，第一次检查结果出来，发现有癌细胞。他们继续追踪，复查结果还是有癌细胞，可这位干部觉得自己仍然可以劳动，且月经也正常，因此并未接受手术。第二年，他们继续追踪，结果她的病理切片显示为阳性，第三年仍然坚持，检查显示为阳性，终于到第四年，这位妇女干部肯接受手术了。这一波三折的追踪检查过程，彰显了医疗队在“普查普治”工作中的坚持和耐心。

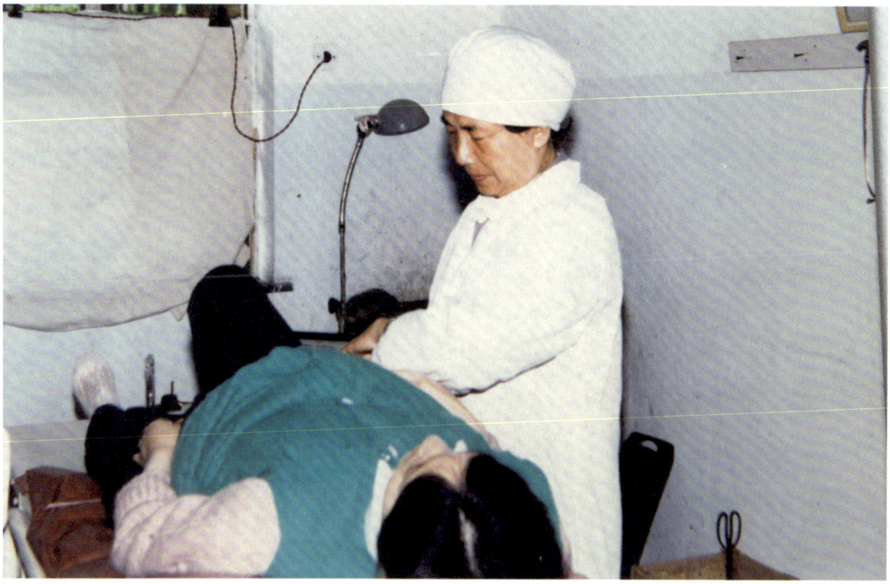

简单的检查床，为妇女们进行检查

在那个年代，妇女对自身的一些病症不了解，观念也比较守旧，她们看自己还可以劳动，且一切都正常，不会立刻接受手术。这个时候，非常需要医生们的耐心，要做思想工作，要持续追踪，必须让她们明白普查的意义在于暴露隐藏的疾病，消除它，从而更好地保护这些妇女。

在农村，妇女是不可或缺的劳动力，因此很多产妇在生完孩子之后，休息了不到 30 天就下地干活，正常产妇恢复需要 45—50 天左右，过早地下地干活会导致很多妇女患子宫脱垂的疾病。一个家庭中，若妇女患病，对自身健康、对下一代、对家庭幸福，都会造成很大的影响。

妇保站开展大规模的妇女病“普查”，下基层进行妇女“两病”、宫颈癌及其他妇科疾病的筛查，主要包括对乡、村以及工厂范围内的妇女进行妇女病“普查”。桐庐县当时主要有化肥厂、硅胶厂以及车把厂等，工厂建立起经期冲洗室、哺乳室，早孕妇女建立围产保健卡，进行家庭自我监护指导，开展健康教育，妇女卫生指导等一系列工作，使患病妇女得到了及时治疗。

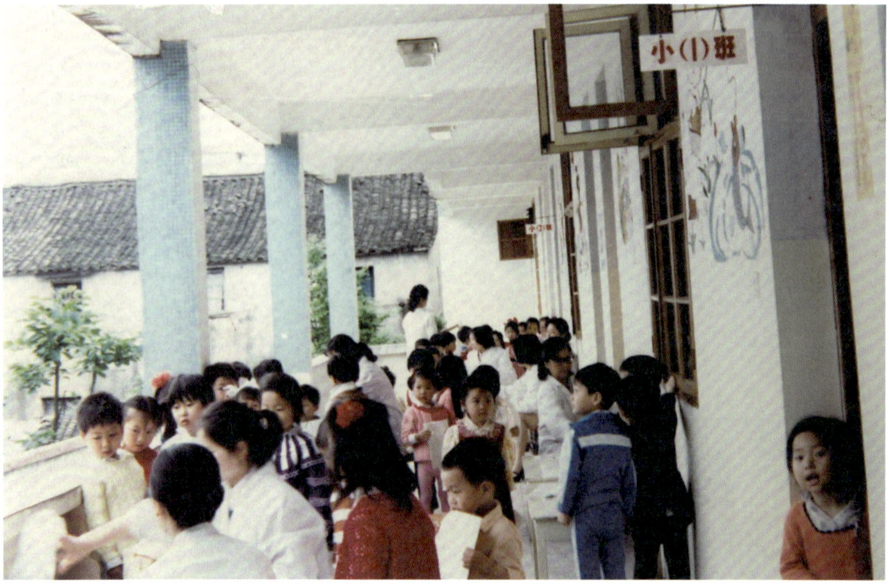

到各个学校开展儿童体检工作

根据《桐庐县志·卫生篇》记载，1993年4月20日，县总工会和县妇联联合发出《关于进一步加强女职工劳动保护的通知》，妇女病查治工作得以正常进行，当年，仅桐庐县城24个企事业单位共504名妇女就参加保护检查。全年全县查治妇女病4487人，患病2326人，其中宫颈癌5人，子宫脱垂5人，患者一般都得到了及时治疗。

除了妇女病检查，儿童保健这块工作，妇保站亦同步推进。

例如，1957年，妇保站建立卡介苗接种室，至1985年，全县建接种站38个；1957—1985年，全县接种卡介苗儿童154464名。1960年，对入托幼儿39722人进行健康体检。1961年，又为104204名儿童做健康体检和察访，制作肥儿粉治疗患小儿营养不良症的2390名儿童。

尤其是在1979年，桐庐县23所幼儿园和托儿所普遍推行一隔（隔离传染病儿）、二检（晨间检查个人卫生、定期健康检查）、三无（无蚊、蝇、传染病）、四分（毛巾、手帕、碗匙、茶具分开使用）、五好（教育好、吃好、玩好、睡好、清洁卫生好）、六勤（勤洗手、勤洗澡、

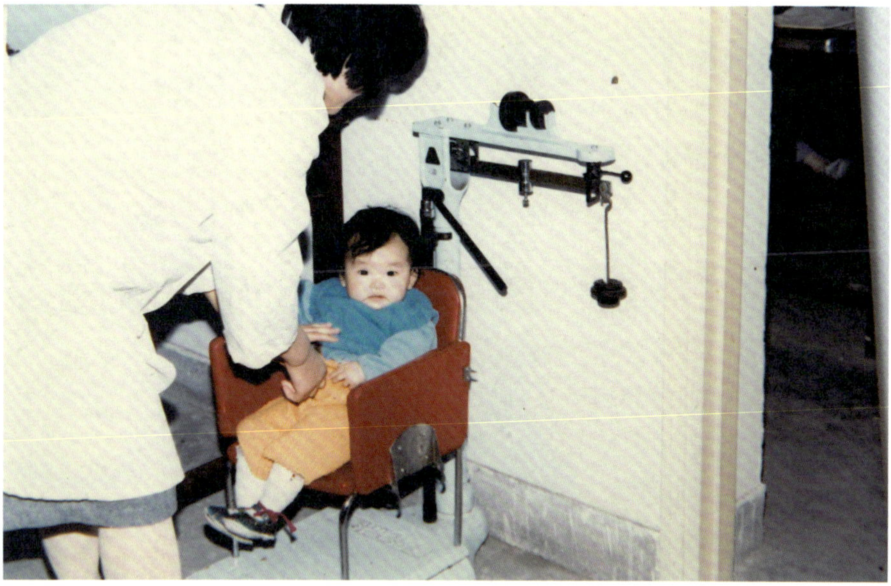

儿童检查

勤换衣、勤理发、勤剪指甲、勤打扫）的“123456”新法育儿。是年，免费发给儿童驱蛔药 64718 人份，服药儿童排虫率为 57.5%，蛔虫阴转率达 83.4%。

一个个的数据，很多都是医护人员一趟趟跑出来的。对于他们而言，这些数据带着对妇幼保健工作的热情，带着泪水、汗水交织的温度。

医疗队在“普查普治”中发现，妇女所患疾病主要有浮肿病、子宫脱垂、痛经、过早闭经等，儿童则是营养不良症居多。

随着时代的发展和人们物质生活条件的改善，老百姓对保健的观念也逐渐开放，日益重视起来，这对于妇保站，乃至妇保院在整个桐庐县开展妇幼保健工作，都有很大的促进和带动作用。

“普查普治”关系到广大妇女儿童的生命健康和家庭幸福，也关系到城乡劳动力的保护和小康目标的实现。“普查普治”对了解广大妇女妇科疾病发病情况，提高治愈率等意义重大。免费为农村妇女进行健康检查，是一件惠及千家万户的好事。

生命至上，第一例剖宫产“临时抉择”的魄力

水波温柔，阳光强烈，活在这珍贵的人世间，在意外或疾病面前，生命，是如此脆弱又坚强，而医生，是守护生命的最后一道防线。

生命面前，有时那些所谓的规范不值一提。死神面前，医生的片刻犹豫，也许便会错失抢救生命的机遇。

正因生命可贵，考验的是医生的技术水平，更考验其心理承受能力和决断力。

2000 年 6 月 1 日，注定是一个不平凡的日子。

这一日，是妇保院搬迁至住院大楼的日子。各个科室分工明确，负责搬运工作的医护人员有条不紊地打包、搬运东西，负责值班的医护人员则专心地接待来医院的就诊者。

这一日，医院里一位 40 多岁的高龄产妇，因为胎儿头位不正，一直无法顺利自然分娩。负责的医师杨小珍看着产妇越来越虚弱，甚至一度处于晕厥状态，她当机立断道：“不行，性命攸关，必须得手术。”

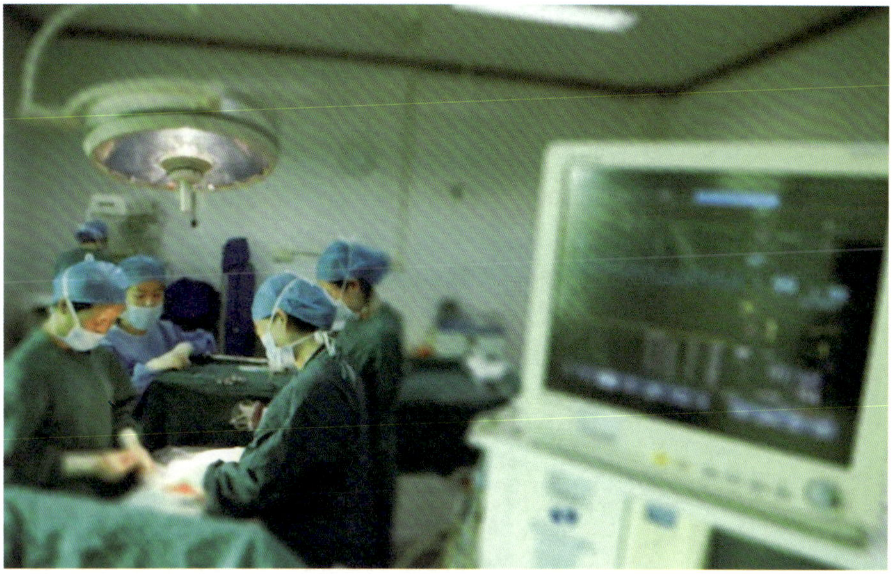

如今，在条件优良的手术室中进行剖宫产手术

然而，杨小珍这个“临时抉择”，对于当时刚大学毕业的麻醉师和其他护士们，都是考验。“剖宫产手术”，在场每一个人心里都明白，这场手术，必须成功。

这是无可奈何的背水一战，生死攸关。

没有麻醉机，没有监护仪，麻醉师王赟淼心里毫无底气，他脸上的迟疑告诉杨小珍，他害怕、紧张……杨小珍的这个决定，让所有人都沉默了，产房里只有产妇的呻吟声。

她低头看到产妇越来越虚弱，大小生命仿佛随时都会终止。容不得多想，也来不及考虑手术的后果，那一刻她斩钉截铁地对麻醉师说：“有我在，你只需要盯牢她的血压、呼吸的情况，给她做局部麻醉，风险比较小，其他的配合都交给我，我来负责。”

杨小珍心里清楚，不立刻进行手术，这位产妇必死无疑，那何不去搏一搏几分生的希望。

说完，杨小珍立刻去准备手术所需要的东西，做好准备之后，她

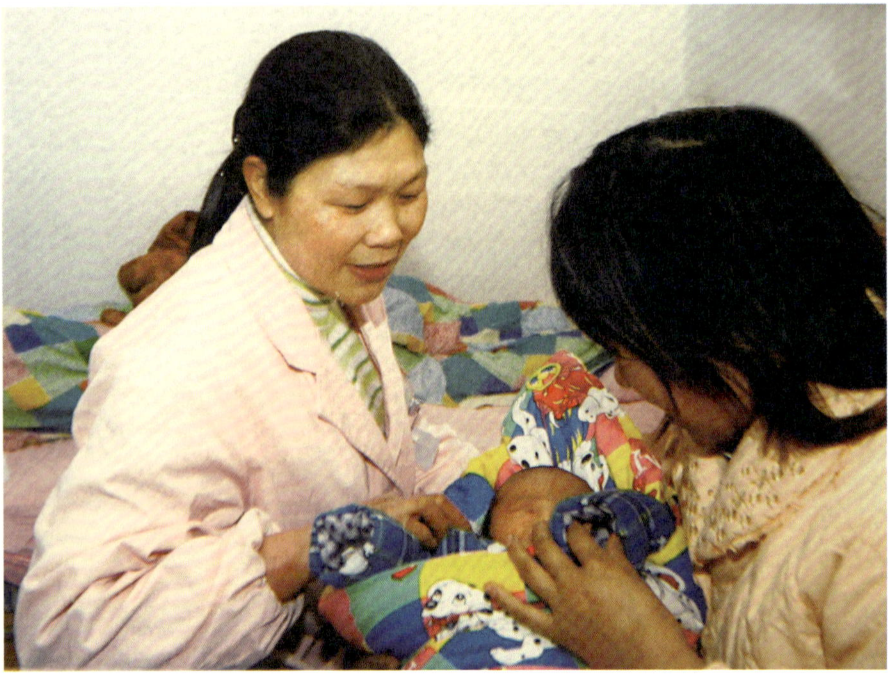

杨小珍问询患儿情况

用眼神给了麻醉师一个安心的示意，自己则全心投入手术中。

便是在如此紧急的情况下，杨小珍下手快又准，麻醉师做好麻醉后，目不转睛地盯着产妇的情况，经验丰富的护士配合杨小珍，另几个护士随时待命。

手术中只有杨小珍坚定的指挥声音、器械相碰的声音，所有人好像都憋着一口气，等待产妇肚子里的小宝宝的哭声。

很慢，很慢，很慢，慢到所有人以为时间停止了。突然，啼哭。“哇——”这声有力的哭声将在场每个人的意识拉回，彻底惊醒他们所有的细胞，窜入外耳道、耳咽管，来回撞击、振荡，形成箭——是婴儿没错，不在远处，近在咫尺——终于，一个女孩降生了。宇宙好像重新亮堂了起来，星子们也开始窃窃私语。

有些护士在一旁，眼泪顿时夺眶而出。喜极而泣，难以自抑。

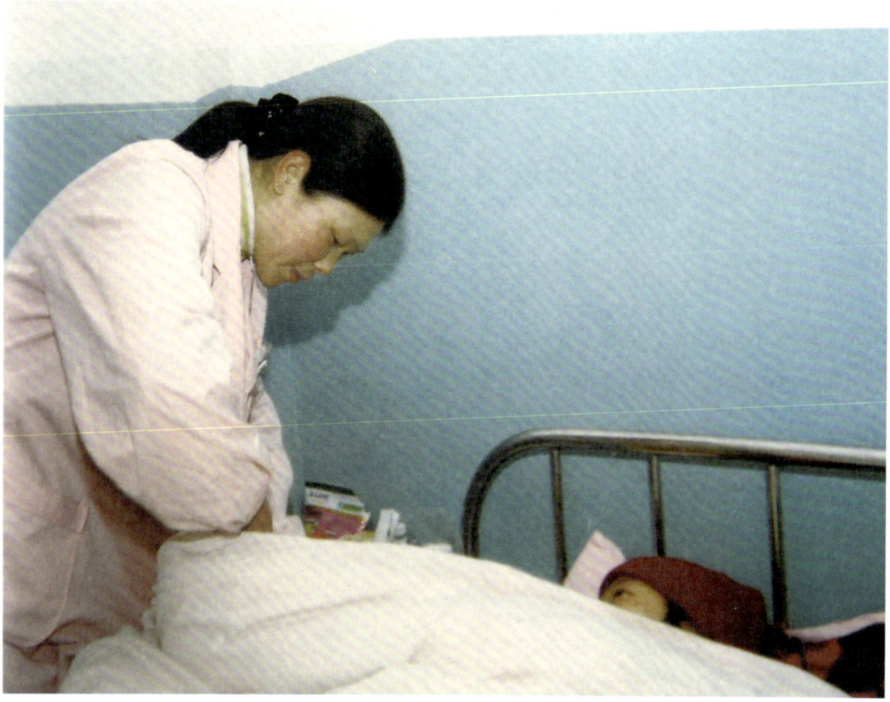

杨小珍对工作的担当融入日常的点点滴滴

“成功了。”杨小珍将孩子交给护士，转头又继续专心缝合产妇的手术切口。

直到看到产妇被平安地推出去，看着女婴健康的模样，杨小珍才长长吁了一口气，身体的沉重感和疲惫感顿时涌上来。

“这台手术，从我们现在人看来，是不合规范的，但当时我们没有别的选择。不做，必死无疑；做，至少有一丝希望。”谈起这台“剖宫产手术”，杨小珍脸上早已没了当初历经惊险的神情。

然而，惊险之外，更是意义非凡的时刻。

将妇保院历史画卷拉长再看，即使不合规范，即使未知坎坷，但这一切背后仍有生的希望，相较于已知的死亡，杨小珍的这种魄力和决断力，是需要极大勇气的。她成就的不仅是自己的医术医德，更造就了妇保院历史性时刻，更重要的是，她挽救了两条生命。

“云水苍苍，江水泱泱，医者之风，山高水长。”如今，“医生”二字，则是将人的苦难化为平安的称谓。面对一个个鲜活的生命，妇保院的每一个人，都在这铸就“仁心”的路上，孜孜不倦，兢兢业业，且永不放弃。

“好管闲事”背后的善意与珍贵

当一个生命在温湿柔韧的子宫中悄然成形时，医生是第一个宣布这神圣事实的人。

当那调皮的小东西在尝试转动时，医生是第一个窥见他的心跳的人。

当他陡然冲入这人世间，医生的双手接住了这华丽的初啼。

是医生，用许多防疫针把成为正常人的权利给了婴孩；是医生，辛苦拉动一个初生儿的船纤，让孩子开始自己的初航……

正因为妇保院的医生见证的是生命中极为神圣和欣喜的时刻，他们的内心中总有那柔软的一处，存着一颗“好管闲事”的心，管的是自己病人的事，有时甚至是治疗之外的事情。而这些“管”，自己无意，对病人们来说，却是足以影响一生或一个家庭的行为。

一个感恩的气球

让钱爱萍最难忘的，便是自己曾经的善意和坚持，改变了一个小

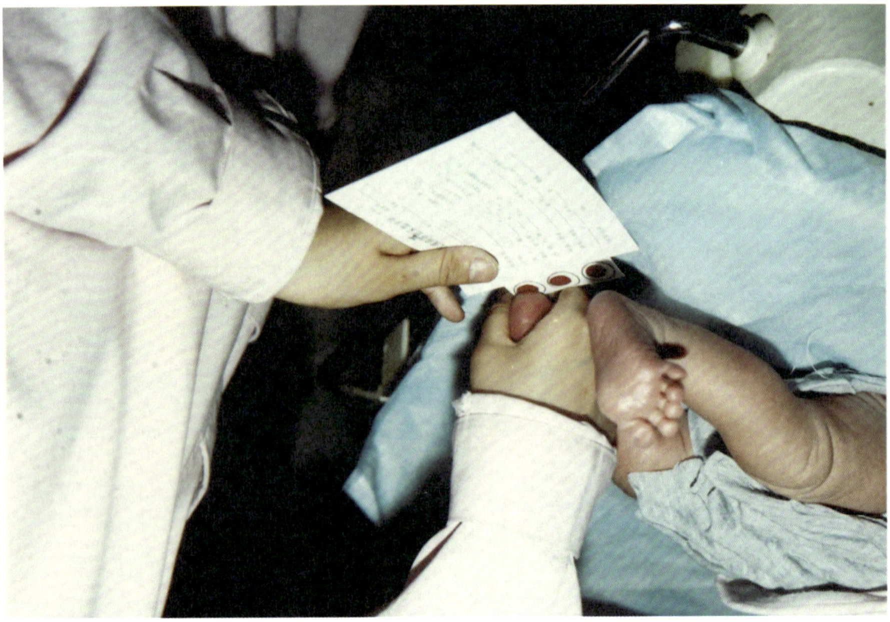

为新生儿敲下“第一个脚印”，小宝贝们的人生自此真正拉开序幕

孩子的命运。

这个孩子的父母是从安徽来桐庐工作的，为人父母的欣喜尚没有两天，钱爱萍在对孩子进行新生儿疾病筛查时，发现小宝宝的苯丙氨酸含量有 0.24mmol/L(4mg/dl)，即是正常参考值的两倍，她断定小宝宝有苯丙酮尿症。这是先天性氨基酸代谢障碍中最为常见的一种，长大后表现为智力低下。经复查之后确诊，医生们建议父母早治疗，可以给孩子购买苯丙酮尿症儿特殊奶粉来喂养，再配合治疗和护理来缓解孩子的症状。

然而，对于这对父母来说，有想治疗的心，却没有可以治疗的能力。特殊奶粉在当时极其昂贵，对于这个家庭来说是沉重的负担。就在他们思前想后，想要放弃的时候，钱爱萍建议他们尝试向工厂申请，国家一直有苯丙酮尿症特殊奶粉补助项目，由单位盖章再经由医院审核，可以申请一笔补助款项。父母一开始考虑到申请流程烦琐，需要审核这审核那，有些许犹豫，钱爱萍最终说服了他们，且在整个申请过程中，

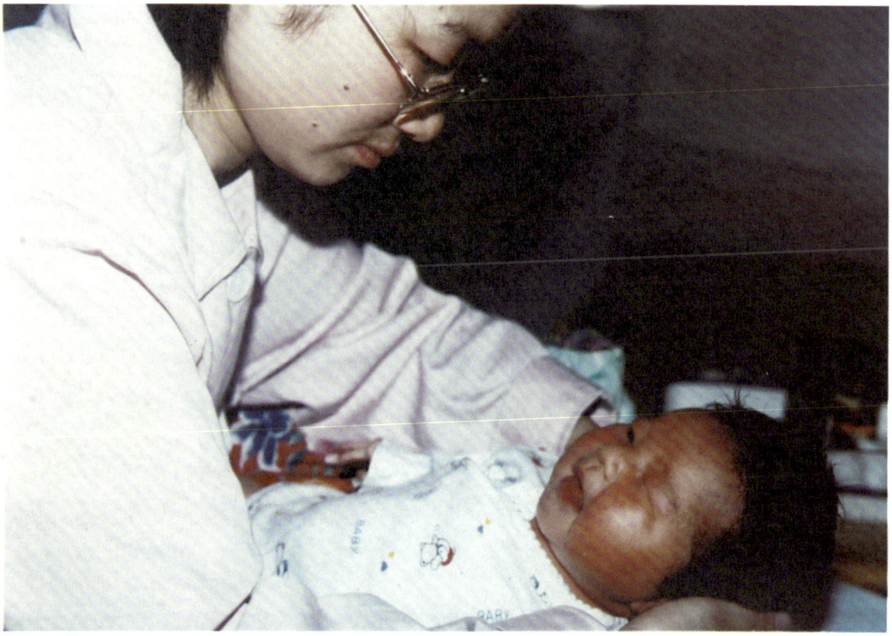

一双温柔的手，一颗柔软的心，对待每一个婴孩

一直帮助他们、指导他们。最后，1 万元左右的特殊奶粉补助送到父母手中时，他们看到了孩子能够恢复正常的希望。

如今多年过去，这个孩子与正常人无异，上学、升学，生活不断前进。

“儿童保健这块工作，看似平常，实则是影响一个孩子一生的工作，马虎不得。从我们原来简单的普查，到疾病筛查，对于孩子来说至关重要。”钱爱萍说。

如今，这个孩子的妈妈有时候会在医院门口卖气球，每一次看到钱爱萍，总要送她一个小气球。她一直记得这份恩情，很庆幸当时听了钱爱萍的话，申请了补助，买了特殊奶粉，孩子也如愿没有表现出智力不同常人的症状。

“他们谋生也不容易，作为医生，不仅要治好病，很多事，能帮就帮一点，也许这些事情在现在很多人看来好像有点多管闲事，至少我们看到孩子正常，也心安。”钱爱萍说。

偶遇的救命之恩

刚出生的小孩，若严重缺氧，即使花钱救治，也可能会留下后遗症。贫困的家人放弃了治疗，认命地抱着孩子回家。

结果，经过三合卫生院的时候，被在医院门口散步的钟来娣偶遇，她以为是自家医院的产妇生的孩子，想着怎么在医院外面呢？于是上前询问，怎么把孩子抱出来了。

家人们坦言，说明事情的来龙去脉，决定带孩子回去，听天由命。

钟来娣掀开包被一角，看孩子脸色苍白，听诊器就挂在脖子上，用听诊器一听，心脏还在有力地跳着。她实在不忍心，心里也存着一丝希望，虽然这名新生儿缺氧严重，被宣判救治好后也有可能是脑瘫，可她还是想放手一搏。

“你们别这么轻易放弃，虽然情况的确严重，但既然被我遇到了，我作为医生不想放弃。你们别放弃，说不定能治好，治好后也没问题呢。交给我，如果治不好，确实是回天乏术，如果能治好，也是孩子的福分。”钟来娣尝试说服小孩的父母，看着他们为难的样子，想到也许是在考虑医药费。

看穿他们的心思后，钟来娣继续说：“救人要紧，钱的事再说。”

说着，她快步上前抱过孩子，跟孩子父母一起走进医院，立刻采取急救措施：吸氧，注射维生素 K，打青霉素……能做的全部都做了，然后只能等待和祈祷，等孩子好转，祈祷孩子一切无恙。

第二天，钟来娣去看孩子，发现孩子的脸色红润了许多；第三天，孩子睁眼了……看着孩子一点点恢复生气，钟来娣欣喜无比。

出院的时候，孩子的父母很开心：“钟医生，谢谢你了。其实你不知道，那天我们抱孩子回去，连孩子后事都准备好了，村里的人都知道我们孩子没了，结果现在孩子活了。”

那个时候，钟来娣心里还存着一点担心——这个孩子会不会有后遗症呢？这个担心存了十几年。而之后，漫长的岁月也让这件事情沉到了钟来娣心底，这也许只是她救治的众多孩子中的一个。

然而，有一次她随访到这个孩子所在的蒋家村，遇到一个村民，那个老人看到钟来娣，开心地打招呼："钟医生，你还在做啊……你不知道啊，之前你救的那个孩子，今年上大学了呢。那个时候我们村里都以为这个孩子肯定没了，结果他活了。"钟来娣一问，才想起来是当时救治的缺氧孩子。一听他上了大学，很开心，说明孩子很健康聪慧，没有后遗症。

后来，她特意拜访了这户人家。依旧是家徒四壁的样子，墙也没有粉刷，呈现着最原始的样子。钟来娣一进门，孩子父母一眼便认出她。

钟来娣看到腼腆的孩子站在后面，亲切地问："上大学了，听说还是一本，真棒！"后来简单地跟他们聊了一会儿，钟来娣就离开了。

他们相约，等孩子结婚那天，钟来娣再来恭喜祝福。

金榜题名时，洞房花烛夜，都乃人生大幸事也，钟来娣说："都是高兴的事，我一定来，包个大红包。"

也许，对于作为医生的钟来娣而言，最开心的无疑是当时自己的偶遇和不放弃，救治孩子，让孩子有了如今平安顺遂的生活。虽然当下生活贫困，但未来充满希望。

如今回望，钟来娣亦说："这个不期然的抢救，有希望，也有风险，但我当时没想这么多。"

有时，救回一个孩子，意味着挽回一个家庭的幸福。正因为如此，钟来娣深知肩上的责任有多大，有多重。

16年后归还的救命钱

"钟医生，产妇大出血了！"护士一喊，钟来娣立刻给产妇进行检查、急救，一查血色素只有5g/L。

"快，给她输血。"钟来娣立刻说。

"可是钟医生，这个产妇的丈夫，从她进院到现在，一分钱都还

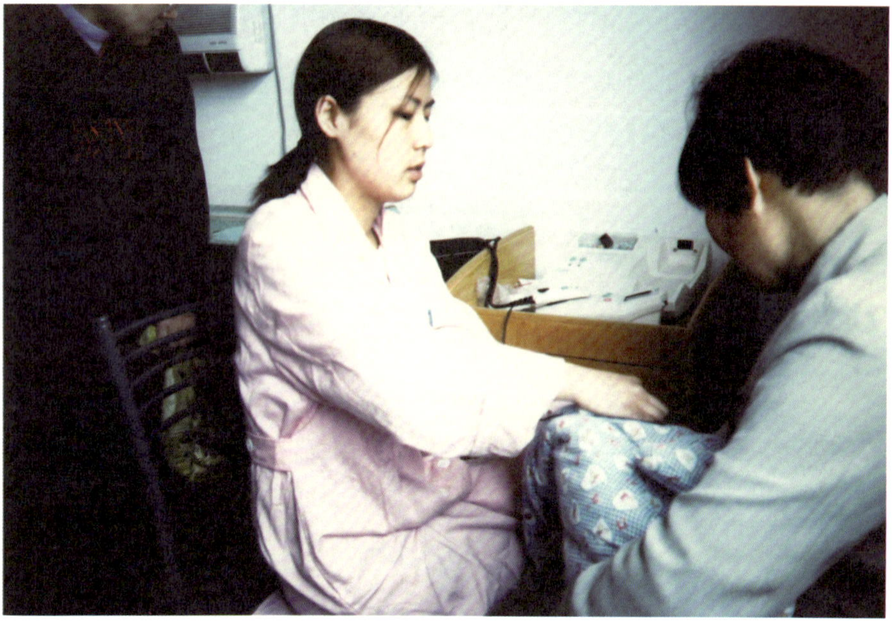

像对待珍宝般地为小宝贝们检查

没交。”护士迟疑地说出口。

“你们先输血，我去找他谈。”钟来娣说着往外走去了解情况。

找到产妇丈夫，才知道他生活困难，实在是没有钱交才一直拖欠着。钟来娣看着男人为难的样子，拿出刚发的400多元工资，都给了他。

“这钱你先拿着去交，等以后有了再还我。”男人听后接过来就去交钱了。

后来这事被同事们知道了，他们告诉钟来娣，那个产妇的丈夫是个赌鬼，所以家里才这么穷的。

听到同事的说法，钟来娣心里仍然没有一丝懊悔，这笔钱，也许在别人看来是自己的一种损失，有去无回，但对于那个家庭来说，是一笔救命钱，是生产孩子、买血输血的钱。

自那以后，钟来娣再也没见过那个产妇丈夫。

九年后，一次在上班路上，钟来娣偶遇了那位产妇的丈夫，一开始她还没认出来，是男人主动打招呼，还难为情地说："钟医生，你之前借我的400块钱，我一直记得的。家里开始实在太穷，后来要养孩子，也一直拮据。我现在不赌了，改邪归正了，打算做点小生意，等手头宽裕了肯定还你。"

钟来娣却笑笑说："孩子都好吧，现在快10岁了吧。"

这一次见面，到再次遇见，又过了7年。那一年，这个小孩16岁了，钟来娣第三次见到了这个男人，他自己确实做了小生意，也爽快地把钱还给了她。

对钟来娣而言，她的一时心善，让这个男人记了16年，也终于归还了，而让她真正开心的是，当时九死一生的母亲最终产下孩子，如今孩子16岁了，上学了。

当时的400块钱，救了一个母亲，救了这一家人，他们一家和乐，比什么都好。

医生的"好管闲事"，说到底，是贴近病人的痛苦，体谅病人的难处和忧伤，是以一个单纯的"人"的身份，怀着恻隐之心帮助另一个身患疾病的"人"，这是可贵的，在如今也是值得称赞的。

山不过来，我就过去：那些年的“跋山涉水”

山不过来，我就过去——源自一个哲理故事。而此话用在每一位下乡的医护人员身上，亦是最贴切不过。

每一位下乡的人，或医疗，或指导，或宣教，或普查，无不都是“我就过去”的主动行为。正因为这种“主动”，每一个人都是带着信心、使命深入到每一个村，每一户家庭，他们跋山涉水，来到一个陌生村庄，甚至可以席地而睡，斗虱子，赶跳蚤，谱写一曲至今难忘的生命之歌。

“人可以湿，接生箱不能湿”

“肩扛接生箱，月亮当电灯”——高素华每次和同事下乡，即使面对艰苦的环境，也一如既往地保持着乐观坚韧的态度和作风。

下乡要进行计划生育工作，往往是3—6人的一个手术小分队一起行动。人员较多，每到一个地方，他们通常会面临晚上睡的地方不够、棉被不够等情况。

“有时候大冬天在乡下，基层卫生院住的地方人多棉被少，没有垫被，直接是夏天的竹席垫着，我们躺在上面冻得直哆嗦，一直抖，我们就戏称自己在‘煎豆腐’，翻来翻去。实在太冷睡不着，干脆就拿外套当垫被，或者两个女同志盖一条被子，互相依靠，暖和点。”高素华说起“煎豆腐”这段往事，笑起来，仿佛回到了那个年代。

除了寒冷，他们还要跟一些小虫子作斗争。当时卫生条件不太好，跳蚤、虱子泛滥，他们也是想尽办法。比如在床的四个角分别放上一小瓶敌敌畏杀虫剂，防止跳蚤接近。

在高素华印象里，与这些小虫子斗智斗勇，也是乐趣无穷。最有趣的是，一次一个同事下乡穿了条黑色裤子，结果白色虱子在裤脚边爬满一圈，刚好形成一个整齐的裤脚缝边。

白色一圈，在黑色裤子上显得异常显眼。

之后一路上，大家都在打趣着这件事。

“越是艰苦的时候，这些小开心就越能让我们忘记眼前的苦。当时也许年轻，我们每个人都信心十足，且乐观豁达。”这些苦中作乐的事，对高素华来说，历历在目。

年轻，胆大，冲劲足。

一次高素华下乡进行产后随访，结束准备回去的时候，连续几天的大雨让她回去的必经之路都被水淹了，而要经过的小溪流水位猛涨到大腿根，深的地方目测及腰。高素华在岸边来回徘徊，观察水中哪些地方有石头垫高稍微浅一点，哪些地方水流不那么湍急。观察了许久，高素华尽可能地卷高裤腿，将接生箱顶在头上，发现身体不平稳，于是又将它夹在胳肢窝下。人可以湿透箱子不可以，高素华紧紧夹着，另一只手拖住箱子底部；而一只脚则一边小心翼翼往前迈一点，一边摸索，尽量踩在水浅一点、水流缓一点的地方，一步一步挪到对岸。

所幸，河面并不宽，当最后一脚踩在岸边泥土上时，高素华松了一口气。

突然，身后响起一个低沉的声音：“你这小姑娘胆子真大啊，水

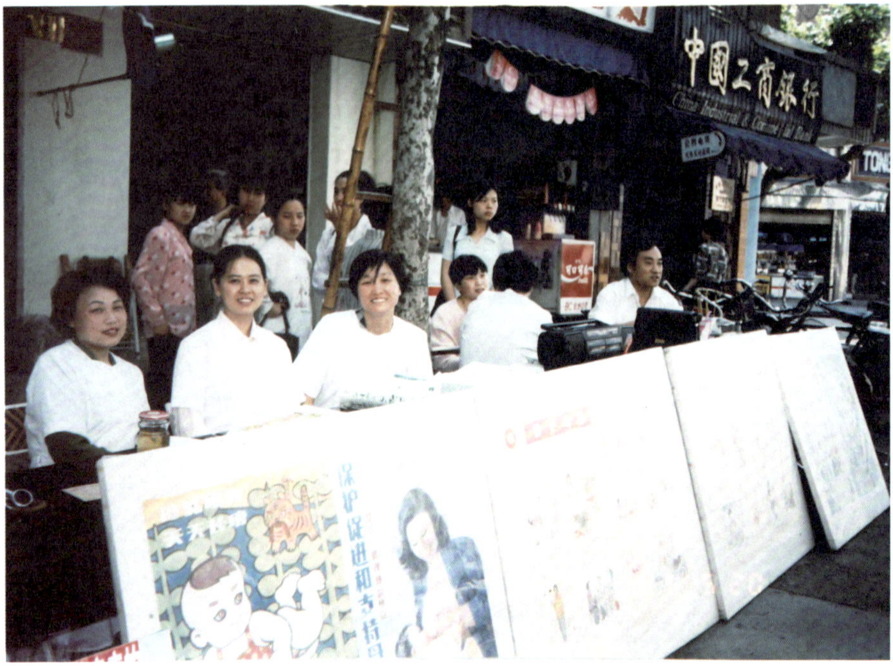

不仅要跋山涉水下乡，还要因地制宜做义诊、宣教——“爱婴县”宣教现场

这么急也敢蹚过去。”高素华扭头一看，原来是村里的木匠，刚才自己专心致志地看着脚下，全然没有察觉到身后站了个人。

“我不放心你一个小姑娘这么过去，就在这看了一会儿了。你平安过去了，我也就走了。”村民的声音继续响起。

“这个木匠长什么样，我基本想不起来了，但这事如今过去几十年了，回忆起来自己那会儿也不知道哪来的勇气，当然也很感动。我们下乡，有时候就是为了工作，但对于一些村民，他们对我们的感激、感谢，沉甸甸又令人欢喜。”

20世纪六七十年代的下乡工作，是朝气蓬勃、充满希望的。也许条件艰苦了些，环境比不了现在，但每一个下乡医护者激情洋溢、潇洒乐观的工作态度，随着岁月的年轮，缓缓驶进下一个时代。

被磨平的厚底大头皮鞋

进入 20 世纪 80 年代，医护人员一如既往要下乡，尤其要负责辅导当地卫生所助产士或护士接生的工作，在乡镇村庄进行宣教；时值全县提倡住院分娩，因此还要检查当地卫生院住院的条件是否合格，无菌消毒、分娩室、待产室是否合格；每年的 4 月和 10 月是计划生育宣传月，因此这两个月倪丽萍基本就在各个村庄奔走；妇女病普查工作也要定期进行。

1985 年年底，桐庐山区暴发山洪，又适逢寒潮来袭。可恶劣的天气并不能阻止医护人员下乡的脚步。

那一天，倪丽萍和同事先是坐小公车，结果车到一半，道路因山洪被截断，他们只能拿着简单的行李和必需的医疗设备，下车走路。在寒冷的山区里，走了一个多小时，终于到达新合卫生院。

到达之后，简单休整了下，便立刻开会。会议结束之后，当天便在新合乡政府休息。

哪知，倪丽萍刚躺进铺好的被窝里，就感觉棉被又潮又冷，还有一股霉味、臭味；半夜想如厕，不敢一个人去，没有电灯，只能叫醒同伴，拿着手电筒，结伴

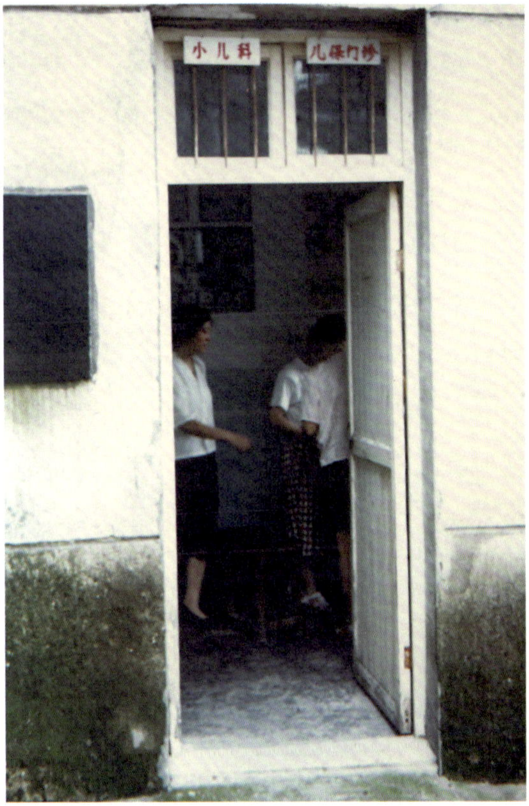

简陋的科室

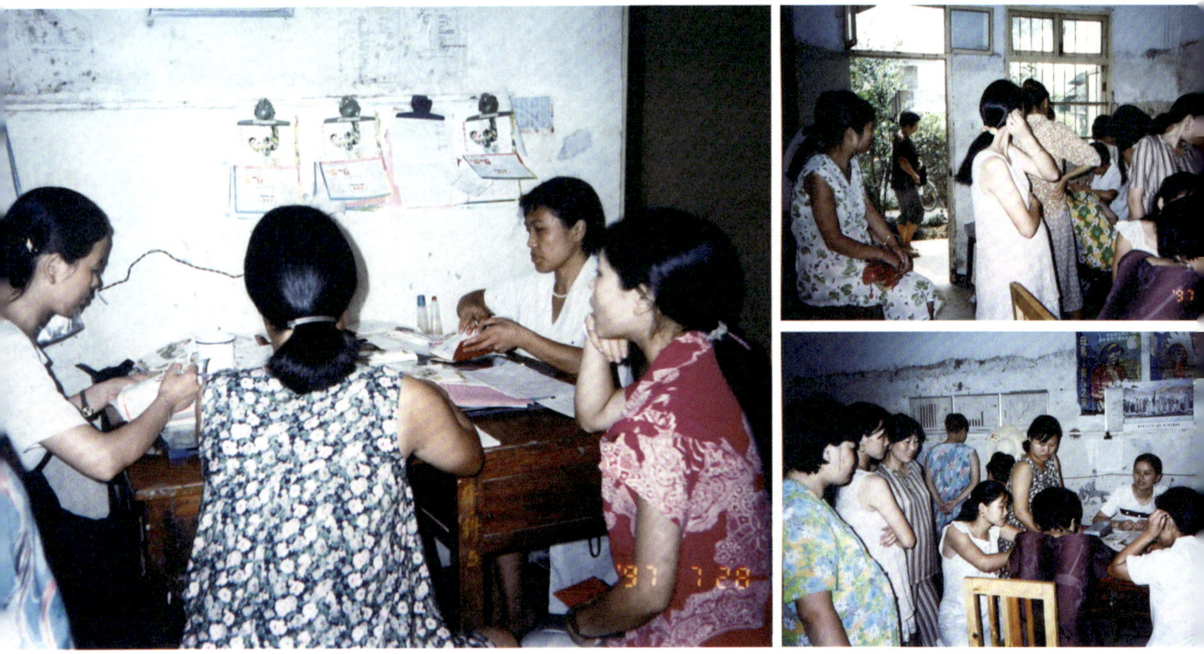

一个小小的房间，一两张桌子，就临时成立一个科室，为当地孕产妇、妇女进行检查和宣传保健知识

而去。

第二天一早，他们五点多就起床，从新合出发，往下一站目的地——三源卫生院。

到中午的时候，她们才到达三源村，刚好有认识的一户人家，便在他家吃了中饭，下午继续上路。口渴了，便在路边玉米地里“偷”个玉米秆，解解渴。天黑得早，一直到傍晚六点半，她们才走到目的地。当晚，她们在三源卫生院休息。晚上躺在床上，虽然很累，但潮湿的棉被让他们浑身难受，辗转难眠。

在回家路上，倪丽萍开玩笑地跟同伴说：“我们下乡，平时一个人一天补贴 7 毛钱，如果走路就是 1 块 8 毛钱，我们那天走了一天，赚了 1 块 8 毛呢。”大家坐在车里，看着彼此挂满黄泥痕迹的衣服、鞋子，如同难民似的，都哈哈大笑。

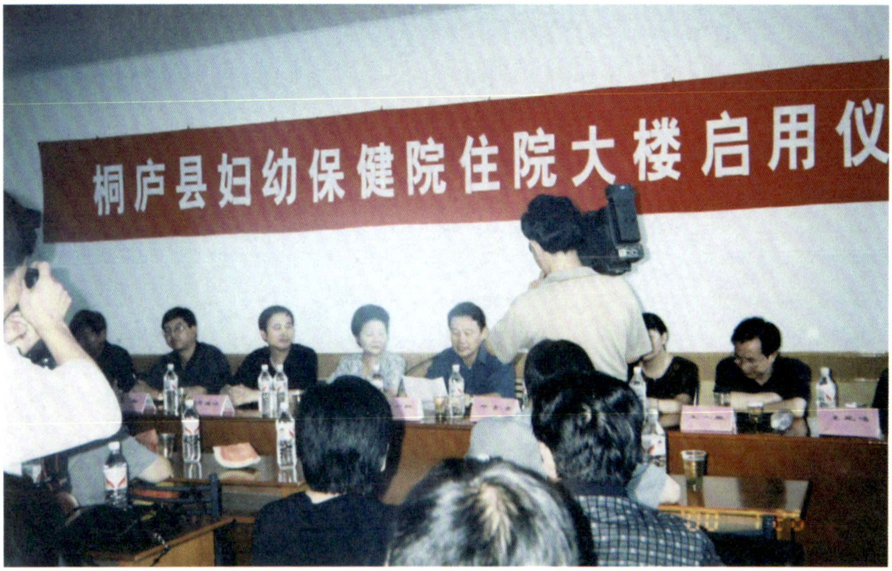

住院大楼启用仪式

倪丽萍在回忆这些往事的时候，讲到好些曾经一起并肩战斗过，如今都已不在的同伴们，不禁有些许感慨。

在每次下乡回家之后，倪丽萍说，看自己工作到不到位，就看穿的那双鞋如何。平时下乡她一般穿一双白色的、舒适的球鞋，款式在当时很流行，穿在脚上就像芭蕾舞鞋，每次回家后，白色变黑色、黄色，基本是洗不干净的。而让她印象最深刻的是，一次临时下乡，让她喜欢的一双厚底皮鞋磨成了平底。

那是个淡灰色的初春下午，下着淅淅沥沥的雨。

倪丽萍在去徐家埠的路上，被领导拦住，要求她去下乡，倪丽萍毫无准备，也不知待几天，下车后只能跑去当地供销社买毛巾等生活必备物品。因为是临时通知，她穿着一双大头皮鞋就进村了。

下乡，避免不了要上山进村走访，下山指导妇保工作。

“那次临时通知下乡工作，印象很深刻。因为那双皮鞋，我很喜欢。那次下乡，我们又是上山，又是爬坡，来来回回基本每天都在走，在下面住了半个月左右，一直穿着那双皮鞋。回到家后，我才发现那双皮鞋也再不能穿了，那厚厚的底差不多被磨平了。”倪丽萍笑着说。

“能拦到一辆拖拉机，是运气”

1979 年到桐庐妇保站负责儿童保健工作的钱爱萍，在多年下乡工作中，接触了无数个小朋友，也是感慨颇多，感动满满。

20 世纪 80 年代，儿童保健工作全面推行，儿童生长发育指标规范化，钱爱萍往往跟倪丽萍同组，一个负责儿保，一个负责妇保，她们扛着普查的仪器和设备，翻山越岭。艰辛之时亦是妙趣横生。

例如一次比较匆忙，穿着凉鞋下乡工作，结果爬山的时候一个鞋跟掉了，一高一低走得实在不顺畅，便干脆拿石头把另一只鞋跟也敲掉了，这样行走起来便舒服多了。

又如，有时候一天之中都在走路，爬上爬下，实在走不动的时候，就半路拦一辆拖拉机，搭个顺风车，坐一段路以当休息。尘土飞扬，每次从拖拉机上下来，就满脸灰尘，头发灰白。

“然而，很多时候都拦不到，能拦到是运气，所以即使满面灰尘，我们还是很开心。”钱爱萍说。

“第一次出门接生，回来时迷路了”

1978 年进入三合卫生院妇产科的何樟莲，讲起自己第一次接生的经历，可谓是“充满了傻劲和干劲”。

一个冬日夜晚，指针已指向 11 点。医院来了一个年轻男性，着急地喊着：“医生医生，快快快，我老婆要生了。”何樟莲一听，立刻收拾好接生箱跟着这个小伙子出门了。坐上他的自行车后座，两人就这么在寒风凛冽的夜晚，向一个何樟莲不知道的方向和目的地骑去。

等到达产妇家里，何樟莲立刻根据自己所学所看的，按部就班地为产妇接生、清理等，所有工作完毕之时，天已经蒙蒙亮了。

“那个时候差不多四点左右吧，我从产妇家里出来。结果，我发现我找不到回医院的路了。一路问过去，最后才顺利回到医院。后来跟同事说起，好多人说‘你胆子真大，就这么跟一个陌生小伙子走了’。我当时的确没有想那么多。”何樟莲说。

作为妇产科医生，何樟莲见证了“家庭接生”到“住院接生”的转变时期，也见证了三合卫生院到妇保院的变革时期。

每一个“跋山涉水”过的医护人员，都有着竹子般的坚韧，一如竹子般“咬定青山不放松”，这正是最好的写照。

风雪无阻，“免费接产妇”背后的小惊险

如今交通便利，路上车水马龙，高铁飞机便捷，城市与城市之间的距离，仿佛被无限缩短。然而，当时光倒流到几十年前，在医院发展初期，桐庐乡镇的很多地方，尤其是一些山区，道路尚未完全修好，汽车也尚没有像如今这么普及。一旦产妇出现任何情况，都可能会在路上耽误时间。

鉴于这种状况，为了确保产妇婴孩的生命安全，妇保院当时推出了“免费接产妇”的举措，在桐庐全县，无论在哪个乡、哪个村，无论路途多遥远，无论何时，医院只要接到需求电话，都会第一时间派出至少一个护士随行的救护车，前往产妇家中，接其来医院分娩或急救。

一趟一趟的出车，需要的是速度、技术以及坚持不懈的耐心，而在这一趟趟的接送路途中，衍生了一个个故事，至今令人难忘，叫人动容。

“忙的时候一晚上几乎都在路上”

一天凌晨两点多，值班室接到莪山卫生院的电话，有一位产妇难产，急需送到医院。接到电话之后，艾婷立刻清醒了很多，打包好必需用品，

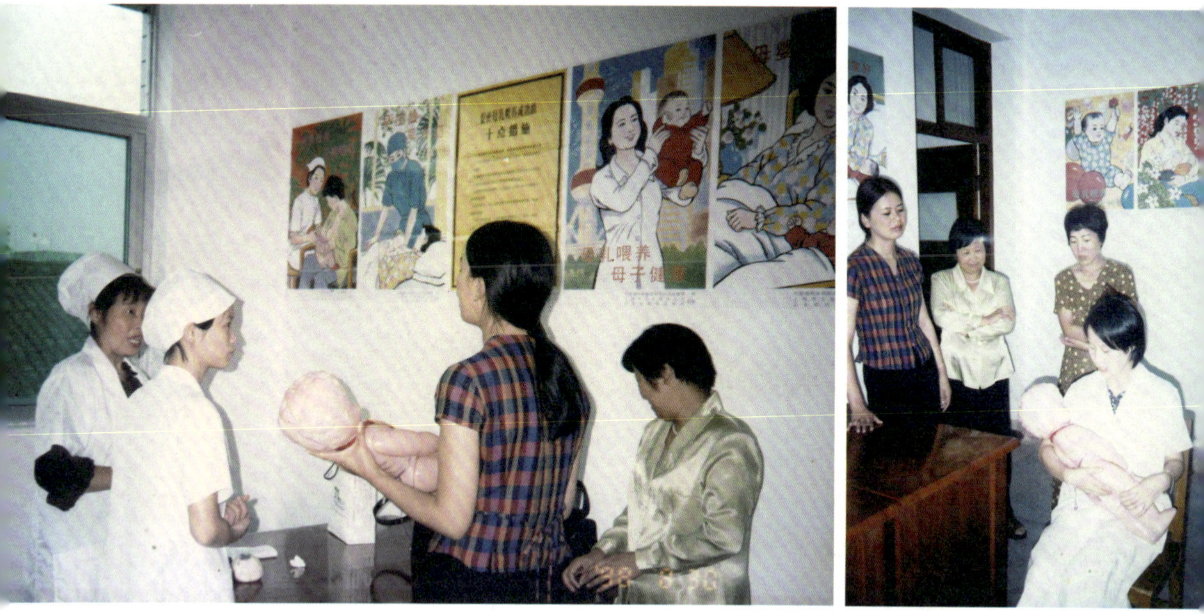

除了风雨无阻免费接产妇，指导和培训年轻护士或乡村当地护士接生、照顾婴儿的技能，也是医生护士们的工作职责之一

跑到救护车停放处，和驾驶员两个人出发去接产妇。

这是第二趟出去了。半小时前刚把上一个产妇接到医院，还没稍微喘口气，电话便又来了。

那一晚，纷纷扬扬下着鹅毛大雪，雪积得很厚，尤其乡镇、山区的一些道路，厚厚的雪让原本难行的路，变得更加难行，再加上是深夜时分，漆黑的路上，只有两盏车头灯异常明亮地照着前行的路。

在两人都很疲惫的情况下，艾婷能感觉到，驾驶员申屠立民开得很小心。

天气实在不可人，即使如此谨慎，车轮突然一个打滑，直接撞上了路边的雪堆，后车身倾斜，差点翻车。

“实在是太累了，我当时其实有点困，这一打滑让我瞬间清醒。幸好申屠师傅是个经验丰富的老驾驶员，采取了制动措施，车后来才没有翻。后来我们下车检查了一下车子有没有问题，确定没有才继续开，去接产妇。”艾婷说起这个小插曲，心有余悸而至今难忘。

那个晚上，一共接了3个产妇，最远的地方来回要2小时。

“那个晚上，我就感觉自己一直在路上，接好一个产妇，在医院安顿好，下一个电话就来了。也觉得累，但总觉得这种忙碌，是医院发展的希望，也是对我们能力的肯定。”

为医多年，让艾婷最难忘的当属自己曾经抢救一个产妇，将她从死亡边缘拉回，家属为表示感谢，为孩子取名“艾婷”。

这份厚重的感恩之情，让艾婷每每在回忆之时，既感动又开心。

“作为医生，我想这样的事情可遇不可求，对我也是一份特殊的礼物，将来在从医生涯中，再苦再累，也仍然记得作为医生的责任，因为曾有这样一个患者，如此信任我。”艾婷说。

累并快乐着，大抵就是对这最好的诠释了。

扛担架的医生和护士

“医生，你们快来呀，出人命啦，哎哟……”华秋琴接起电话，还没说话，电话另一头传来一个苍老的声音，夹杂着“哎哟”的呼喊声。

简单问询之后，华秋琴了解到是一个产妇大出血，情况十分紧急，问清楚地址，联系上驾驶员，便火速前往产妇家里。

路上简单跟驾驶员说了下情况，一秒都不敢耽误，直奔目的地。

到达之后，华秋琴和驾驶员立刻扛起担架，冲上5楼。

开门之后，发现屋子里只有一个老太太陪着。简单沟通之后，才知道原来这个产妇是租房子住在这里，家人刚好不在，还在赶回来的路上，老太太是房东。

小心地把产妇挪到担架上，华秋琴和驾驶员再次合力扛起担架，谨慎地下楼。

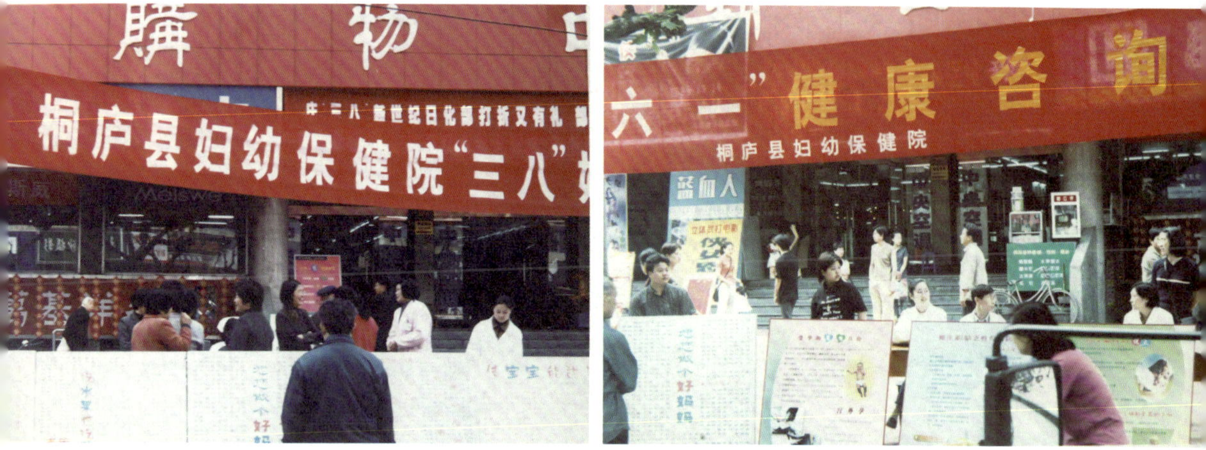

无论“妇女节”还是“儿童节”，妇幼保健的工作一直在路上

“老太太年纪在那里，根本抬不动担架，所以我们医生就得上。其实这很正常，去接产妇，如果有家属在，还可以搭把手帮一下忙，但如果像这样的情况，医生、护士或驾驶员，肯定得共同承担。”华秋琴说。

每一个随行去接产妇的医生或护士，就像要参加“铁人三项”的运动员，随时待命，随时反应，无论怎样琐碎的事情，在路上都要合力去做，将产妇平安接到医院。

从去接的那一刻起，就会负责到底

产妇出血有两种，即产前出血和产后出血。因此对于医院妇产科每一位医护人员来说，当救护车将一个产妇接去医院之始，他们将为产妇和胎儿的生命安全负责到底。

在胡小娟印象中，曾有一个“开头顺利、中间曲折、结局完好”的产妇生产过程。

当救护车将这名产妇接到医院之后，胡小娟负责她的分娩。

这名产妇生的是第一胎，整个生产过程都很顺利。分娩之后，在

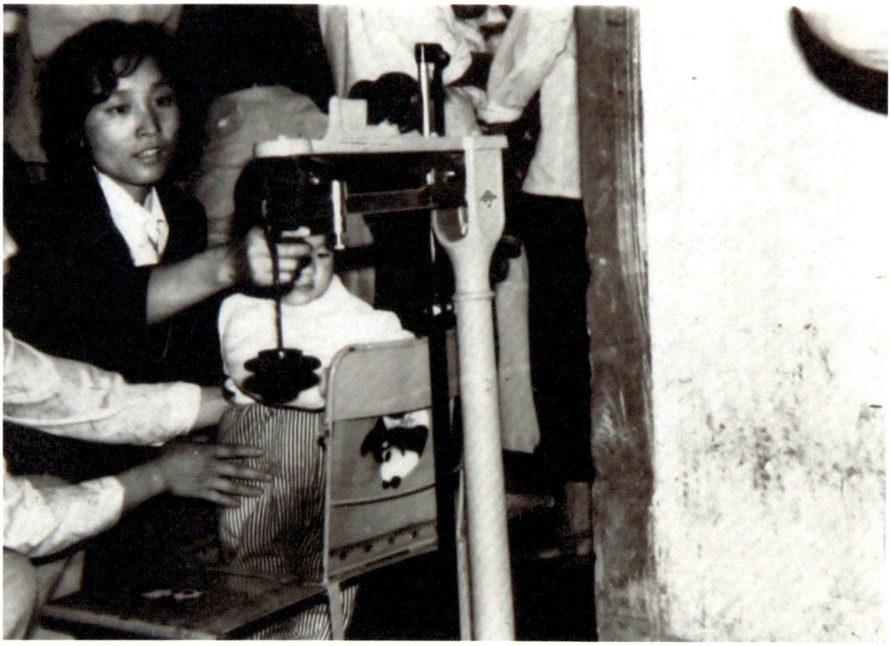

1984年，给儿童体检并提供咨询

医院观察了三天，没有任何异常情况，便欣然回家了。

谁知，没几天，接到电话说这名产妇突然大出血。医院立刻派出救护车，到产妇家将其接到医院进行治疗观察。

产妇家在包家山一带，山路崎岖，又适逢下雪，所幸是第二次去，驾驶员熟门熟路顺利到达了产妇家。

“从产妇进入我们医院那一刻起，我们就会对她们负责到底。就像这个产妇，我当时猜测是回去之后，子宫恢复得不好引起的出血，幸好后来送来及时，经过我们救治，产妇情况稳定下来，后来平安出院了。”胡小娟说。

生命危难的时刻，“接产妇救援队”从不推辞，毫无抱怨，无论几次，负责到底是她们自始至终不变的工作态度。

“免费接产妇”，在医院早期建设之时，是发展的需要，是服务的周全，也是口碑的积累。正因为这一趟趟的出车，妇保院的名声在各个乡镇、山区传扬——“生孩子，到妇保；服务好，像家人”。

除了“免费接产妇”，医院还提供“上门换药”“产后访视”的服务，旨在方便每一个家庭。

“上门换药，我们一般都是自己坐公交车，有些地方要转很多辆车。给产妇换药，一般要直到她的疤痕长好，我们安心了为止。我自己最高记录是一个月连续上门换药。这对于医生来说，有时是一件很烦琐的事情，但对每一个产妇而言，又是极为重要的。所以，我们每个医生，参与过的，都是毫无抱怨去做的。”程红霞说。

“门诊、病房、家访，是我们当时作为医生的三大主要任务。尤其是产后探访，早期妇产科人手有限，我们上完夜班之后，刚好又轮到自己去分配到的区域家访，虽然疲惫困倦，肯定还是咬着牙坚持去。”何樟莲说。

正因为扎实的服务基础和技术积累，妇保院中后期势如破竹地快速成长，也成了必然。

青草泥土的味道，是希望的味道

潇潇风雨，如烟往事。生命如歌，流韵芬芳。

在医院不断往前奔跑之时，曾经留存的那些往事，贮存着对医院发展的信心和对患者的爱护；那些曾为医院奉献的人，时时散发出一种叫“忘我”的馨香。

割草除害，绿化自己搞

妇保院刚成立的时候，周围一片荒芜，尘土飞扬，有些地方甚至杂草丛生。对于老一代员工和领导来说，每天下午包干片区，拔草除害，是青草泥土的味道，也是医院发展的希望。

无论严寒酷暑，下午医院略微空闲时刻，医生和护士便会彼此分工，处理医院空地上疯长的草，还要根除墙脚砖缝里面长出来的杂草，一簇一簇地连根拔起，不留死角。

20 世纪 90 年代，富春江南畔发展伊始，很多地方尚在建设中，一片施工景象，却也是充满发展可能性的景象。

“我们在医院里除草，我们也在希望的田野上……”

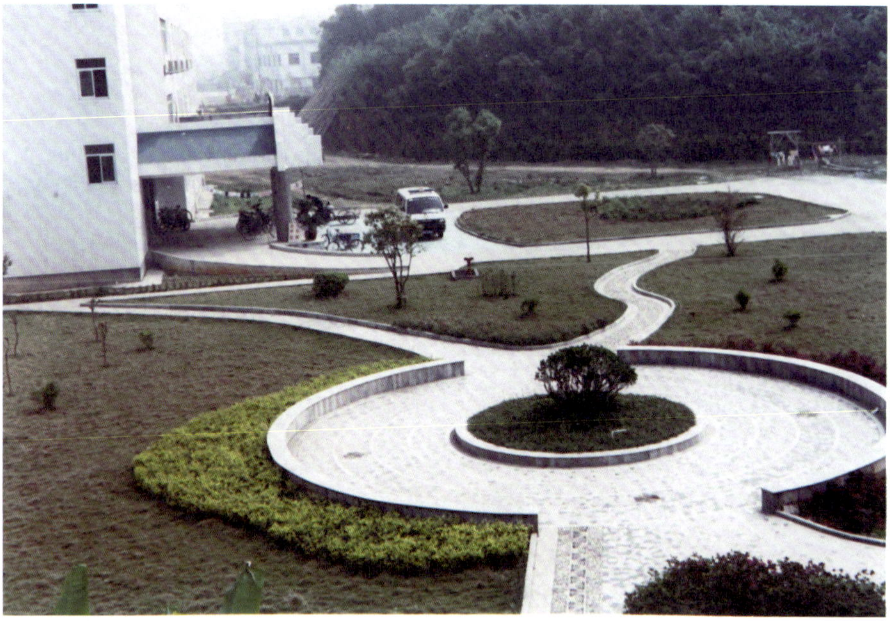

医院一角

割草结束后，大家洗净手，各归各位，继续分内的工作。割草的同时，大家还要消灭草丛里的老鼠，确保医院绿化环境的清洁和优美。

虽然这些都是大家业务外的工作，但每个人都干劲十足，毫无抱怨。

“我到现在还记得，有段时间，一到下班时候，我们几个医生护士就拿上工具，卷起裤腿，很自觉地去自己科室负责的区域除草。”王林娟说。

而在应红玉眼里，虽然这些工作并不在每个医护人员的职责范围内，可是，他们仍然热火朝天地执行。“我们利用自己空闲的时间割草除害，没有一个人计较，因为为患者创造一个良好的就医环境，也是我们大家共同的心愿。”应红玉说。

在妇保院原院长刘柏洪心里，正是这一代代“妇保人”不服输、团结、用心、拼搏的精神，让妇保院在十年之间快速崛起。

“我们那个时候就连门诊大楼外面的玻璃也是自己擦的。腰上消防带一绑，里面两三个人拉着，然后负责擦的人慢慢地滑向外面，一块一块地把玻璃擦干净。我也擦过好几次。”刘柏洪说。

大抵，这就是真正的用生命在工作了。高空作业，谁能想到是一群医生在定期做的呢？

工资少，工作热情不少

妇保院的起步，异常艰辛。说得通俗点，要人没人，要钱没钱。

面临这样的困境，每一个在妇保院工作的人仍是一腔热血，将创业之艰难视作未来之曙光，他们激情飞扬，上下一心，科室与科室之间互相扶持，同事与同事彼此帮助，渡过一个一个难关，克服一个一个困难，解决一个一个难题。

“工资少”大概是当时所有人面临的一大问题。

“医院最困难的时候，我们职工的工资都发不出来，更别说奖金了。可当时产科护理人员少，而病人逐渐增多，护理队伍建设必须踏实地一步一步来，打好基础。所以差不多那会每天下班，都晚上九点了。我爱人有时候总会调侃我说，‘就你这干劲，还以为医院是你的呢’。”应红玉说着往事，脸上是淡然的笑。

“陈院长在我们医院的时候，最怕过年了。因为要发工资，还要还当时医院欠的一些债务。苦是真苦，但我们大家齐心协力，毫无抱怨地努力把医院建起来。”罗萍说。

而王林娟回忆起这段困顿时期，亦是笑着说：“艰苦而奉献，我们当时只想着怎么把医院推上正轨，谁做得多做得少，也没什么好计较的。”

有一年年底，妇保院实在困难，只能发给职工 60% 的工资，剩下的就先欠着。医院有些职工当时拿着钱，连年货都不敢买，因为钱实在不够。

那一年，陈金星邀请医院同事去他家里吃饭，自己买菜自己做，整整两大桌人，坐得满满当当。

“陈院长当时就说，对不起大家，但相信妇保院肯定会越来越好的。那顿饭，大家聚在一起，过年氛围一下子有了，是我们吃得最开心的一顿年夜饭。”王林娟说。

大抵，正是这种“大家在一起”的姿态，妇保人同甘共苦，经历风风雨雨，妇保院经历了十年的沉淀，厚积薄发，在之后的十年间，强势逆袭，在桐庐县老百姓之间口碑相传，争得一席之位。

“虽说那会工资少，但我们大家的工作热情不减。”2003年进入医院的洪树明见证了医院的低谷期、崛起期，总结道。

“无所不能”的莫奶奶

在妇保院很多人的回忆里，有一个老人，是大家总是提到的。他们亲切地叫她一声“莫奶奶”。

医院发展初期，并没有护工，只有莫奶奶承担着所有清洁等后勤工作。

在杨小珍的眼里，医院早期妇产科能发展起来，有两大功臣，即麻醉科的王赟淼和负责后勤的莫奶奶。

莫奶奶当时已经六十多岁了，但干起活来一点不含糊。她一个人负责着医院的后勤清洁，病区卫生要打扫，医院接生、人流等用过的布料、包布要清洗、晒干，病房里的棉被也要时时清洗消毒……有些棉被破了，莫奶奶会耐心地、仔细地缝好，她的缝补手艺很好，当时很多病人说，这补丁透着温情和温暖，让她们感觉有家的味道。

“虽然那个时候病人没有现在多，但她一个人做着如今一个团队的活。而且，不管下雨下雪，有时候连续阴天，但我们接生所需的这些布料什么的，肯定都准时送来，不会因为天气的原因耽误。后来才知道，遇到这样的情况，莫奶奶都是熬夜把这些东西烘干，而后送

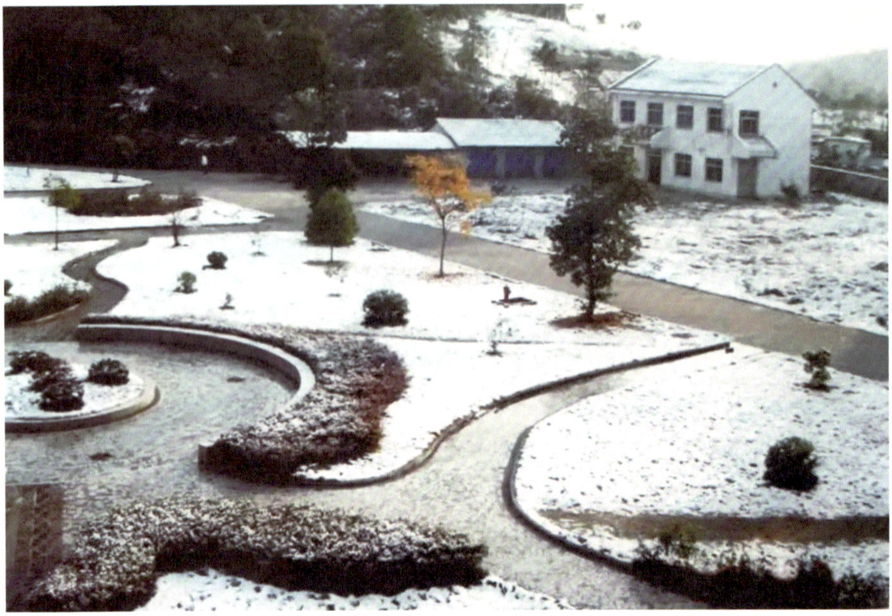

妇保院冬日雪景

来。”应红玉说起这位老人，亦是感激之情现于脸上。

莫奶奶是一个很细致的人，每次送来的东西都是叠得整整齐齐的。大抵，在杨小珍的心里，这些在背后默默奉献的人，做着微小琐碎的事情，却是医院发展、妇产科发展过程中必不可少的一环。

除了莫奶奶，妇保院这一路走来，除却医护人员，亦有着这样一群在背后默默奉献的人，他们并没有在前方冲锋陷阵，却本分认真地做着自己的事，为医护人员守护好身后的一片安宁。

一边发展一边收获，回望妇保院 20 多年的历程，人们看到的是它独有的气质和“精神气”，那就是舍小家顾大家，科室与科室之间的凝聚力，领导与员工的融洽相处。这是所有付出过、努力过的妇保人的集体回忆，也是妇保院发展的基础，更是下一代“新妇保人”的文化积淀和传承。

这气质，若念念不忘，必有回响，生生不息。

从一件“白衬衫”变“灰衬衫”说起……

麻醉科王赟淼在刚到医院之时，经历了一件小事：有一天他休息，闲着没事，就站在医院门口，两个多小时，大奇山路上没有一个人、一辆车经过。

是的，一件小事。

然而，如今当人们看着车水马龙、人流如织的大奇山路，这样一件小事，不正是预示着大奇山路的兴旺、医院的发展吗？

在医院发展之初，大奇山路亦是荒凉一片。

“一条黄泥路，一到下雨天基本就泥泞不堪，人都走不了。”

“每次上班，必须蒙面。”

“下雨天，必须穿雨鞋上班；晴天，必须戴帽子、面罩上班。一到晚上，大风刮起，外面呼呼的声音特别响……”

“尘土飞扬，有一次我穿着一件白衬衫出门，到医院，变成灰衬衫了！”

“大奇山路周边几乎没有高的建筑物，我们医院现在这幢防保楼就是最高的了。”

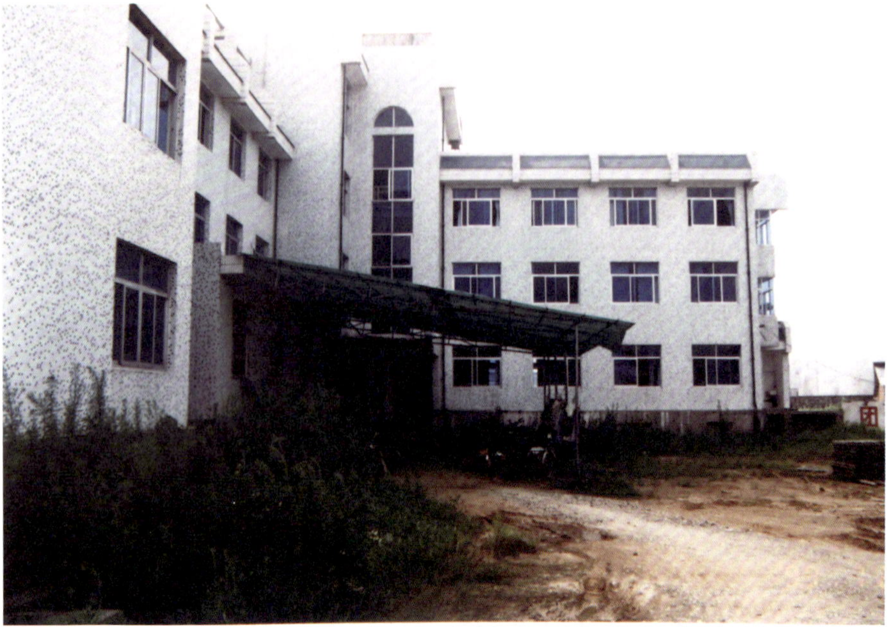

建院初期，医院大楼以及门前的黄泥路

“当时这个地方算是比较偏远的，小灵通的信号都不好，要打电话给家人必须骑自行车去很远的地方。”

“正因为偏僻，病人来医院，如果住院，吃是问题。”

……

说起医院发展之始，妇保人都有自己深刻的记忆。正因为开始之难，如今的他们，倍加珍惜医院现在的兴起和繁荣。

1998 年 8 月，妇保院正式成立之时，只有一幢楼，即现在的防保楼，且因为当时大奇山路尚在全面建设中，大楼门口高出路面一米多。因此，每次医护人员走出门口，都极为不便。

整幢大楼是医院运转经营的基地，也是希望的孵化地。妇产科、内科、检验科、B 超室等科室分布在各个楼层。布局紧凑，不浪费一寸土地，且紧紧抓住妇产科的发展，努力向前。

之后，病房大楼建设、竣工，2000 年 6 月 1 日，医院住院病区整

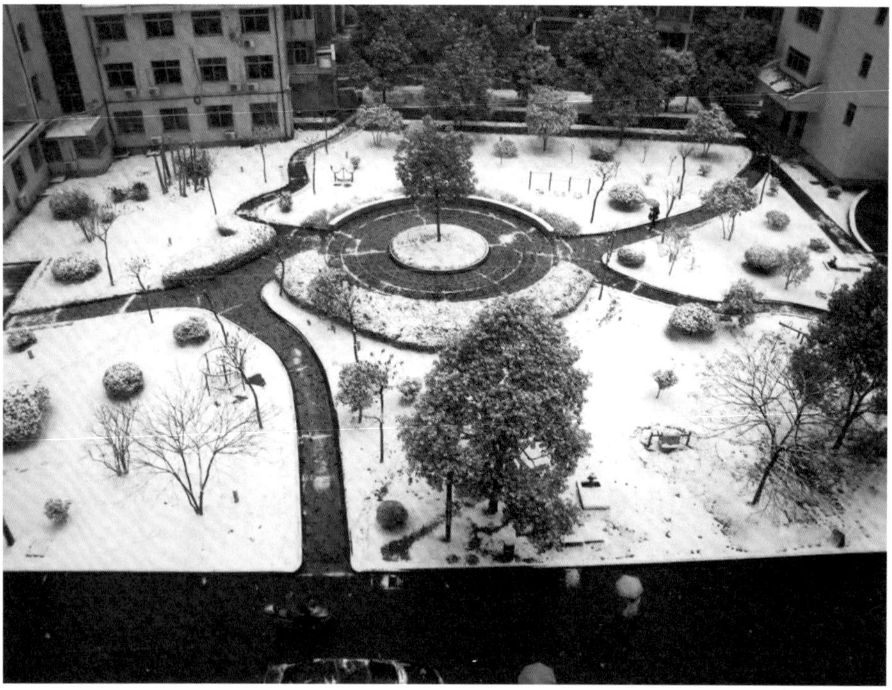

妇保院冬日雪景

体搬迁进这幢大楼。

6 月 1 日，是所有医务人员忙碌而紧张的一天。既要自己抬病人、搬病人，且在搬运过程中还要各种注意，同时又要接收新的病人、产妇来医院就诊。

病房大楼的投入使用，让医院正式有了一个施展身手的地方。

“环境好，服务好”是当时很多百姓对妇保院的感受。病房环境在当时整个桐庐县都是非常不错的，尤其到后来“温馨病房”的开设，单人一间，清静整洁，更是很多产妇的首选。周到的服务，更是在病人们住院期间，将舒适感提到最大化。

2006 年，门诊大楼的建成和使用，更是让妇保院有了更大的伞速发展的余地。

然而，令人惋惜的是，在一幢幢大楼拔地而起的时候，医院那个

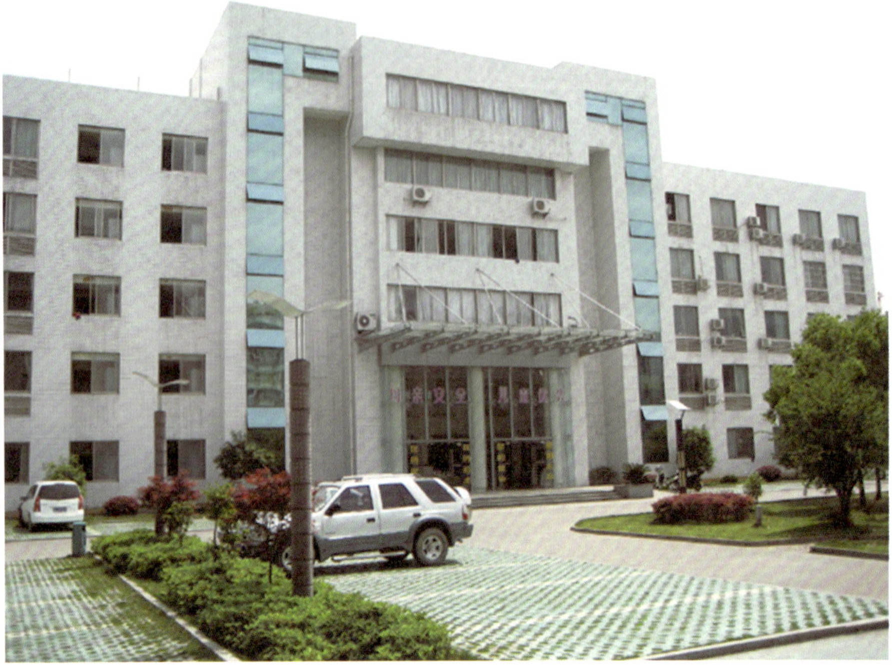

门诊大楼

让很多人欢喜的小花园却日渐狭小。

小花园没有专业的设计布局，植物基本是三棵一组排列，门诊大楼门口左右各三棵，住院楼前面的圆形区域也是三棵一组，可能因为三在中国是个吉利数字，或者说成直线或三角形造型简单可行。没有专业的园丁护理，就分科室划片区管理桂树及其他植物，医护人员下班前的任务是给植物浇水，拔除杂草，观察生长情况。在爱心的浇灌下，树苗茁壮成长。

20 年过去了，树苗长成了树木，郁郁葱葱，枝散花茂，门诊楼前的桂树开到了二楼窗口，伸手可及簇簇花朵，诊室里清香四溢。住院楼的桂树树冠都近十米了，树干也有了粗壮的分枝。“妇保人”见证着它们的茁壮，它们也见证着他们的成长。

如今，最让妇保人欢喜的大抵便是医院内那些桂花树了。树、楼

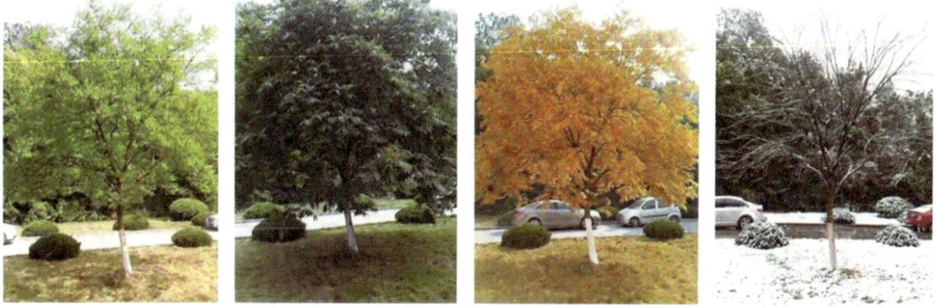

妇保院树木的四季

和妇保人，交织在一起，一起成长，一起前进，一起走向更远的地方，正如王丹凤如此写道：

嘈杂和消毒水的味道是医院的标配，而此时，寂静院子里弥漫着桂花香，停下脚步深呼吸，凑近桂树，香味显得浓烈些，离开桂树，1米，然后2米，闭上双眼深嗅，感受香味飘来的方向和浓度，正好，清香怡人，带着丝丝甜意，符合我的喜好。那种诱人的甜香，犹如当年医院资金困难，职工没有奖金，工资也扣留了部分作日常运作，医院占地不足20亩，不大，却留了个大花园（相对），挺奢侈的。朱淑真在《咏桂》诗中说："一支淡贮书窗下，人与花心各自香。"这样沁人心脾的花香，总让人想起零零碎碎的过往。彻夜的产房灯火桂树看见了，婴儿的第一声啼哭桂树听见了，夜半的抢救成功桂树笑了。

腹腔镜经它身旁搬进了手术室，两年后，高清腹腔镜又来安家。宫腔镜、超声刀、三维超声仪……一台台高精仪器来和它相伴。

除了基础部分请了工人来做，花园的树苗都是职工动手种植，所以植物种类不多。樟树是医院旁边的山上就地取材移种的，最多的是桂树，不仅香味宜人，更重要的是因为易得易活且价廉（忽然泪目）！午后的阳光，不灼不柔，置身其中，幸福感袭来，冲淡了手术的疲惫和心中的杂念。

病区从妇产科和儿科两个科室增加到了五个，门诊就诊人次、住出院人次、手术人次大幅度增加，人才队伍日益壮大。我们有了市级重点产科，我们获得了市级集体劳模称号，我们邀请了更多的省市专家团队合作，我们成了国家级镇痛分娩试点单位……医院越来越强大，获得越来越多病人的信赖。桂花香飘越来越远，吸引着更多的远方人才来安家……

秋天和桂花香，有着不可分割的关联；秋天和收获，有着不可分割的关联。

这秋，我们收获着。

是的，医院门前，一条黄泥路，演变成一条康庄大道；医院内，独栋之楼，扩张为三栋高楼，甚至未来到新的院区，有着更气派的大楼……

收获着，便也显露着这丰收，累累果实不仅仅是人们所看到的妇保院那一幢幢大楼，更是医务人员的能力提升、技术精进以及百姓对医院的信赖！

第三章 学科，积蓄腾飞力量

产科的规律就是无规律，产妇不是病人，而是需要帮助的人。

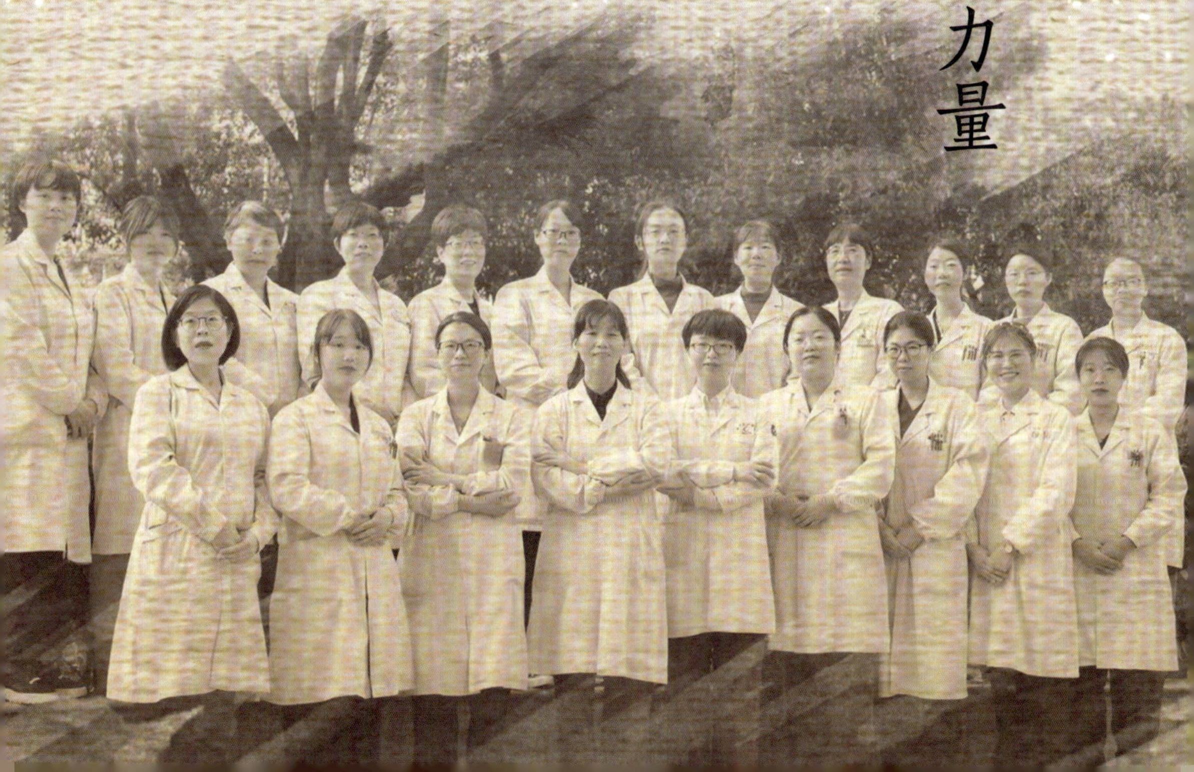

产科：让生命的第一声啼哭“更响亮”

产科，在医学上仿若一个独特的科室。正如中国妇产科拓荒者、奠基人，北京协和医院妇产科主任林巧稚所言：产科的规律就是无规律，产妇不是病人，而是需要帮助的人。

妇保院的产科，一直有着自己的特色和优势。而经过这些年的发展和不断改善，产科足以独当一面，在面对一些危急的抢救情况时，也可以做到临危不惧。

“办法总比困难多”

妇保院产科，一直是桐庐县的龙头学科，是杭州市医学重点专科、首批国家级分娩镇痛试点单位。产妇分娩量占整个桐庐县的70%左右。它是一支由4名主管护师、9名护师、8名护士组成的经验丰富、朝气蓬勃的助产团队，她们熟练掌握新生儿窒息复苏、第一产程自由体位姿势待产、导乐陪伴分娩、导乐仪分娩镇痛等相关技术。

目前产科年门诊量基本在5万人次以上，开设了生理产科、高危产科、营养门诊、孕妇学校、孕期心理咨询门诊、优生优育门诊、二胎备孕门

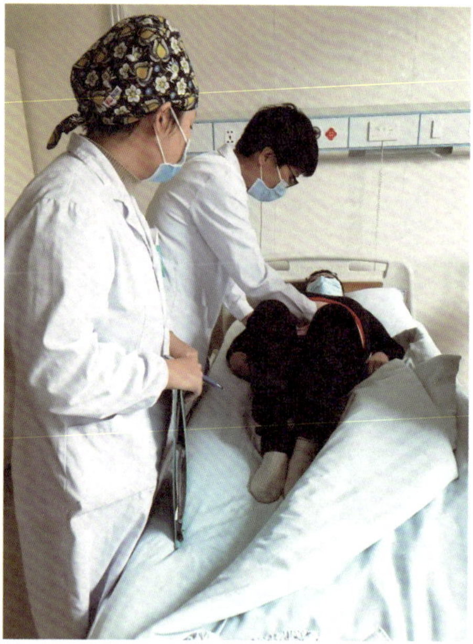

产科检查

诊、妊娠期糖尿病门诊、臀位倒转咨询门诊、产后随访及盆底康复等机构，拥有妊高征预测分析仪、胎儿中央监护中心、脐血流检测仪、骨密度测定仪、盆底康复治疗仪等大型仪器。同时拥有 GE Voluson E8 三维超声，飞利浦 EPIQ5 小儿心脏超声，开展 NT 检查、子宫瘢痕厚度检查、宫颈管长度检测、六大畸形排查、小儿心脏超声检查、成人心脏超声检查、胎儿大脑中动脉监测的等项目。

近几年，妇保院不间断地派出助产士去浙江省妇保医院、杭州市第一人民医院及杭州市妇产科医院进修学习，为广大孕产妇提供更优质、更先进的技术服务。

然而，回首妇保院产科创立之初，才真正能让人体味到，如今的成果是经过一代代人的开垦、栽种和培育的。

由三合卫生院和妇保站合并而来的妇保院，其产科发展初期的困难可想而知。1998—2008 年这十余年的时间里，摆在产科发展面前的“三座大山”就是资金、人才和技术。

万事开头难。早期妇保院的产科发展，面临设备不足、人才短缺的问题，桐庐县卫生局大力支持，于 2000 年从桐庐县人民医院调来产科医生杨小珍和护理能手应红玉。

1998 年从医学院校毕业被分配到妇保院的胡小娟回忆，刚到医院之时，产科没有病房，直到 2000 年才逐渐开设病区，只有五六个护士、助产士负责。

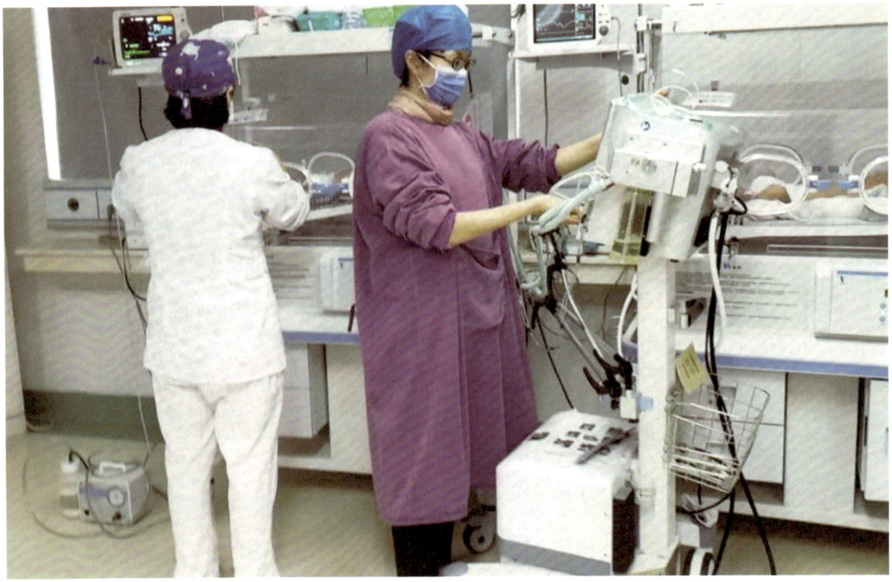

设备的增添也让产科有了足够的实力来更好地护理新生儿

“那个时候，人手不够，我们每个人几乎都是身兼数职。”胡小娟说。

杨小珍的加入，让妇保院的妇产科有了主心骨。制定制度、规范流程，且与其他科室共同建设，而在这样一个摸索的过程中，必然有着很多的磨合。

“我原先以为到妇保院，主要是做医术上的事，技术指导类的，但到了之后，真有一种‘百废待兴’的感觉，什么都要从零开始做。产科的规范建立，也是一个极其不容易的过程。当时面临的困难很多，比如药房发药，必须医生写好处方，住院病人再到药房领药，这对病人来说费时费力，我就制定一些发药的流程，节省医生、病人的时间和精力；与化验室、儿科、内科之间配合的建立，也是有着各种适应过程。”杨小珍谈起建立产科时的困难，微微一笑。

“去参观学习其他妇保院值得借鉴的、好的新的地方，同时制定医疗制度，规范管理，更重要的是我们每一个人都要规范自己的行为，

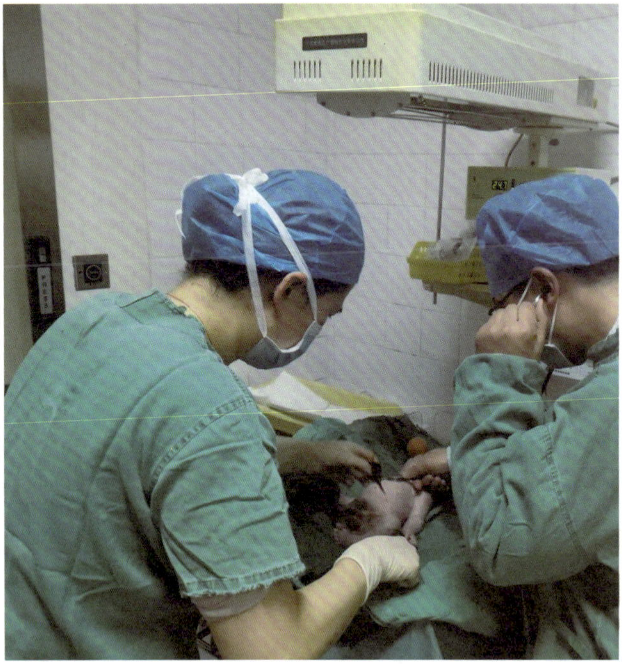

迎接新生命

让外界对我们逐渐认可，正是这样一步步踏实地走过来，产科才有了现在这样的成绩。”从三合卫生院到妇保院一直坚守在妇产科一线的医生程红霞说。

同时，产科的护理团队建设，也是从零开始的。定制度，走流程，树立适合医院发展的护理理念，助产士专业毕业的应红玉，边摸索、边创新、边实施，一步步将产科护理团队带领起来。尤其在护士排班工作上，既要对整个团队了如指掌，也要对整个病区的情况一清二楚，将排班情况作事先安排，并适时调整，工作做到忙而不乱。之后随着病房开设，病人也慢慢多了起来，为了确保病人的生命安全，负责病房的护士们几乎都是一个顶两个用。

“有时候连续值两个晚班，我下班的时候感觉整个人都快散架了。这种高负荷的工作，有的人咬着牙坚持，有的人黯然离开。跟我同期进来的另外两个人，后来都离开了医院。”2000年通过人才引进进入医院，现任妇产科副主任的艾婷，在讲述产科早期发展时，脸上是一种岁月沉淀的坚定。

病房从仅有2楼这一层病区，扩展到3楼，再后来，妇科产科分离……渐渐随着妇保院产科的口碑盛传，产妇越来越多，病房的4楼和1楼也经过改造，开设了病区……

正是在这种压力和希望并存的情况下，以杨小珍为首的妇产科团队势必要建好产科的魄力和决心更大了。“办法总比困难多”，正因她们这种超强的执行能力、灵活的思维、坚决的闯劲，在2000年，妇保院接生量达到700人次，之后逐年翻倍，甚至以几何级速度增长，这都离不开妇保院历届领导为之努力的创新举措和所有人兢兢业业的精神。

“技术不足服务补”

“免费接产妇”“开设温馨病房”“胎盘归还”……当妇保院产科开设一项一项创新性项目时，吸引了桐庐县很多百姓的眼光。

“免费接产妇”，解决了当时产妇分娩路途上的风险；“开设温馨病房”，单人单间，独立卫生间，改善了产妇分娩后的住院环境；“胎盘归还”，更是全国性首创，让家庭可以自由选择……

时任妇保院院长陈金星回忆，妇保院刚成立，技术需要时间的沉淀，资金需要业务的发展，这些都急不来，那医院要发展怎么办？如何吸引病人来呢？

“我们就要服务。环境的改善、护士服务的改进，以及分娩流程的完善……说到底，就是让产妇在我们医院分娩的时候，放心安心，且体验感好。”陈金星道。

诚然如此，每一位产妇在面临生产之时，多少都害怕、紧张甚至不安，在产房里能依靠的只有医护人员。而好的服务与关照，能安抚产妇内心这些情绪。

服务的好与坏，很多时候体现在细节上。妇保院一直强调全方位、细节化服务好每一位产妇。

免费接产妇，无论路途多远，风雨无惧；产妇抱着小孩欣然出院时，

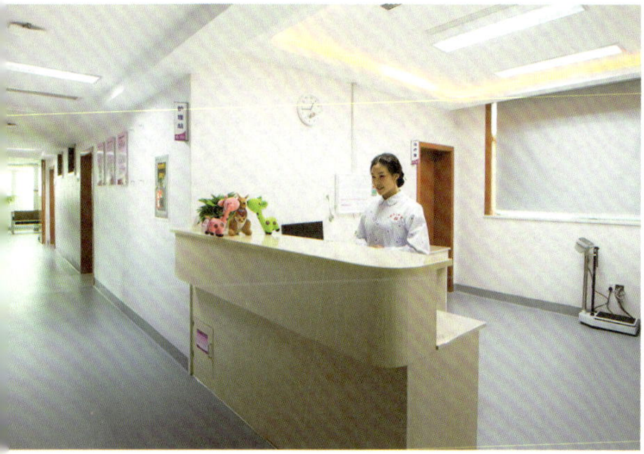
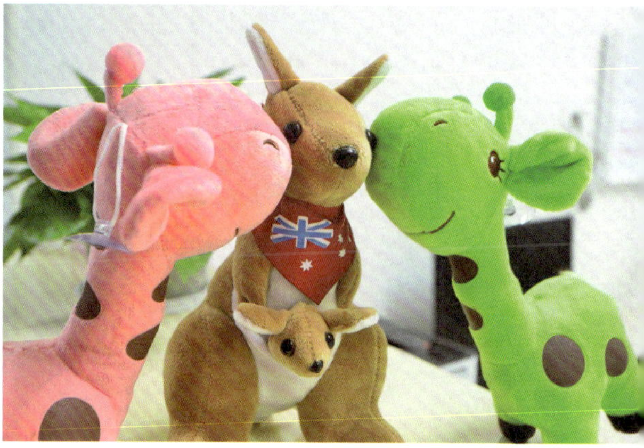

这些温馨的服务小细节，无不体现出妇保院产科的人情味

医院都会准备好一束花，表达祝福之情……

而如今，这些服务理念仍然体现在具体行为上：病房里空调直接吹风，产妇不舒服，便安装了一块挡风过渡板，或挂了一个小帘子，减少产妇因为空调直吹的不适感；若是单人病房，每个房间外面挂着一个小玩偶，绿色小鹿代表产妇生了男宝宝，粉色小鹿是女宝宝，一只小袋鼠代表待产的准妈妈……这样对于每一位护理的护士来说，方便记忆和服务，减少因记不准婴儿性别而造成的差错。

这些温馨的服务小细节，无不体现出妇保院产科的人情味，而这也让更多的病人有了信任感，在老百姓之间也有了很好的口碑。

到如今，妇保院的口碑积累，除了服务好，也有技术好的原因，同时也是“妇保产科人”用一个个感人的故事积累起来的。

助产士出身的罗萍在产房上班的时候，因为医务人员人手紧张，晚上的接生班都是通宵的。也就是说，从当天晚上的 6 点钟到第二天早上的 8 点钟，这 14 个小时之内，有需要接生或剖宫产的，都由接生班负责接生。

一般晚上 10 点钟以后，干好了一般性的常规工作后，假如暂时没人会生，上接生班的人可以在产房旁边的值班室眯一会儿。所有的住院和待产孕产妇，都由同楼层病区前夜班和后夜班的人管，万一有人快生了，或事情太多忙不过来，前、后夜班的人会随时呼叫接生班的人起来。

有一次罗萍上接生班，晚上 11 点后在值班室里迷迷糊糊睡着了。和她搭班的前夜班同事，凌晨 1 点交完班已经回去了，来敲值班室门、喊她起来的是后夜班的同事："罗萍，急诊剖宫产！"

罗萍瞬间清醒，一个鲤鱼打挺起来，快速离开了值班室，还没走进产房，就听到里面产妇的哭喊声响彻整间屋子。她马上三步并作两步，跑到产妇身边，用手拍了拍她的右手，又用另一只手去摸她的肚子——这是罗萍的习惯性动作，一可以给产妇一点安慰，二可以知道她的宫缩强度。

谁知这位吸着氧气的产妇立马紧紧地抓住了罗萍，就像抓着救命稻草一样，丝毫不肯放松……罗萍一边安慰她，一边听正在准备给产妇左手打留置针的同事交班，交完班她还要给产妇插留置导尿管，可产妇仍然死命地抓住罗萍的手不放，说是今天晚上突然肚子痛了，丈夫还在外地，一时半会赶不回来。医生刚才说她的宝宝在肚子里缺氧，需要剖宫产，她害怕开刀，又担心宝宝会有危险。

罗萍告诉这位精神高度紧张的产妇，宝宝只要马上剖出来就没事。让她放松，现在要给她听胎心，还要帮她插尿管，然后送她到手术室给她接生。

她马上问："是你给我接生？"然后依依不舍地、听话地放开了罗萍。之后罗萍立即投入工作，以最快的速度把她送到手术室门口，告诉她里面的医生和护士会接她进去，因为进去后要先打麻醉，她要下去准备一下接生的东西，很快就会来手术室的。

当罗萍换鞋更衣，戴帽子、口罩，洗手，之后拿着为宝宝接生的器械，走进剖宫产手术间的时候，手术室护士长马上问道："罗萍，这个产妇是你什么亲戚啊？她一直在问：罗大姐来了吗？罗大姐怎么还没来？罗大姐答应给我接生的……"

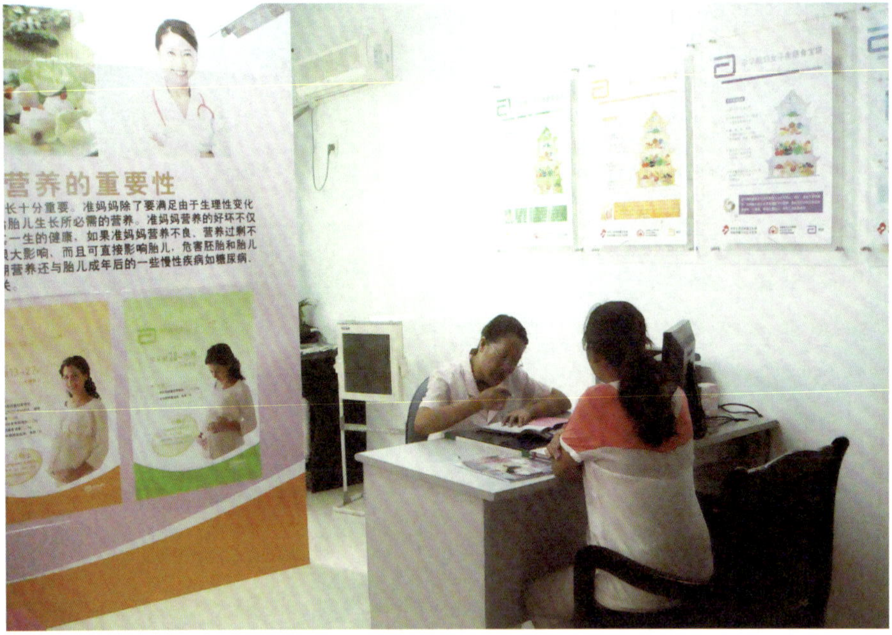

产科营养门诊

当罗萍给新生儿断脐后，将孩子抱到产妇身边，让她看看宝宝，告诉她宝宝很健康时，产妇终于露出了欣慰的笑容。动手术的时候，产妇一只手臂需要快速持续地输液，另一只手臂需要不间断地检测血压、心率、氧饱和度等，为了不影响输液和监测生命体征，两只手臂得绑在手术床两侧的支架上，所以妈妈暂时还没法抱抱或摸摸自己的宝宝。

于是，罗萍就让宝宝和妈妈脸贴脸，进行肌肤接触，这位新手妈妈顿时激动地流下了幸福的泪水。整个手术室里的医护人员也因为这一刻能和她一起迎接新生命的到来而感到幸福……

第二天，罗萍夜休，第三天休息，第四天上白班。上班后她到这位产妇床头去挂盐水，产妇马上激动地告诉自己的丈夫：“就是这位罗大姐！那天多亏了罗大姐……”感激之情溢于言表。她丈夫马上拿出床头柜里的一大袋喜糖，非得让她分给科室里的同事，说是前天就买来了，已经找了罗萍好几趟了。

而对于现任护理部主任叶美来说，在妇产科她也同样见证了太多故事了。一个准妈妈胎盘前置，在妇保院保胎治疗了一个多月，最后平安生产；一个怀二胎的妈妈妊娠反应极大，来医院就诊，8岁的大女儿一直陪伴照顾妈妈，她那可爱的笑容，总能瞬间抚平护士们的劳累。

对于每一个在产科工作的人来说，最大的心愿是：母子平安。无论是自然分娩还是剖宫产，听到新生儿第一声啼哭，看着妈妈们脸上幸福的表情，医护人员会也被感染，吐出长长的一口气；看着产妇一家开开心心道别时，他们以一样的心情说再见。

有时候，病人给予的信任和依靠，除了精湛的医术，也离不开周到的服务，一个微笑、一次握手、一个拥抱。所谓“心怀大爱做小事”，说的就是凭着爱心，做着微小的事，到后来发现这些小事积累起来，科室发展了，医院发展了，也便成了“大”。

双手托起新生命

时至今日，妇保院除了原有优质的服务水平，随着人才逐渐充实，技术也不断进步，在面临产妇分娩更大的困难时，也可做到游刃有余。

医院妇产科主任王丹凤从事妇产科工作30年，也曾经历过一场又一场惊心动魄的抢救，遇到过无数次的危急重症，如宫外孕出血的抢救、产后大出血的抢救、子痫的抢救、新生儿窒息的抢救。在每次重大抢救时，她都身先士卒，不瞻前顾后，不自虑吉凶，唯有让病人尽快转危为安的强烈愿望。

在2020年抗击疫情的春节里，王丹凤便经历了一次刻骨铭心的“深夜手术”。

那天晚上7点，一阵急促的电话铃声响起。“王医生，请您马上来医院一趟，有一位发热的孕妇需要会诊。”

“注意观察，我马上来！”挂断电话，王丹凤来不及吃完晚饭，披上外套就奔向医院。

刚进医院，王丹凤就迫不及待地询问着值班医生：“产妇在哪儿，情况怎么样，各项指标如何？”

“孕妇一直处于高热状态，心率快，120cpm左右，血压高161/110mmHg左右，已有临产症状，宫口开4cm，胎心正常，一些检查结果还未出。”护士看到及时出现的王丹凤，眼神中顿时像有了光。

“发热原因考虑什么？有其他感染情况吗？是否有疫区旅居史或者密切接触史？”

“没有疫区旅居史或密切接触史，第一天发热，目前新冠肺炎防控专家组还在讨论中。”

“当务之急，保证大人小孩生命安全要紧，从病历分析来看不完全排除新冠肺炎疑似病例，大家都做好自身防护，病人就安排在急诊室，减少其他空间接触和人员接触。”王丹凤直截了当地说，“患者心率快、血压高、高热，多种不利因素集中，产妇及胎儿容易出现意外情况，我要进去检查评估情况，其他人在外等着，随机应变。”

嘱托好这一切后，王丹凤立刻穿好防护服进入临时病房，观察产程，给产妇破膜，使用降压药、解痉药等，尝试让孕妇自然分娩，但是2个多小时后，产程进展不良，并且出现胎心180次/分，有胎儿窘迫现象，房外的医护人员都揪起了心。

情况危急，摆在众人眼前的有两个问题——产妇继续留在妇保院还是转院，如何处理。必须即刻作出决定，这关系到两条生命。县级专家组紧急商讨后决定：“孕妇转诊太危险，留在妇保院进行剖宫产手术。”

若是正常情况，这样的剖宫产手术，对于任何产科医生来说，只是小菜一碟，但这次不同，孕妇本人发着高烧，且不排除患有新冠肺炎，手术时必须穿防护服，戴两副手套，戴防护镜……这无疑加大了手术的难度，对医生和孕妇、胎儿来说都是一次考验。

“让我来吧！”王丹凤毫不犹豫地说，“就在这个急诊室里做剖宫产手术，留几位人员在里面，越少越好。”安排好这些，急诊室里立刻送来了所需的手术器械、架起了无影灯，一台特殊的手术在深夜的12:45开始了……

终于，经过一个多小时“奋战”，手术进行十分顺利，大小平安，此时王丹凤他们悬着的心才稍微放下来。放松下来后，医护人员才发现被包裹在防护服里的衣服早已湿透。

然而，放心下来后，王丹凤等不及休息，又安排以护士长为主的精锐护理团队，穿上全套防护服，在临时病房内观察术后情况：测体温、测血压、输液，给宝宝喂奶、换尿布……为了减少防护服的使用，白天晚上各安排一位护士，其中的辛苦也许只有当事人知道，但所有参与人员都毫无怨言。

幸运的是，经过两次检测，产妇的核酸检测均呈阴性，并非新冠肺炎患者，王丹凤和同事们才彻底放下心来。

为医者真正的担当，有时恰如人的信仰一般，它不被各种推陈出新的仪器、器械所异化，也不被金钱、权势所左右。王丹凤在危急之时所表现出来的担当，也正是她一直坚持的“不负生命之托”的使命感。

是谁，打开宝宝的双眼，让他欣赏世界的精彩？

是谁，开启生命的律动，让他呼吸自由的空气？

又是谁，最先聆听宝宝第一声响亮的啼哭？

在产科，医护人员是每个女人一生中最艰难、最期待时刻的亲密伙伴，也是最接近爱与生命本质的人。医院产科的快速发展，离不开每一位发展路上为之付出和奋斗的人，她们的名字，印在妇保院的历史印记中，刻在每一位妇保人心里。

妇科：崛起，便要守住生命，担起责任

妇科和产科，从来都是“两科不离家”，它们都是围绕着女人的科室。在妇产科，每个生命都面临着危险，每个生命又寓意着无尽的希望。每一台手术的施行、每一个孩子的降临，都是在危险中裹着希望。

如果妇保院产科的发展是“服务带动技术”的厚积薄发的过程，那么妇科发展更多的是“服务和技术两全”的循序渐进之路。

从杨小珍到王丹凤，妇保院的妇科医疗技术不断发展的背后，离不开每一个妇保人团结工作的默契和大胆行事的魄力。而在这极强的执行能力上，又蕴含着他们在救治上的精细和精准。

十年沉寂，十年飞腾

妇保院自1998年正式成立以后，发展战略很明确。“以产科为主，儿科、新生儿科为辅助的医疗体系，专业性发展。”陈金星说道。

这样的战略，让妇保院的产科有了一个极好的人才基础和技术基础，产科病区也逐渐扩大；而与此同时，妇科的发展却举步维艰。妇

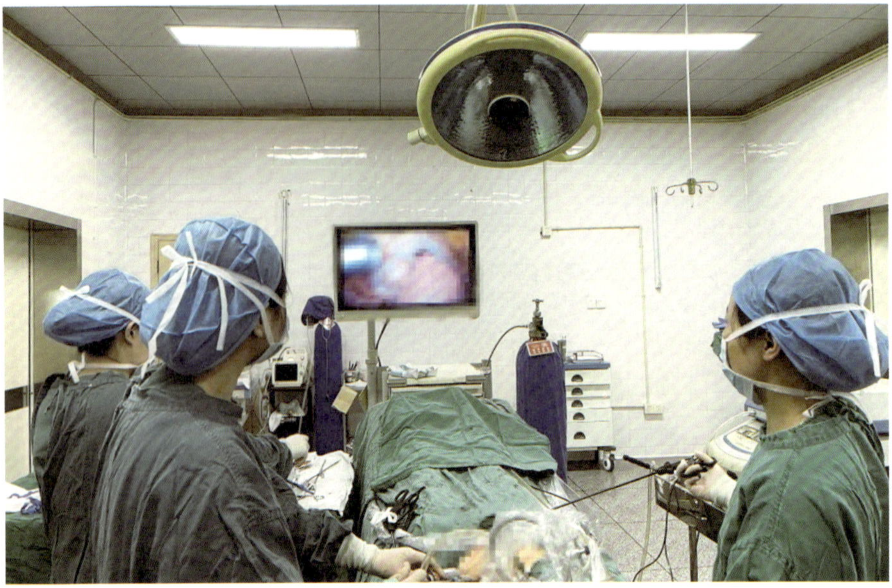

妇科手术

科人才以及相关医疗设备的缺失尚无法满足一些典型性手术的需求，可以说，妇保院的妇科，在前十年几乎没有实质性的突破。

直到 2008 年，王丹凤的加入；直到 2010 年，妇科病区的扩大……

让王丹凤印象深刻的是，曾经一个药房同事笑嘻嘻地对她说："王医师，你知道不，今天一天之中，就已经来了三个妇科病人了，在这之前，基本要好久才难得来一个妇科病人。"

2008 年，王丹凤刚加入妇科，便开始进行妇科相关的微创手术。妇保院第一例腹腔镜手术，便是在她手下完成的。

近年来，妇科发展也相当迅速，目前已开展各种微创手术，例如腹腔镜下子宫次全切除术、子宫肌瘤剔除术、附件手术、宫腔镜手术、阴式手术，又如经阴道子宫切除术、LEEP 术、宫颈锥切术、阴道前后壁修补术、子宫广泛切除盆腔淋巴结清扫术等。

妇科的设备也逐渐完善，如必备的宫腔镜、腹腔镜、阴道镜、等离子电切镜等，设备也都是按照省级医院的标准购买的。

如今的妇保院妇科病区，由游燕副院长带领，开展微创、盆底、内分泌、宫颈、肿瘤等各类妇科疾病的诊治，常年与浙医二院妇科专家团队合作，与省城医院接轨，在技术水平、诊治理念及科研能力上都有了质的飞跃，在桐庐老百姓心中的分量也逐年提升。

例如，2010 年，妇保院与浙江大学医学院附属妇产科医院签署了协作协议；2015 年，与杭州市第一人民医院妇产科签署业务指导协议；2016 年，与杭州市第一人民医院产科签署业务指导协议；2017 年，成立浙医二院妇科专家工作室；2020 年 10 月，进一步深化与杭州市一医院多方面合作，成为妇产科的有力支柱。多年来，妇保院在各省级专家的帮助下，妇科的临床理论水平、手术技术、危急重症病人的急救能力、围手术期管理等均有全面的提高和改善，可开展各类妇科手术，包括各类妇科良、恶性肿瘤，宫、腹腔镜手术，而其中 80% 的手术都是由微创来完成的。

前十年，妇科发展是一个往下扎根的过程；而后十年，则是向上成长的时期。

十年沉寂，十年腾飞，让王丹凤自豪的是，妇保院的妇产科团队，曾获得“杭州市集体劳模”的荣誉称号。这份殊荣，是妇保人奋斗的结晶，也是外界对之的肯定和认可。

妇产科每年开展新技术、新项目来提高患者的治疗率及满意度

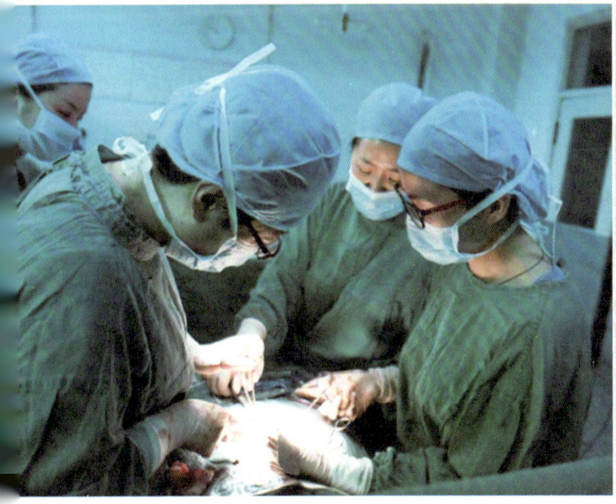

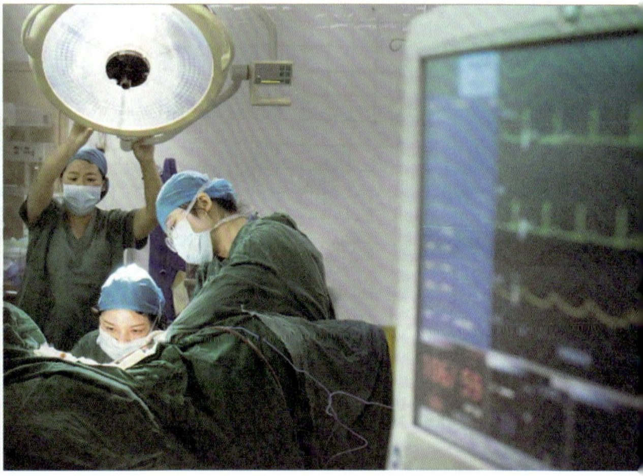

微创手术，疤痕“消失”

对于女人来说，动手术的过程中痛苦是暂时的，但动完手术如果有个很大的疤痕，这份痛苦和懊恼则是持久的。

妇保院的妇科全速发展，离不开微创手术的开展。而让妇科的医护人员难以忘怀的一台手术，是曾经给一个二胎妈妈做的微创手术，术后几乎看不到疤痕。

术后第二天，医生查房，并且给这位患者的伤口换药。当掀开盖在肚子伤口上的纱布时，站在床旁的丈夫惊呆的表情让自己的妻子以为伤口太大把丈夫吓到了。

结果，他竟然说：“居然看不到疤痕！感觉你像做了个假手术！”

患者听了丈夫的话，也难以相信，惊喜地说：“医生，我不是做了宫外孕腹腔镜手术吗？肚子上真的一点伤疤也没有？你这个技术实在太神奇了！”

这位患者已是两个孩子的妈妈了，生产两个宝贝的时候都是平产，

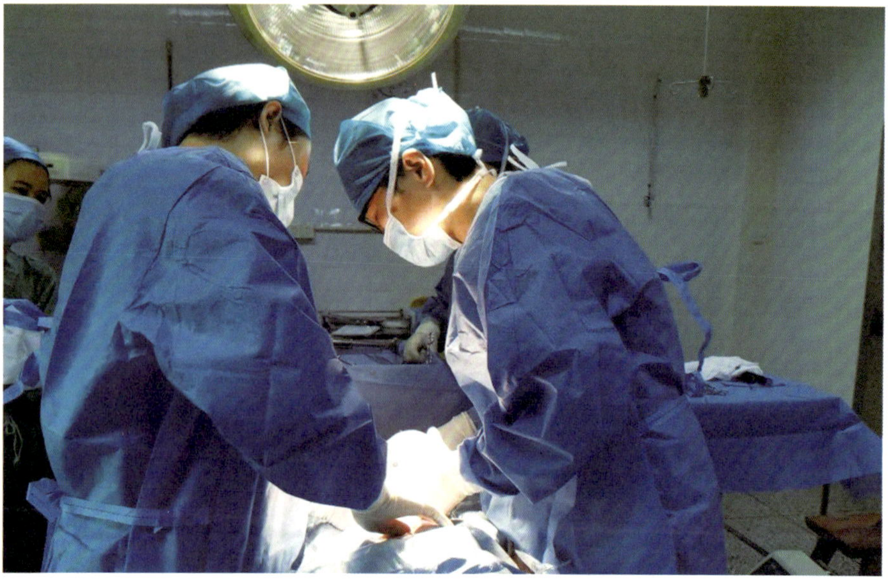

一台紧张有序的妇科手术正在进行中

肚子上也没留下任何疤痕。然而，不久前被确诊为宫外孕，需手术治疗。爱美的她，除了对手术的恐惧，更在意手术后是否会留下腹壁疤痕。痛苦徘徊与纠结的她，找到了自己的主治医生，说明了自己内心的犹豫。

了解情况后，妇科医护团队充分评估了她的情况，认为可以通过单孔腹腔镜来解决她的病症，既能治疗疾病又不留痕迹，一举两得。

当得知有这样两全其美的手术时，她喜出望外，这正是自己梦寐以求的手术效果，也可以让自己免受一些痛苦，她欣然选择了这种手术方式，但内心深处其实还是存着疑惑的，怕手术后还是有个大大的疤痕。

在普通人想来，毕竟是进入腹腔的手术，怎么可能不留疤呢？

可当手术结束后，听到丈夫这样一说，再低头看着腹部完好无损的皮肤时，一切不可思议得好像做了个“假手术”。

这位患者接受的是一台单孔腹腔镜手术，这也是妇保院团队在本县率先应用的手术方式。这手术真可谓独辟蹊径，它不用开刀，也不用像往常一样在腹壁打多个孔，而是通过一个小小的肚脐眼来完成。

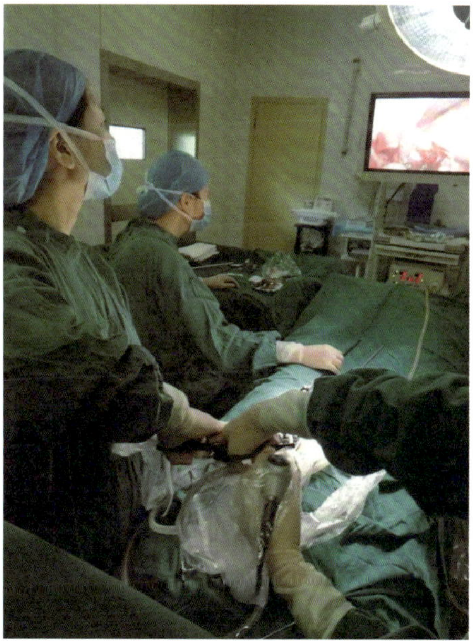

微创手术后，患者身上竟然找不到疤痕

经脐进行单孔腹腔镜技术，腹部切口只有 2cm 左右，因脐部皮肤本身褶皱可以遮盖切口，从而达到无瘢痕手术的目的。术后爱美女性想在沙滩穿个比基尼，露个小肚子，秀个好身材……完全没有问题。

然而，这样一台相当漂亮的手术背后，医生们付出了怎

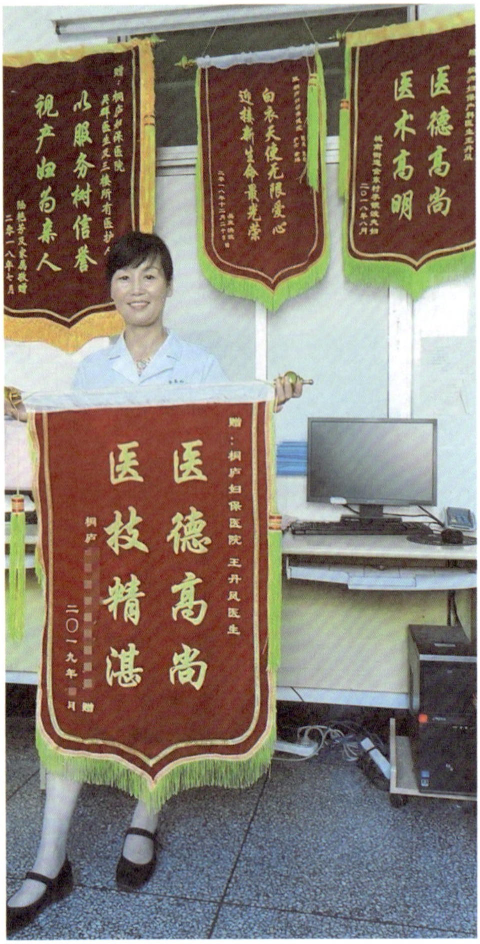
视产妇为亲人
以服务树信誉
白衣天使无限爱心
迎接新生命最光荣
医德高尚
医术高明
医德高尚
医技精湛
赠：桐庐妇保医院 王丹凤医生

患者送来锦旗感谢王丹凤

样的努力，似乎没有人去在意和计较。

曾几何时，以腹腔镜为代表的微创手术在妇科手术中广泛应用。传统的腹腔镜通常需要在腹壁上做3—4个0.5—1cm的穿刺孔进行手术操作。而妇保院在熟练掌握传统腹腔镜的基础上，现已成功开展了妇科一部分手术，如输卵管切除的单孔腹腔镜手术。

所谓单孔，就不需要这么多穿刺孔了，只需在肚脐处作一切口，手术中手术器械及设备经脐孔进入腹腔进行操作。在手术区域内，两把分离钳插入脐孔，就好比一双筷子。可是在手术中，医生必须用左右两只手在同一个部位同时工作，掌控起来确非易事。

因空间狭小，器械时常“打架”，容易造成“筷子效应”。当手术器械相互干扰时，腔镜器械头部因立体效应还会形成盲区。

这一个个叠加的困难，使得手术难度明显增大。要做到准确、快速地完成，着实不容易。不仅需要手术医生高超的专业性技术，而且需要毅力。

所以说，这“漂亮”的结局背后，是医生一次次耐心的训练和坚持训练的意志。虽然这样的微创手术对于医生来说是考验，但手术后此处的瘢痕隐藏在肚脐内，腹壁上就不会留下手术瘢痕，美观、创伤小、术后疼痛减少是这种手术较传统腹腔镜手术的最大优点，对患者来说，尤其是女性患者，是求之不得的。

妇产科团队的医护们一贯以脚踏实地的工作作风，用更科学的方法、更严谨的态度，在加倍努力，稳健前行，未来将会逐步普及此项技术，造福更多患者。

联合会诊，合力救治

时代的不断发展，也让人身患的疾病日益复杂和多变。疾病的复杂和多样性，也意味着在治疗过程中，需要更多各个专业的医生参与。这注定是一场大联合的救治，是一场齐心协力的救治。

9 年前，李女士便被确诊患有子宫肌瘤，经治疗之后，一直都按时定期来医院复查。然而，2021 年年初，偶然的一天，她突然摸到自己下腹部有一硬块。这一摸，顿时让她紧张不安，自己的身体自己最清楚，尤其自己曾经患过子宫肌瘤。于是，她去医院检查。经过全面检查和评估，确诊为子宫内的肌瘤增大，而且 B 超显示，子宫肌瘤已长到近 20cm。医生建议李女士立刻手术。

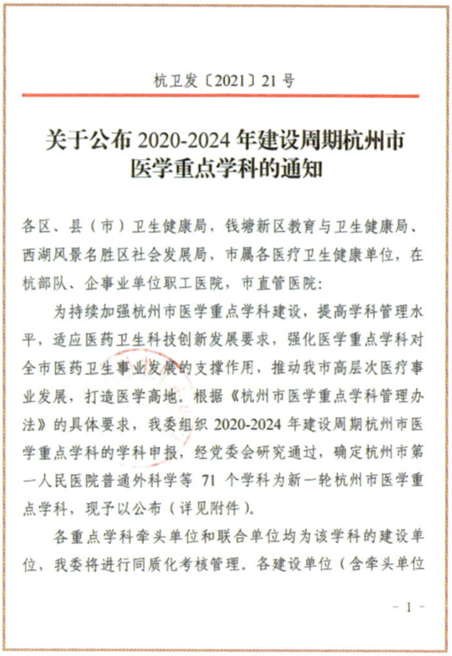
杭卫发〔2021〕21 号

关于公布 2020-2024 年建设周期杭州市医学重点学科的通知

各区、县（市）卫生健康局，钱塘新区教育与卫生健康局、西湖风景名胜区社会发展局，市属各医疗卫生健康单位，在杭部队、企事业单位职工医院，市直管医院：

为持续加强杭州市医学重点学科建设，提高学科管理水平，适应医药卫生科技创新发展要求，强化医学重点学科对全市医药卫生事业发展的支撑作用，推动我市高层次医疗事业发展，打造医学高地。根据《杭州市医学重点学科管理办法》的具体要求，我委组织 2020-2024 年建设周期杭州市医学重点学科的学科申报，经党委会研究通过，确定杭州市第一人民医院普通外科学等 71 个学科为新一轮杭州市医学重点学科，现予以公布（详见附件）。

各重点学科牵头单位和联合单位均为该学科的建设单位，我委将进行同质化考核管理。各建设单位（含牵头单位

- 1 -

桐庐县妇幼保健院妇产科跻身杭州市重点学科名列

突发的病情，让毫无心理

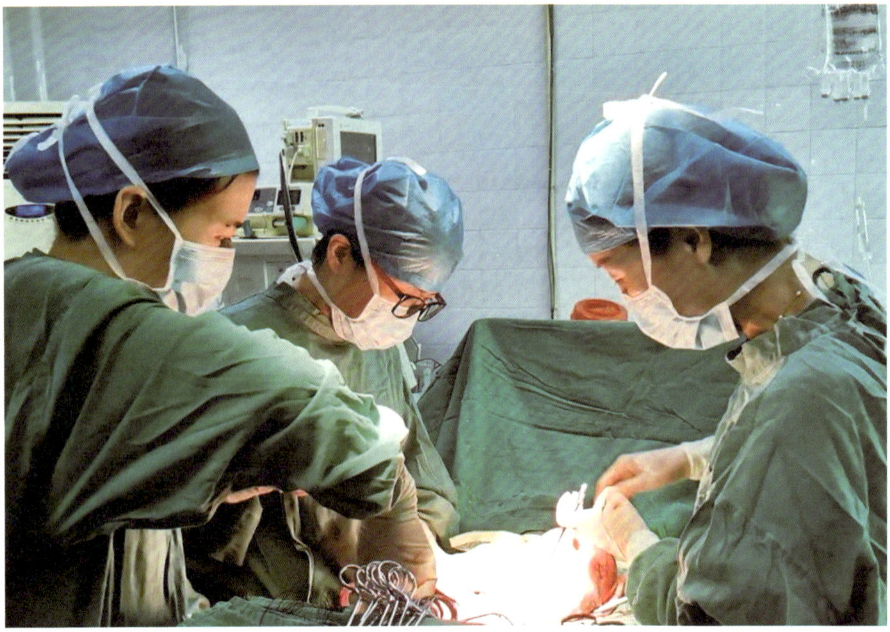

无论多艰难、多复杂的手术，医护人员都全力以赴

准备的她焦虑万分。她一方面担心增大如此迅速的肌瘤是否已经恶变，另一方面考虑如何快速地找到更专业的医院做手术。面对未知的恐惧，李女士积极行动起来。经过多方打听，其家人找到了妇产科主任王丹凤医师。

王丹凤在详细了解李女士病史的基础上，完善了相关化验检查，分析手术过程中可能会出现的情况，联合麻醉科医生为其制定个性化手术方案……

在妇保院多个科室、多个医生的联合会诊和多方讨论下，确定了治疗方案，随后，王丹凤又与妇产科副主任包晓琴医师共同为李女士进行手术，强强联手的“双保险”，让整台手术非常顺利。

幸运的是，病理检查结果显示李女士的子宫肌瘤为良性，这一诊断结果让她如释重负。

手术后，在妇保院医护人员的精心照护下，李女士恢复得很快，尤其是在心理上，从最初的不安、恐惧，在住院期间，慢慢转化为平和和乐观。

子宫肌瘤是一个激素依赖性的疾病，绝经以后会逐渐萎缩。对于女性来说，到了一定的年龄，子宫上长肌瘤就如同脸上长斑一样，是一件概率极高的事。在 35 岁以上的妇女中，约 4—5 个人就有 1 人长子宫肌瘤，且为多发性。年龄越大，患病概率越高。

联合会诊，个性定制，其实彰显的更是一种人性化的治疗，因为每一个患者都是一个鲜活生命，即使有时身患一样的疾病，却也会因有着不同的经历和背景而呈现不同症状。仁心之“仁”字，其实是两个人——医生和患者，所以医生之于患者，技术水平要经得住考验，心理承受能力也要扛得住。

英国的卡尔·波普尔曾说过：“如果生命不会完结，生命也就不会有价值；正是部分因为随时都可能失去生命，才认识到生命的价值。”

作为一名医生，身处守护生命的最前列，时刻感受到它的脆弱，妇产科的每一位医生和护士心里清楚，救死扶伤的天职不容许他有一丝闪失，要守得住生命，担得起责任，行得出使命。

乳腺外科：乳腺钼靶检查、保乳术……关爱“乳”此重要

在这样一个急速前进、信息爆炸的年代，我们每天都有做不完的事，肩上的压力也无形中随之增加。一个女人，兼顾家庭和职场的同时，也让自己的生活环境变得更加有激烈感和紧迫感。外在的局促，无疑增加了女性罹患乳腺癌的概率。

保命又保乳

中国历来的传统理念是保命重于保乳。所以，女性一旦检查出有乳腺癌，绝大多数的人都选择全部切除乳房，防止有遗漏病变的部位。

全乳切除对于疾病而言，也许是一劳永逸的方式，可是随着时代发展，既要保命又想保乳的想法越来越普遍。毕竟，乳房对于一个女人而言，是象征，是标志。

然而，如今中国乳腺癌发病率每年以 2% 的速度递增，位列我国女性恶性肿瘤之首。从年龄看，乳腺癌的诊断中位年龄为 48—50 岁，大约有 57.4% 的中国乳腺癌女性患者确诊年龄不到 50 岁，在医院乳腺病

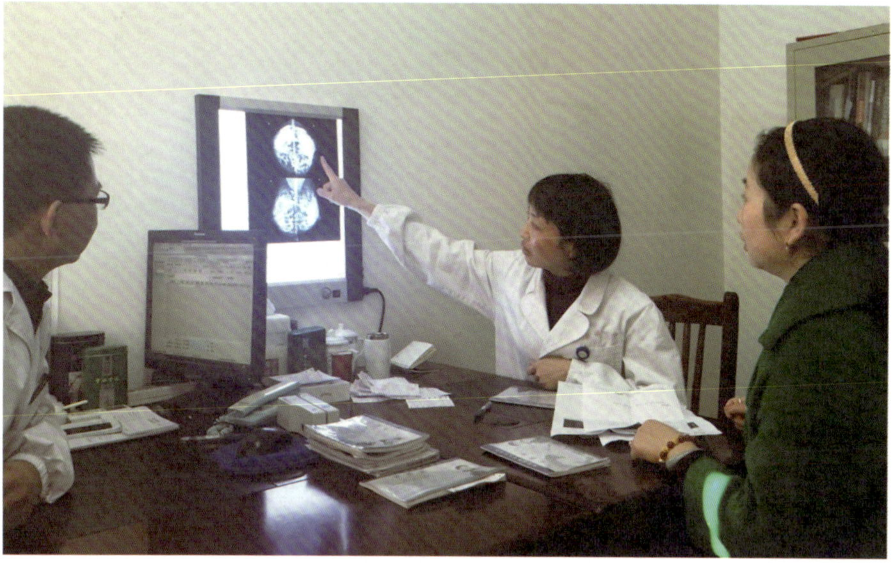

乳腺外科忙碌的就诊时间，医生讲解，患者倾听

科病房里，“80后”姑娘亦是经常有，二十来岁的也不罕见。这种年纪轻、没结婚或是没生育的患者往往更需要保乳治疗。

“现在我们也是在积极推广保乳术，如果一个患者在保证病情前提下，能够局部切除，会积极建议患者接受保乳手术，这样既保证生命，又保证后期生活的质量。”现任医务科长江峰说。

诚然如此。

随着科技进步，若及早发现乳腺癌，选择正确的治疗方式，患者不仅可以延续生命，还能保住乳房。特别是即刻乳房再造术，将乳腺肿瘤的切除与乳房整形及修复一次完成，让患者不必经历缺失乳房的痛苦。

虽然乳腺癌是女性发病率排名第一的恶性肿瘤，但它也是目前临床上治疗方法较多、疗效较好的实体肿瘤之一，可以说“患上了乳腺癌，是不幸中的大幸”。更幸运的是，在科技推动下，患者只要愿意，都能保住乳房，保有形体的美。

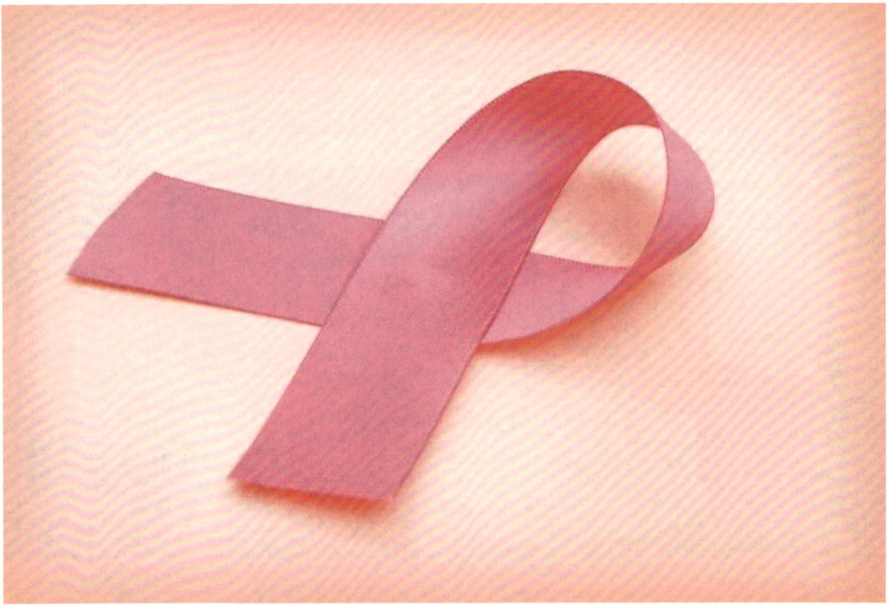

粉红丝带显真情

妇保院乳腺外科曾经与杭州市第一人民医院乳腺科、影像科多学科联合会诊（MDT）之后，为一乳腺癌病人进行了保留乳房的乳腺癌根治术。

家住横村镇方埠村的姜女士在乳腺癌筛查时发现右乳肿块，即至医院乳腺科专科医生处就诊，B超发现该肿块为可疑乳癌病灶，便立刻与杭州市第一人民医院乳腺科联系，给予及时安排肿块穿刺活检和磁共振、CT等检查。医院乳腺外科与杭州市第一人民医院乳腺科、影像科、病理科等多学科联合会诊意见均提出有保留乳房条件，姜女士也非常希望能“保乳”。

根据多方商讨，医生团队最终确定为姜女士进行保乳根治手术。历时两个多小时后，姜女士的乳腺癌保乳手术及乳腺缺损修复术成功进行，既切除了癌性病灶，又保住了形体。她在麻醉清醒之后看到自己被保住的乳房，如释重负的欣慰笑容，给了医生们莫大的鼓励和支持。

乳腺癌是可以通过自查、筛查及时发现的疾病，早期发现、早期治疗能明显改善乳腺癌病人的生活质量和生存质量。对合适的乳腺癌病人也能进行保乳手术，希望通过多学科联合会诊给更多的患者提供个性化治疗。

乳腺癌病人经多学科联合会诊后进行了保乳手术，在去除病灶的同时也留住了美丽和形体，对女性的生理健康，尤其是心理健康有着至关重要的作用。

钼靶检查显神通

对于乳腺癌的检查，医院还有乳腺钼靶检查。乳腺钼靶，全称“乳腺钼靶 X 线摄影检查”，又称钼靶检查，是目前诊断乳腺疾病的首选和最简便、最可靠的无创性检测手段，简便易行，分辨率高，留取的

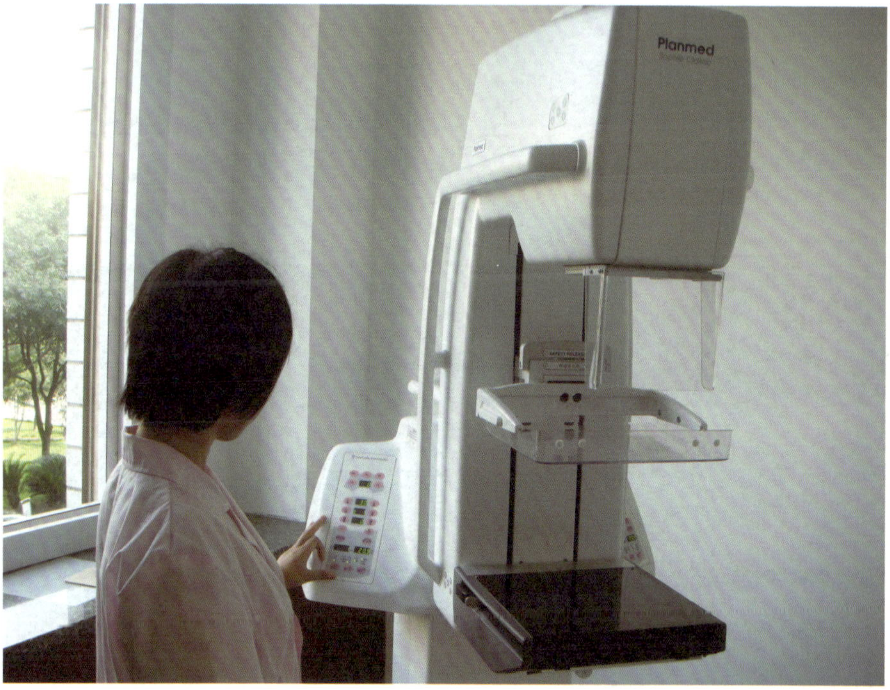

乳腺钼靶

图像可供前后对比，不受年龄、体形限制，目前已作为常规的检查。

曾有一名王女士到医院做乳腺常规检查。B超未发现问题，但是在钼靶下，王女士右侧乳房的外上象限有很多细小钙化点。为明确这些钙化是良性的还是恶性的，乳腺外科医生建议做钼靶下导丝定位活检。

她接受了医生的建议，但心里一直很忐忑，以为这种检查只有省级或市级医院才可以做，担心挂不上号，又觉得来回路上太折腾……

正当她不知如何是好的时候，同村老乡告诉她妇保院有乳腺外科。王女士就找到了乳腺外科的江峰。

“医生，我这个病是不是很麻烦？”“是不是要到杭州市区去看？”……见到江峰后，王女士迫不及待地问。

“不用，这个我们医院就能做。”看完王女士的病历，江峰告诉她，医院最新引进的乳腺钼靶机拥有定位装置，可开展钼靶下乳腺异常钙化灶导丝定位活检。王女士一听，松了口气，心也安定下来了。之后，她便住院并成功地做了钼靶下导丝定位活检手术，术后病理提示为良性钙化灶。一听是“良性”，王女士前段时间的满面愁容瞬间消失，笑逐颜开地感谢乳腺外科的医护人员。

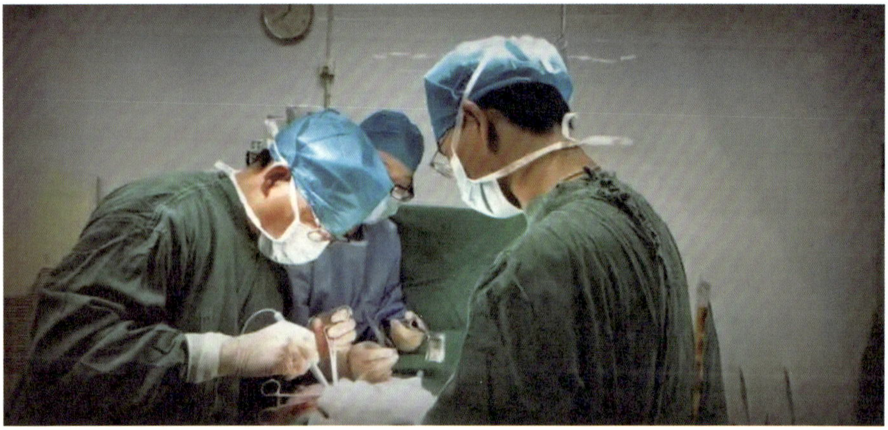

外科、妇科强强联手，提高乳腺癌治疗效果

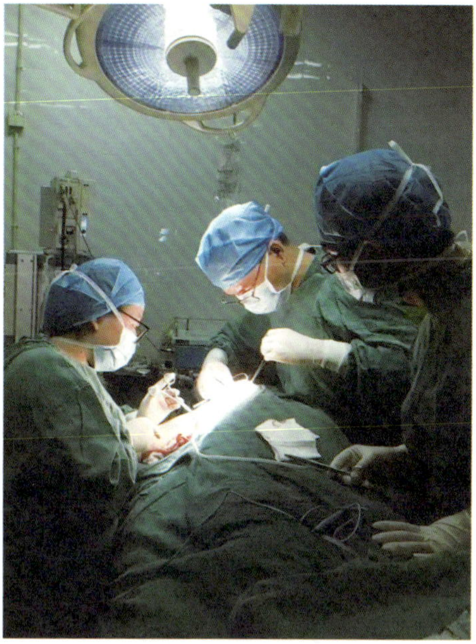

美丽，依然绽放——乳腺癌患者多学科联合会诊后进行保乳手术

乳腺钼靶X线定位留置导丝活检术，在乳腺癌早期发现、明确诊断上具有重要价值。准确的穿刺定位技术可引导外科活检，因导丝为金属物，且有倒钩，术中容易扪及，减少不必要的乳腺损害，使切除范围更准确。术中行标本钼靶摄片，避免了漏切、穿刺活检假阴性等问题。

医院钼靶下乳腺异常钙化灶导丝定位活检技术的成功开展，填补了桐庐县的技术空白，也标志着医院早期发现乳腺癌的诊治水平更上一层楼。

未来，乳腺外科将更加不遗余力地去救治那些需要帮助的女性；未来，医院计划成立乳腺疾病诊治中心，继续多学科联合救治，发展保乳根治术；未来，医护人员将全面随访每一个乳腺癌病人复查、用药、术后恢复、生活质量的情况，成立蕴含真情的粉红丝带病友俱乐部……

未来，乳腺外科发展的脚步不会停止。

如今回头看，无论是医疗技术的“保乳手术”，还是充满人文关爱的“钼靶检查”，无疑都彰显了医院在医学上的进步和发展。有时，细微的改变和改革，点滴的努力，长久坚持下来，时间长了，影响也是不可小觑的。

儿科："小"科室，不容小觑

曾有一位母亲写下这样一段话："如果见过凌晨2点的儿童医院，我们就会发现，和孩子的健康相比，没有什么是放不下的。成绩可以，排名可以，荣耀可以，哪怕天塌下来，我都可以置之不理，只求孩子健康。"

大抵，这样的心情，只有经历过孩子生病、看着孩子因病痛哭喊的母亲，才深有体会——这样的体会，对每一位儿科医生来说，又或许更加深刻。

对于儿科的每一位医护人员来说，他们面对的不仅是小小的患者，更是每一位因为孩子疾病而焦虑紧张的大人。所以，从某种程度上来说，儿科医生要面临的是更多的挑战。

妇保院儿科从只有一个医生，到如今全科三十余人的队伍，他们到底经历了怎样的过程呢？又是如何一步一步从艰难走向宽阔处的呢？

心之所向，行至宽阔处

妇保院成立之初，并没有独立的儿科，而是被称为"综合门诊兼儿科"，即内外儿。1998年9月，程建强毕业后被分配到妇保院，之

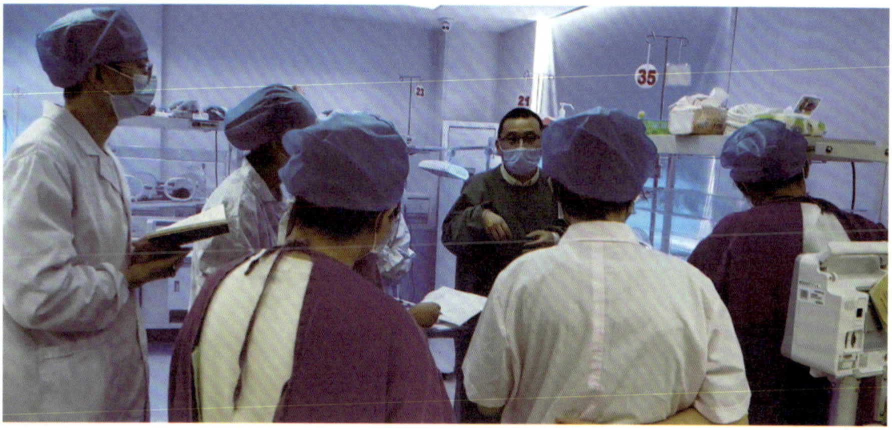

通过与浙江省儿童医院合作，聘请新生儿科袁天明主任医师进行每两周一次的查房、授课，并在教学、科研上进行指导

后又于1999年7月前往杭州萧山进修，2000年，他才到医院上班坐诊。而他，是当时妇保院唯一的儿科医生。

作为儿科第一个医生，程建强经历了儿科三个阶段的发展，从内外儿综合门诊，到儿科门诊，再到儿科病房的开设，眼看着心电监护仪、蓝光箱、保温箱等一系列设备进驻儿科。谈起儿科发展，作为"元老"的他却说："儿科如今的成就，离不开一代一代老院长、科主任的努力，我欣喜医院儿科的现状。对我来说，在医院这么多年，只是做了一个儿科医生该做的事情。因为对于小孩子的抢救，儿科医生要抓住最佳抢救时机。这也是我一直跟年轻医生强调的。"

2000年9月，吴明龙调入医院任综合门诊部主任兼儿科主任，开始筹建儿科。2001年，综合病房（内外儿）开设并收治患病儿童，也收治成人内科病患。2003年，新生儿室建立，同年9月，儿科从综合门诊中独立出来，儿科发展正式走上轨道。

"最艰苦的时候，我们上班的时间被很多人调侃为'白+黑'。儿科的发展起步于门诊，之后人员增多，满足病区医生倒班的条件，病房就开起来了。"说起儿科的起始，吴明龙记忆犹新。

儿科发展至今，已然是妇保院重点科室，也包括新生儿监护中心和普通儿科病房。

目前，科室设置床位38张，拥有了一批专业技术能力强、临床经验丰富、服务态度好的高素质医护人员；全科医护人员30余人，其中主任医师3名、副主任医师3名、主治医师7名、住院医师6名。设备先进齐全，拥有对讲系统、新生儿暖箱、辐射床、蓝光治疗仪、呼吸机、多功能心电监护仪、经皮黄疸仪、快速血糖仪、负压吸引器、微量输液泵等设备，为诊疗小儿各类疾病及疑难杂症提供可靠的依据。

在医疗技术上，儿科团队对多发病、常见病及疑难病的诊治积累了丰富的经验，尤其对新生儿窒息、缺血缺氧性脑病、新生儿黄疸、颅内出血、早产儿、低出生体重儿的抢救具有一定水平，形成专科特色。

新生儿重症监护室、早产儿室、足月儿室的设立，尤其是新生儿无陪护病房的开设，填补了桐庐县在这一项目上的空白，新生儿监护中心更是被列入桐庐县重点专科。

妇保院儿科无论是仪器设备还是专业技术均位列县内儿科的前列，尤其在极低体重儿、重度缺氧缺血性脑病、新生儿黄疸、新生儿湿肺、肺炎、新生儿呼吸窘迫综合征等疾病的诊疗上有着丰富的临床经验。

人才培养上，整个科室注重科研创新和人才梯队的建设，拥有杭州市“131”人才第三层次人选1名，桐庐县“511”人才5名，桐庐县学科带头人和院学科带头人各1名。近年来，儿科获得桐庐县科技进步奖3项，参与多项县级课题的研究，在国家级、省级公开刊物上发表论文20余篇。

这就是如今儿科的人员、技术、设备的力量彰显，也是一代代“妇保儿科人”努力奋斗的结晶。

“不仅是儿科，妇保院的发展能有现在这样的成绩，是所有人无私奉献、艰苦奋斗的结果。这不是客套话，而是我们每个人真切感受到大家在创业时期为之付出的心，是执着的，不计较的，也是不失信

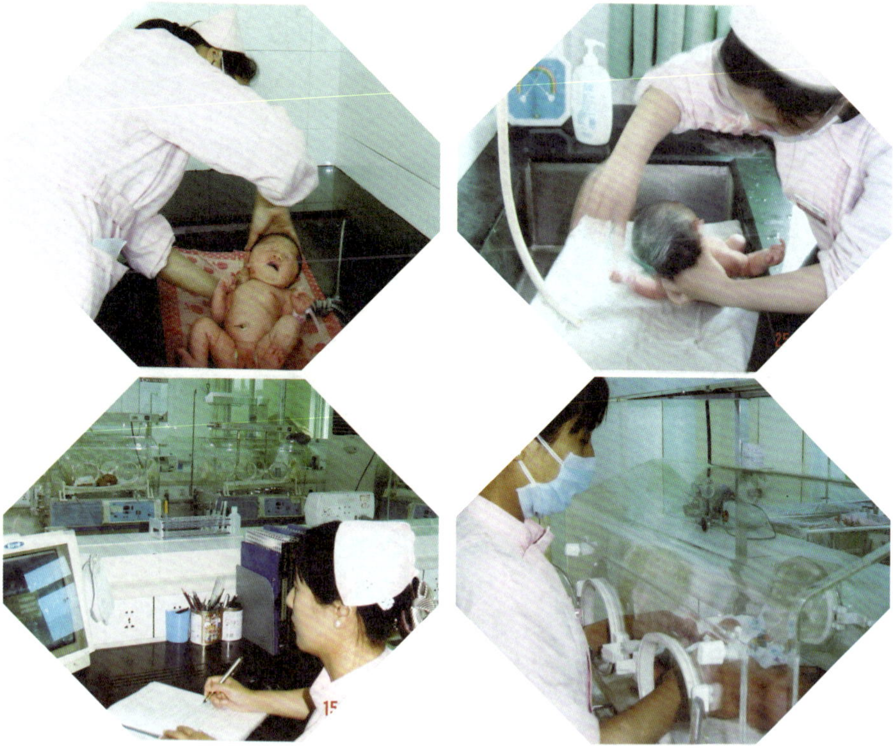

新生儿护理

念的。”吴明龙说。

2014 年 5 月，钱红萍从县第一人民医院儿科调入妇保院担任第二任儿科主任，她遇到的艰难是难以想象的，家人和朋友的阻拦、各方面的压力接踵而至，工作千头万绪。作为学科和科室带头人，她没有被困难吓倒，反倒知难而上，在儿科前 10 年发展的基础上积极引导科室全面开展各项业务。

在日常工作中，钱红萍制订科室工作计划并主持儿科的医疗、教学、科研、管理等工作，带头使科室的新生儿及内分泌等临床治疗工作取得了很大的发展。

引进了呼吸机的呼吸支持，新生儿营养支持治疗，新生儿 T 组合复苏，小儿肺功能测定，鼻腔冲洗，小儿黄疸强光治疗及小儿抚触治

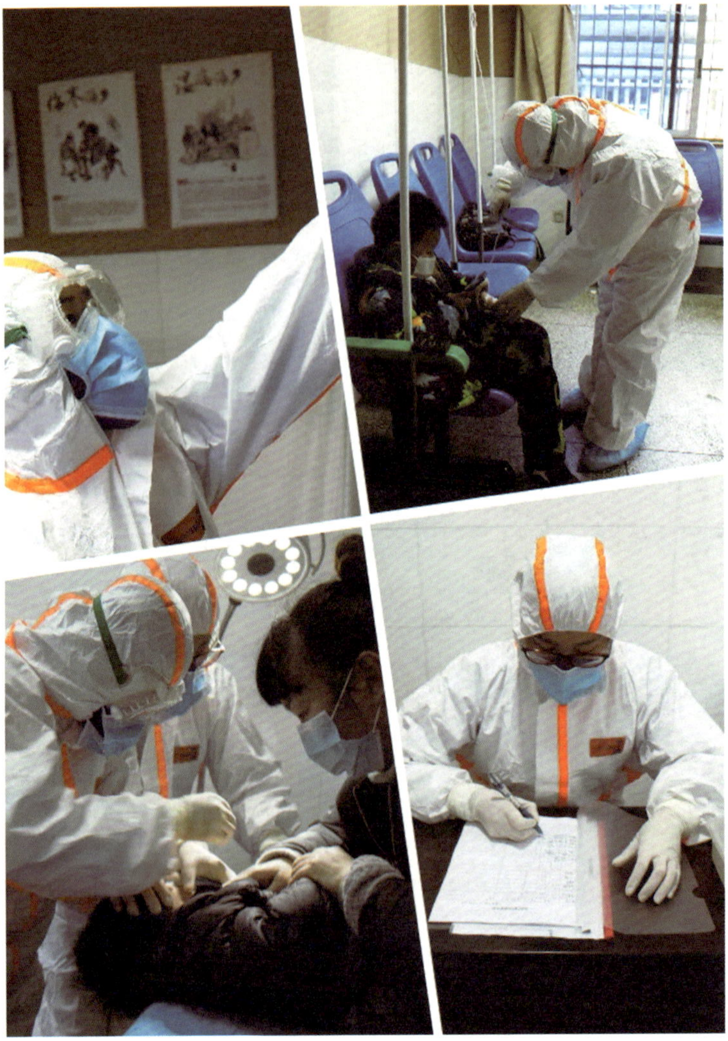

2020年疫情防控期间，儿科发热门诊的一天——测体温、流行病学调查、登记、就诊引导、检查、治疗

疗等新技术、新项目。在医院开展不同形式的培训，多次组织科室内业务学习及全院性新生儿窒息复苏的培训等工作，并申请县级课题3项。科室在2016年成功申报为县级重点专科。

为使妇保院儿科与省级医院接轨，钱红萍于2016年在医院领导的支持下，与浙江省儿保签订了袁天明新生儿工作室协议，邀请多名省级专家来医院坐诊、查房及讲课，大大提高了妇保院儿科医生的理论及实践水平。

这一系列“向外”和“向内”的举措，无不是在为了妇保院儿科的未来发展作铺垫，未来可期，且充满了可能性，也让每一个“儿科人”对未来满含信心。

心之所向，即为光明。也许是的。有一颗“劲往一处使”的团结之心，妇保院儿科慢慢行至宽阔处，打好了基础，有了更多的发展机遇，未来，又怎会不光明。

儿科虽“小”，病情可不小

纵观20多年的岁月，儿科从无到有、从少到多、从普通做到精湛，这是发展的道理，也是每一个医生、护士成长的过程。这期间，有很多故事登上历史舞台，每一个见证医院和儿科发展的人，都因着各种各样的故事，欣喜过，欢呼过，悲伤过，也痛哭过。嬉笑怒骂，无非是为了成全一个“大发展”。

这些值得记住的时刻，连同那贮存着饱满情感的瞬间，必须珍而重之地护送，聚合最明亮的绽放，传递至所有人的眼前。

世相纷繁，意外迭生，正因有他们，才能看见生命的光亮。

让吴明龙印象深刻的是，曾有一个六七岁的小孩子，父母在桐庐县打工，时常不在家。而小朋友的“意外”，总是发生在这些“不在家”的时刻里。

一不小心，孩子吞下了瓜子，连壳整个吞了下去，又卡在了喉咙里。幸好父母发现得及时，然而瓜子排到直肠，怎么都排不出来。于是，父母便立刻将孩子送到医院。在吴明龙等医师的及时处理下，孩子的腹胀腹痛缓解，问题解决了。

“儿科面对的是小孩的病情，同时面对的还有父母。因此，我的原则是，尽量用最简单的方法，最小的成本，达到最佳的治疗效果。

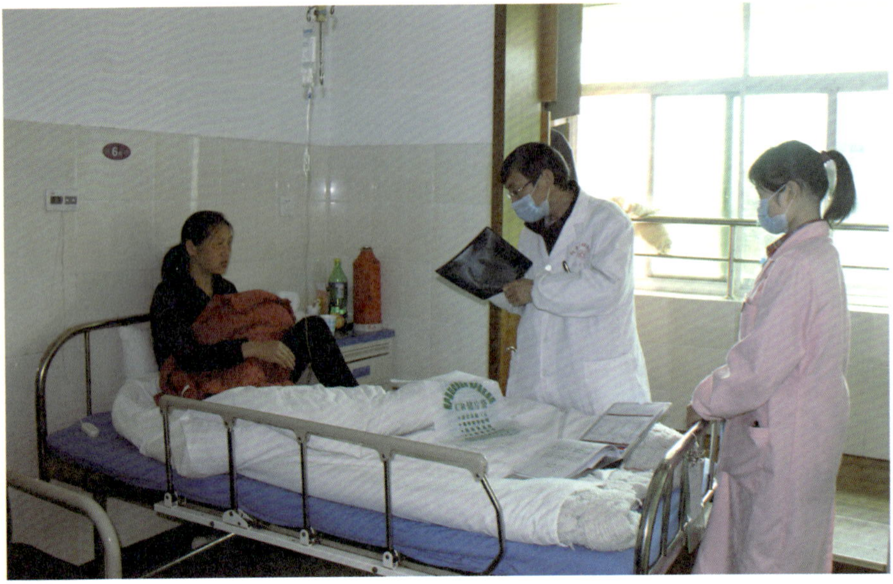

吴明龙为患者父母分析患儿病情

当时，桐庐有很多这样一起打工的父母，所以印象比较深。”对于吴明龙而言，尽最大的努力，抢救每一个生命，是医生的本分。尤其患者年龄小，简单的方法可以减少孩子们在治疗过程中的痛苦。

诚然，当医生是难的，当儿科医生则更难。儿科之所以难，是因为儿科实际上是“哑科”。一般情况下，成年人能够清楚地知道自己哪里疼痛、疼痛的程度。可是，对于一些语言能力还未发育健全的孩子而言，可能只会哭和闹。所以，儿科医生要靠自己的观察在第一时间判断出大致病情，这对于医生的能力要求更严格，同时也增加了工作量。

面对繁重的诊疗工作和沉重的心理负担，无论是吴明龙，还是钱红萍，他们都是以患儿为中心，热情对待每一位患儿，耐心听取患儿家属的意见，维护患儿的利益，为患儿排忧解难，使患儿及其家属积极配合医护人员进行治疗。

因为他们心里清楚，儿科虽“小”，可病情，不能小看。

“行医有道，大爱无边”是钱红萍经常挂在嘴边的一句话。她是这样说的，更是这样做的。

在“非典”、毒奶粉事件、手足口病等公共卫生事件发生期间，钱红萍积极努力为患儿服务，主动参与疑难病症的诊治。在工作中将自己所学的理论知识与临床紧密联系，不断总结经验，学习新知识，钻研新业务，了解相关学科知识和本专业国内外发展趋势，掌握儿科特殊诊断方法，多次参加抢救儿科重症及疑难病例；积累丰富的临床实践经验，更好地为患儿服务。

同时，为缓解就医压力，为患儿及家属提供方便，钱医师还在疫情防控期间成立了四个线上问诊群，下班后在线上为患儿问诊。此举大受患儿家长欢迎，共有 1500 余人入群，接受免费的专业服务。

作为学科带头人，钱红萍不但勤奋踏实地做好自己的工作，兢兢业业并富有开拓精神，而且带动医院更多的医师充满热情地投入自己的工作，营造了一种“比、学、赶、帮、超”的积极上进的工作氛围。此外，她还积极引导儿科全面开展各项业务。2010 年至今，多次外出学习内分泌知识，并开展矮小症、性早熟、肥胖等疾病的诊治。

凡有未来，皆有期盼，这期盼始于过往的全力以赴，当下的从容不迫，以及未来的无私分享。

本是“天使”，守护好“天使”

儿科总是一片“哇”声，因为这些“小天使”很多时候只能用哭泣来表达身体的不舒服。

而身穿白色大褂的“医生天使”们，用自己的专业能力守护这些“小天使”。

作为儿科主任，钱红萍时常在新生儿重症监护病房工作，在小儿多种疾病上有着丰富经验的她，面临危重新生儿，感觉肩上责任更大了。

已到不惑之年的她，为了掌握新生儿急救前沿技术，挽救更多幼小生命，决定再次去省儿童医院新生儿重症监护中心（NICU）学习。学习期间，为了不因自己是儿科主任而得到特殊照顾，她隐瞒自己的身份，和其他年轻的儿科进修医生一样，一起写病历，一起轮夜班，就如同自己也是一个刚毕业的新手医生。

学成后，她回到妇保院，用自己所学的技能，指导科室同事们如何进行气管插管，如何使用呼吸机辅助呼吸等。肠道外静脉营养等危重抢救技术的应用，填补了桐庐县此项新生儿急救技术的空白，也让妇保院的儿科成为桐庐县唯一可以使用呼吸机抢救新生儿的科室。

新的急救技术的学习和运用，让妇保院儿科的实力又大大提升了很多，且在面临棘手的病症时，更加从容。

钱红萍曾遇到过一个早产儿小莹莹（化名），在妈妈“温暖的房子里”只待了 27 周多，就迫不及待地降临在同样早到的春天。

小莹莹出生体重只有 1250g，就仿佛一只刚出生的小猫，又轻又软。细若游丝的呼吸、吹弹可破的皮肤，甚至可以看到单薄胸壁下心脏的跳动，因为早产，小莹莹反复出现呼吸、心搏骤停的情况。

以往像这类患儿只能往省、市级医院送，路途的遥远和路上的颠簸，对于本就脆弱的生命，更是严峻的考验。路上一切未知的因素，都让小生命有了不可预知的风险。

小莹莹是自新生儿科成立以来收治的胎龄最小、体重最低的新生儿，看到小莹莹的情况，以及面对患儿父母声泪俱下的恳求，钱红萍毅然决定接受这次挑战，背负起“小莹莹”父母的重托，立刻组建抢救小组，全力救治这个早到的“小天使”。

科室的医护人员不分昼夜地守在患儿旁边，观察指标，调节参数；仔细计算液体量，反复地评估、精确静脉营养。尤其是钱红萍，她一次次地监测血气，纠正血氧；一次次地将小患儿从死亡的边缘挽救回来。患儿的喂养关、呼吸关、贫血关……一关关的早产儿并发症难关

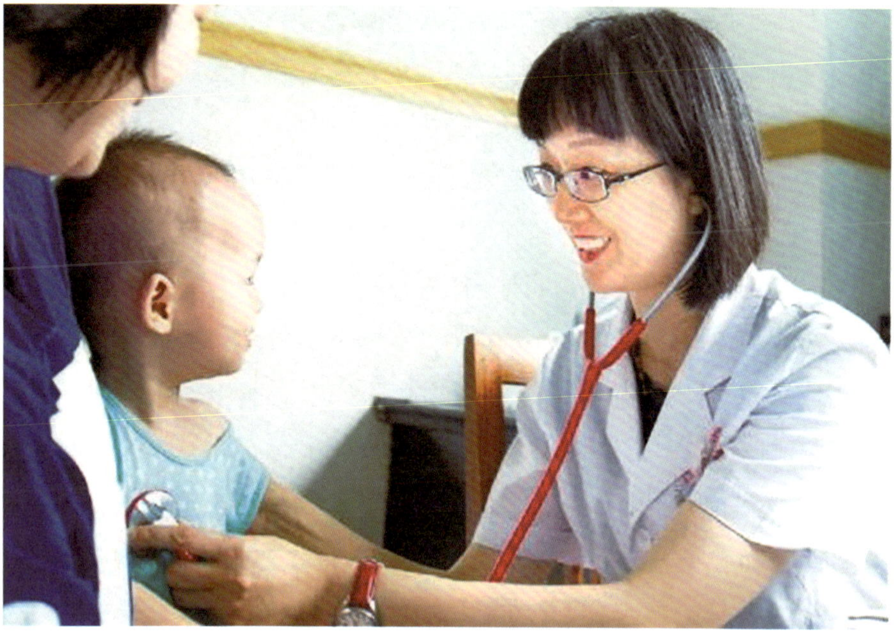

钱红萍主任门诊

在她精湛的治疗下安然闯过。

许多家长会因为新生儿病情危重担心失去孩子，或者留下后遗症。在家属绝望之际，科室医护人员会主动和家属谈心，给家属打气："不要放弃希望，请给我们一点时间，我们会力争创造生命的奇迹。"在他们的鼓励下，家属重新看到希望，积极配合医生。

经过整整三个月的精心治疗，"小莹莹"终于痊愈出院。面对家属的感激，钱红萍依然是那句口头禅："只要孩子健康，我们再辛苦都值！"

回顾整个医治过程，科室的每一个人日夜轮流坚守，他们就像打了鸡血一样，守护在床边等待"小莹莹"转危为安。

也许在钱红萍看来，尽管有时也会觉得很难、很累，但只要看到一个个孩子摆脱病痛，蹦蹦跳跳地露出开心笑容，就会有一种莫大的愉悦。

“只要有1%的希望，我们就要做100%的努力。这是一个医生的使命。”钱红萍从医30余年，把半生的精力和时间都奉献给这个专业，她说，“这辈子是儿科医生，是我的幸运，更是我的责任。”

正是有了这样一群医护人员，他们一直用双手呵护着这些经历风吹雨打的小幼苗，为小天使们撑起生命的守护伞。

宝宝的健康、家长的信任、社会的认可，成就了医生的幸福。钱红萍也时常告诫科室里的医务人员，大家眼里看到的虽是患儿，但心里要系着一个家庭的幸福，一个家庭的未来。

杏林春暖，医学的道路上欢笑和危机总是并存，难关总是接踵而至，而且还是一关比一关棘手。

为医者，如果灵魂有火，眼里有光，其一言一行、一举一动，也将是走向光的过程。无论是医院致力的发展，还是儿科全力的建设，都是走向“光”的途径。这其间，总有许多温暖的念想，和值得每个人眺望的事情。

在一个渴望治愈的年代，医生们需要奉献，同样也需要被铭记。他们是一直走在生命前方的人，观察一切，感受一切，治疗一切——用果决的手，仁慈的心，描绘真实的生命。

新生儿科：守护小生命的第一道防线

比尔·盖茨曾经说过，“判断世界是否进步最好的方式，就是看看有多少孩子的死亡其实可以避免”。新生儿的死亡率下降，不仅体现医疗技术、护理质量的飞速发展和提升，更是衡量社会进步的标志。

当初生婴儿以一声声清脆无比的啼哭声呱呱坠地时，总能在瞬间触动人们心底最柔软、最细腻的情感。小宝宝的诞生，注定会给每个家庭带来无限的欢乐和甜蜜。可是，有些宝宝出生时的生命很脆弱，一出生就要面对各种疾病的挑战……

说起妇保院新生儿科，发展至今，走过了长长的曲折艰辛之路，却也收获了许多惊喜和感动。

由简到专，不变的是初心

“新生儿的病情变化快，因新生儿特殊的治疗，医院购买了保温箱、呼吸机、蓝光箱等基础设备，满足隔离、重症等规范治疗的条件，还针对新生儿特殊性，对年资深的护士进行了专业培训，终在

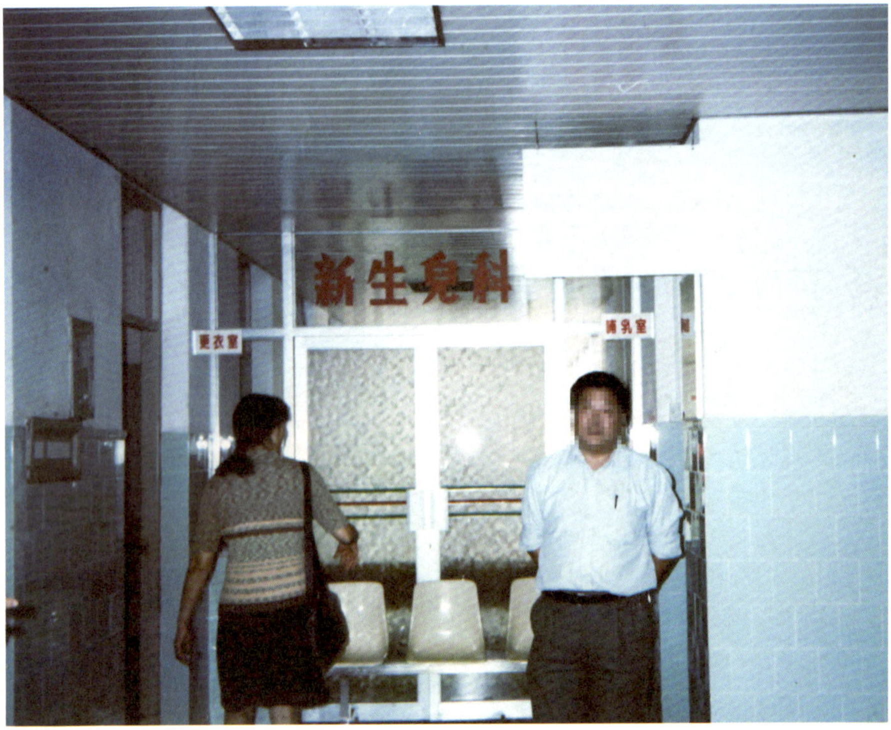

新生儿科

2003年建立了新生儿室。当然，成立之后，我们也遇到过很多困难，走过很多弯路，但开心的是新生儿室成立之后，逐年稳步发展，渐渐完善，也救治了很多小孩，这才是我们当时花这么大心血建立新生儿室最大的意义。”2000年进入医院的儿科创始人吴明龙说。

磕磕碰碰的发展，是积累经验的过程，也是厚积薄发的过程。

如今妇保院的新生儿科，是桐庐县最大的新生儿疾病诊治中心、危重新生儿抢救基地，也是全县唯一一家拥有新生儿有创呼吸机的单位。通过与浙江省儿童医院合作，聘请新生儿科袁天明主任医师进行每两周一次的查房、授课，并在教学、科研上进行指导，在新生儿疑难病症救治方面有了很大提升。有了省儿童医院资源下沉作为儿科发展的强大后盾，各种新生儿异常情况可得到及时的诊治和转诊。

“医院新生儿室从最开始的2个暖箱，发展到10个暖箱，医生护士做着‘又当爹又当妈’的工作，但这是一个成长的科室，以前抢救的是小宝宝，如今再见到的是小伙子。我们看到他们健康快乐，也是很开心的。”2000年进入医院担任儿科首任护士长的龚彩连在回忆新生儿科的发展时，亦是感慨颇多。

所幸的是，科室不断发展，人才持续加入和更新，救治能力不断提高，可无论如何前进和发展，每一个医生、护士一直不变的是建立新生儿科时的初心。持守建立之初的心愿，未来无论走得多远，都是踏实的，稳健的。

精心照料，出动两大“武器”

设备、人才、技术逐渐到位和提升后，新生儿科的救治能力大大提升，于是一个个惊险的抢救故事衍生了。

一如小安安被成功救治、平安出院这件事，让医护人员们非常开心——在新生儿室待了 2 周多的安安，在新生儿科医护妈妈们的照顾下终于康复回家啦！才 16 天大的安安小宝贝，却经历了一个惊心动魄的康复过程。事情还得从 2020 年 12 月说起。

2020 年临近年末，安安的妈妈怀孕 34 周，孕期合并“双胎妊娠、疤痕子宫、肝内胆汁淤积、子痫前期等”多个高危因素。为确保母子平安，术前医院多学科团队精准评估情况，安排剖宫产，并为母婴平安的保驾护航做了充足的准备。

安静的手术室里，能听到手术器械的声音，心电监护仪在滴滴地播报生命指征，在场的医护人员心里都知道，这将会是一场硬战。

“羊水Ⅲ度混浊”，短短几个字，让紧张气氛再次升级。

15 时 37 分，胎儿娩出，出生后 10 分钟出现呻吟、氧饱和度下降的情况，医生积极抢救治疗后立即转入新生儿科住院治疗。

安安是双胎早产儿，入院后呼吸困难进行性加重，儿科主任钱红

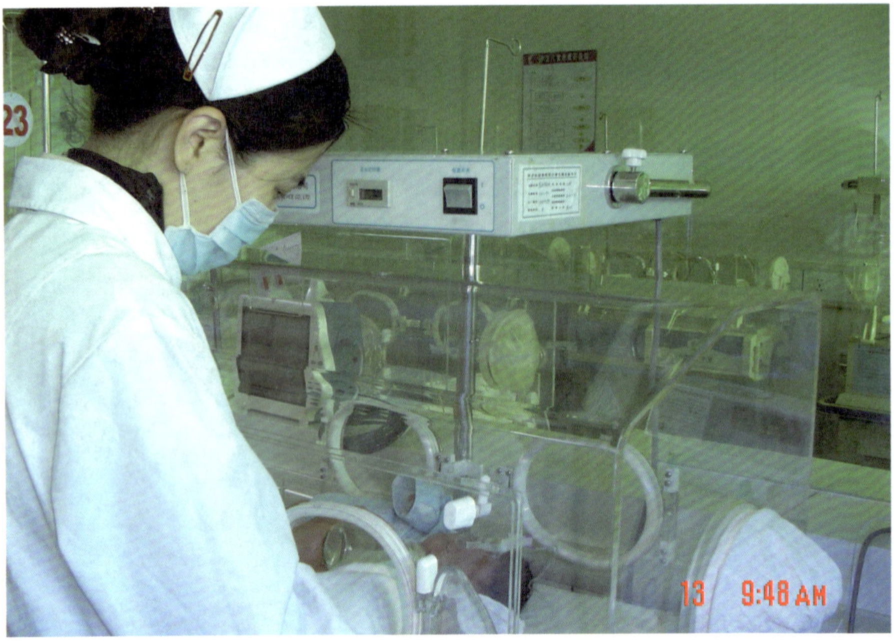

新生儿护理

萍根据安安的情况和胸片结果，精准评估病情，立即成立抢救治疗小组。

“上呼吸机！”钱红萍果断发号施令，并拿出了第一个“武器”——无创呼吸机（NCPAP），进行机械辅助通气。在无创呼吸机的支持下，仍需要45%的吸氧浓度，胸片提示RDS进一步进展。这种情况下，不得不拿出了第二个“武器”——肺表面活性物质。“双剑合璧”，在儿科医护不眠不休的72小时照顾下，安安病情趋于平稳，终于可以脱机观察。

正是在这两大重型武器的保驾护航下，经过一周的精心照料，安安不需要氧气的帮助，也可以自由地呼吸了。转危为安的安安，每餐能喝下50ml左右的奶，偶尔还会朝照顾他的“护士妈妈”们微笑。

安安来到新生儿科的第一个晚上，是无创呼吸机支撑的第一个晚上，医生叮嘱要专人专护，照顾安安的护士整整一夜寸步不离。看着好起来了之后的安安，医护人员悬着的心也终于可以落地了。

过程是惊险的，结果是喜人的，但对于医护人员来说，全力救治，不放弃的是生的希望，无论多艰难。这是对医院新生儿科的考验，也是突破，更是坚守。

像这样的抢救，在新生儿病区经常发生。

孩子是父母的心肝宝贝，面对刚出生不久的新生命，面对家长们的苦苦哀求："医生，请你一定要救救他！"这是一种信任，更是一种责任！

脆弱的小生命，需要医护人员投入百分之百的爱心与耐心，正是因为他们对小患儿病情的严密监测和及时判断、治疗，正是因为他们拥有同一个目标——让孩子们重拾健康，医护人员齐心协力、其他科室积极配合，护佑每个小宝贝的生命安全。

全力以赴，不放弃的是希望

"新生儿一旦发生窒息，我们立即采取抢救措施，而这个抢救专业能力，是经过一次次苦练积累的。仪器的操作，抢救过程的细节，规范化、精细化，都是医生护士有时候在放弃休息的时间里操练的。"现任护理部主任，2000年进入医院的叶美说。

对于新生儿科的医护人员而言，他们永不放弃的救治之心，是每一个需要抢救的新生儿生的希望，是给每一对父母的慰藉。

曾有一个胎龄30周的小宝宝，其母亲是通过辅助生育（即试管婴儿）受孕的，在怀宝贝过程中特别辛苦，最后因为羊水早破，小宝贝整整提前了两个多月出生，入住妇保院新生儿科后，全科室医护人员都特别关注。

住院期间，小宝贝一度心率增加到170次/分以上，也出现了心脏杂音，B超结果提示动脉导管未闭（PDA），是先天性心脏病的一种类型，

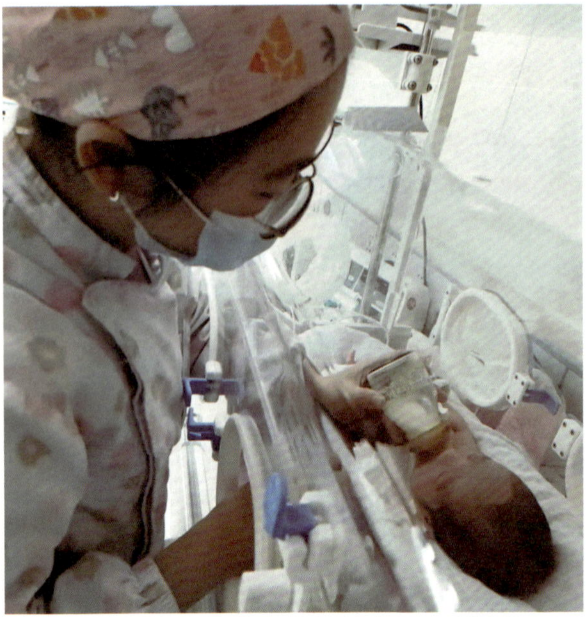

“双剑合璧”，助力早产儿宝宝渡过呼吸难关

在排除了感染、贫血等可能引起心率加快的因素后，经过精密的诊断和详细的商讨，医生们确立了治疗方案，通过限液、布洛芬混悬液药物口服促进动脉导管关闭。终于，小宝贝的心率慢慢地降了下来，波动在130—140次/分之间，渐渐地，心脏杂音也消失了，心脏B超复查显示动脉导管接近关闭状态。

最后，小宝贝避免了动脉导管结扎的手术，顺利地出院了。

动脉导管是连接主动脉和肺动脉主干的一条血管，也是胎儿循环不可缺少的部分，健康足月儿出生后数小时至数天，随着血氧水平的升高，刺激导管壁中层平滑肌收缩，使动脉导管功能性关闭。但是早产儿动脉导管平滑肌发育不良，及平滑肌对氧反应低下，所以早产儿动脉导管未闭发生率较高，临床上有血液动力学改变的早产儿动脉导管未闭未被及时治疗，会有严重的后果。

这个小宝贝在应用药物治疗下，动脉导管成功闭合，从而免去了手术，避免了一系列的严重并发症发生。

可回过头看整个治疗过程，先是全面精细的检查，在确诊之后，各个科室一次次的讨论、调整治疗方案——每一个步骤都凝聚着医护人员不放弃的信心和决心。不放弃，便意味着希望。而正如《流浪地球》

电影中所说，希望，是这个时代像钻石一样珍贵的东西 。

在新生儿科，医护人员就是这些脆弱新生儿的保护神，他们日夜守护，从孩子没有反应到一点点能动，到成功撤离呼吸机，奇迹般地各项指标达到正常……这一切都离不开新生儿科的医护人员的救治、照料，以及他们的信心和决心，因为新生儿科是守护这些小生命的第一道防线和保护墙。

墙上挂着的一面面锦旗都记录着新生儿科医护人员陪伴过的宝宝所经历的第一段艰难的人生历程，更承载着家属对医护人员工作的肯定及认可。

人的一生，也许从诞生之时便充满坎坷，但是：

孩子们，别怕，有他们——妇保院儿科全体叔叔阿姨们定会为你们的健康保驾护航。

妇保科：即使荣誉加身，遍地开花，仍一直在路上

中国著名艺术家、现代舞蹈家高艳津子在成为母亲之后，说过这么一段话：

当我做了母亲，我才真正知道，我们每一个当下的努力，可能就是我们对未来、对下一代负责任。这样的努力堆积起来的话，未来一定会比我们想象得更踏实、真实。

对于每一个女人来说，成为母亲，是人生的一个转折点。可在这转折过程中，需要专业人士的引导和指向，才不致不安、茫然……大抵，医院的妇保科，对于女人而言，便是这样一个指引，包括产前、产后的各种保健事宜。

桐庐妇保院的妇保科，有着历史岁月的沉淀，一代代从妇保科走出来的人，也在努力过好每一个当下，竭力创造一个踏实、可期的未来。

产前产后，全面保障

医院妇女保健科承担了全县妇女保健的业务指导和管理工作，同时开展全方位的妇女保健服务，不仅是桐庐全县孕产妇系统保健管理中心、

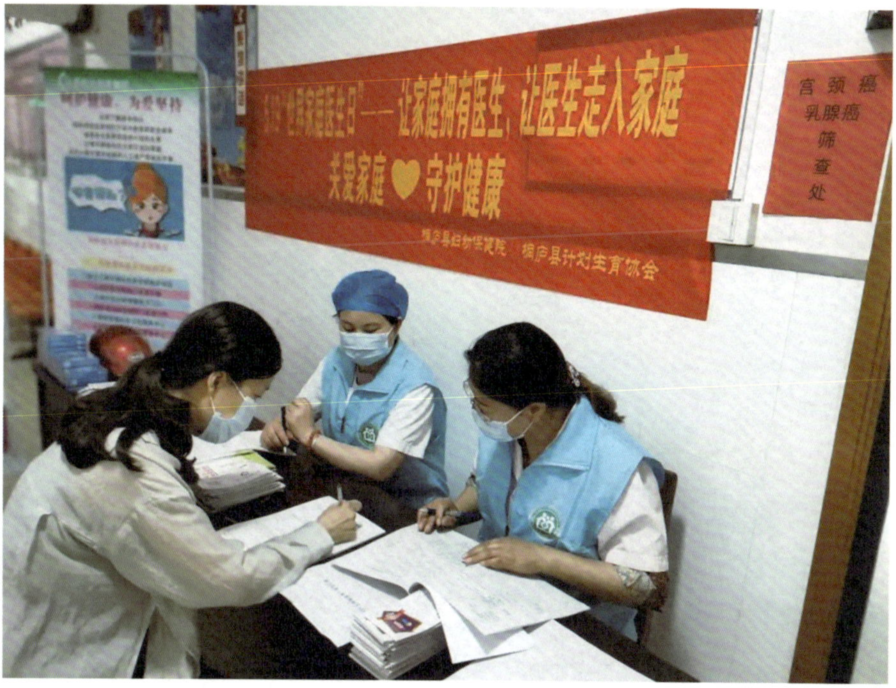

出生缺陷全面防控

高危妊娠筛查中心、产前筛查中心，也是全县孕前优生检测中心、妇女病普查中心，对不同群体提供不同生命周期的服务。随着社会的发展，妇保科的业务相较以前，纷繁复杂了许多，主要有婚前保健门诊、优生咨询门诊、孕期保健门诊、高危妊娠门诊、孕期营养门诊、产前筛查门诊、早孕建卡和 42 天检查门诊、胎心监护室、围绝经期保健门诊等。

妇保院现是桐庐县唯一指定的免费婚前医学检查的机构。婚前保健门诊承担全县的婚前医学检查、婚前卫生指导、婚前医学咨询等工作。自 2008 年 10 月开始实行免费婚前医学检查，是预防出生缺陷、提高人口素质的第一道防线。

十月怀胎是一次幸福的历程，也是充满艰辛的历程。此阶段涉及母儿双方的健康和安全，在这一相对漫长的过程中，母亲和胎儿都需要特别的呵护。孕期保健早已脱离传统意义上的“查胎位”层面。多

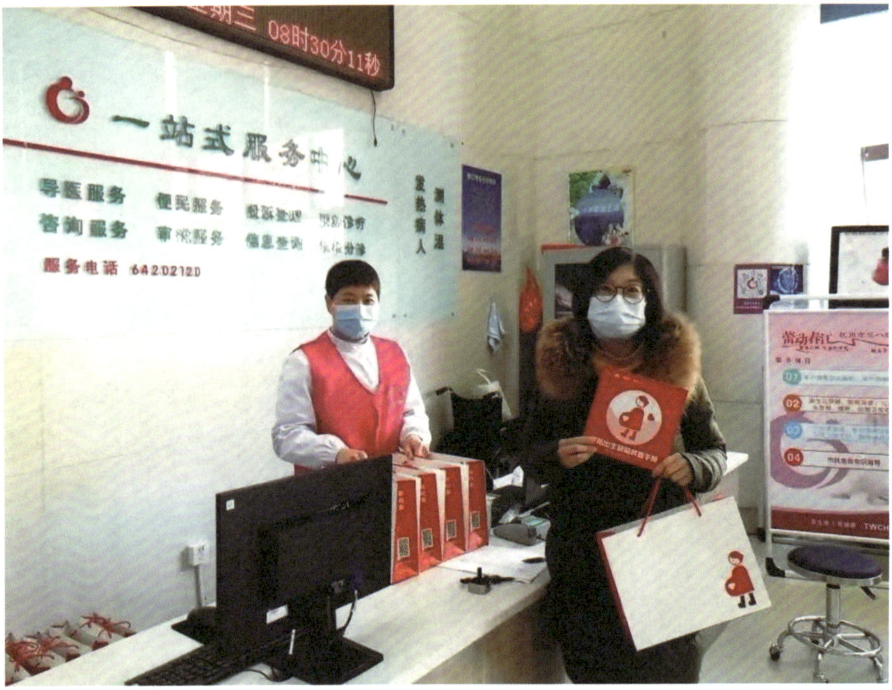

出生一件事、多证联办

年来，医院致力于围生期保健工作，产前检查门诊是专为准妈妈们设置的进行围生期保健的安全港湾和温馨家园。

高危妊娠的管理是产科的重点工作之一。高危妊娠门诊直接承担着全县基层高危孕产妇的接诊工作。门诊由有高级职称的医师坐诊，由专人对妊娠档案进行整理和检查，负责与孕妇之间的联系，电话预约病人就诊相关专家，报告检验单结果，联系其他相关事宜等。此外，为提高门诊的监护水平，门诊还建立了监护室，由两名专职人员进行产前的相关监护工作，根据临床检查、治疗和监护的结果等综合分析评估，确定适宜的分娩时机和方式，以确保母婴安全，大大提高了产前门诊的管理水平。

孕期营养门诊是产科服务体系中的重要组成部分。医院于 2011 年 3 月开设了孕妇营养专科门诊，该门诊采用营养分析软件，结合孕产妇的具体情况进行评价，科学指导孕期饮食并计算最佳补充量，最后提出合理膳食的指导意见。对前来检查的孕妇在孕24—28周时进行血糖耐量试验，尽早诊治，对妊娠期糖尿病孕妇、肥胖、胎儿生长受限、巨大儿、孕妇营养不良等异常妊娠妇女的营养指导、血糖控制等方面建立了较为先进的管理模式，有效地减少孕妇及胎儿的并发症。

医院还设有孕妇学校，是市级示范孕妇学校。每月的8、18、28日由资深的医护人员给孕妇上课，并不定期邀请国内知名专家来做知识讲座。

值得一提的是胎儿监护中心，这是一个保障胎儿在妈妈肚子里安全的防线。众所周知，良好的孕期监护是孕产妇和胎儿安全的保证。近年来随着围产医学的发展，对胎儿的生长发育、胎儿胎盘单位功能的监护、胎儿成熟度及宫内情况监护的内容和准确性要求也越来越高，胎儿监护方法呈多方位发展。医院现有设备有胎儿心电监护、胎儿脐动脉多普勒血流检测、MP妊高症预测仪、骨密度超声测量仪等，先进的设备、完善的监测管理，对有效降低围产儿发病率，起到了积极的促进作用。

“两癌”、高危，全程追踪

医院妇幼保健工作“掌舵人”、现任医院副院长程晓仙在妇保工作过程中，一直坚信“大医治未病”。妇保工作虽然不像临床工作那样立竿见影，但持之以恒的努力终可达到受益面广、影响深远的效果。

对妇女的“两癌”筛查工作，便是最好的例证。“两癌”筛查，一直是妇保科的重点工作之一。

“两癌”筛查工作是一项惠民工程，被列入桐庐县十大民生工程。妇保院也是决心把这项惠民工程抓实抓好，进一步扩大筛查覆盖面，为广大妇女的健康保驾护航。“两癌”指的是宫颈癌和乳腺癌；筛查的性质是关爱女性健康的公益活动，即免费筛查。

“两癌”筛查就是指通过先进的检查手段，检查出受检者是癌症还是一般的妇科疾病。医院如今是桐庐县内最早开展钼靶检查项目的单位，并承担着全县两癌的筛查工作。2018 年，筛查后发现 8 例乳腺癌病人，他们都得到了及时的治疗。因为，早发现、早诊断、早治疗是提高乳腺癌治愈率、提高患者生存率的最佳途径。

“两癌”筛查在妇保院历时已久。2005 年，医院新门诊大楼建成并投入使用。场地的扩张，让妇保科也有了更宽阔的场地。

“这之后，妇保科联结了医院管辖区20多个卫生站，成立了一体化站室，由医院统管。这样的体系架构，大大提高了妇保科筛查妇女病和‘两癌’的工作效率。”2001年进入医院妇保科的胡剑倩说。

“2006年，孕期检查门诊只有3个人，工作很多。那个时候很多工作没有那么细分，谁可以做谁就上，比如胎心监护、盆底康复、胎儿骨密度检查，还有营养门诊的一些工作，有时也会兼任。尤其是一些高危产妇的追踪，我们都会上门服务。有些条件特殊的产妇，如果需要去市

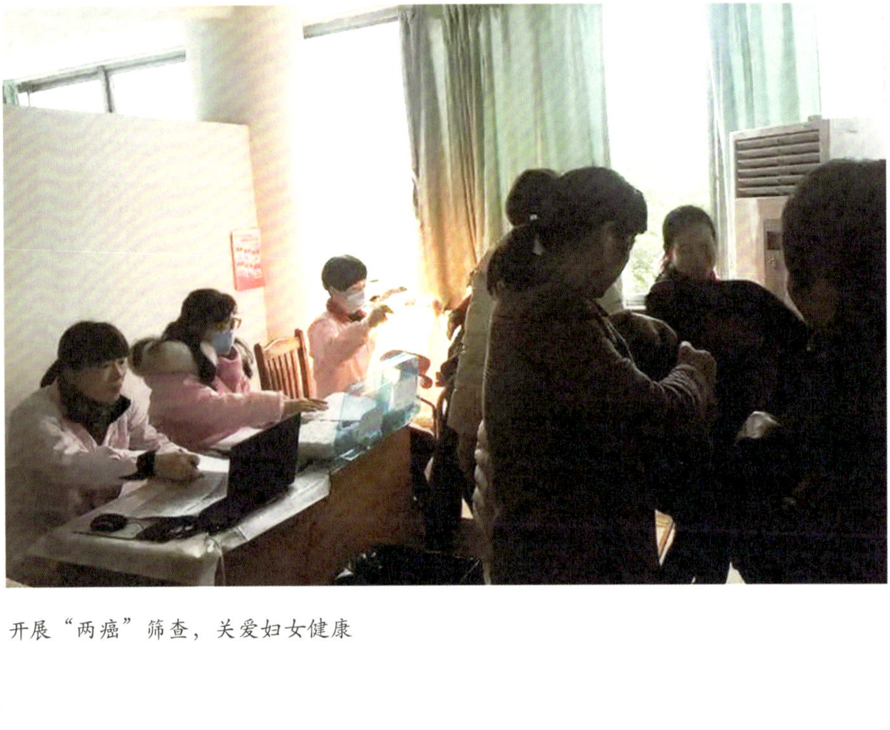

开展“两癌”筛查，关爱妇女健康

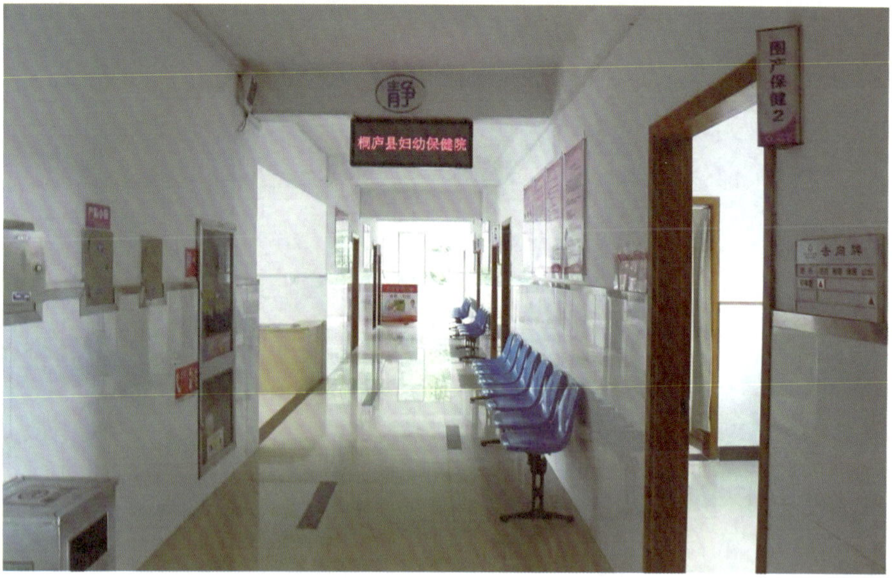

创建星级门诊，提供规范化服务

级医院检查，我们也会亲自陪同她们，因为有些流程我们比较熟悉，我们在，她们心里就有底。”2002年进入医院的方群英回忆道。

对于早期妇保工作，医护人员会深入村里，挨家挨户走访。

直到 2015 年，县计划生育与妇幼保健机构重组后，原计划生育人员全部组队成立“两癌”筛查初筛组，常年下乡进行“两癌”筛查。于 2017 年起采用国家、省方案和县方案同步实施的“两条腿”走路。妇保院成立以妇产科和乳腺外科为主的追踪随访组和两癌复查组。建立一个“筛查前动员—专人下乡筛查—专人追踪随访—专家对接转诊”的工作流程。2015—2019 年桐庐县免费“两癌”筛查 10 万余人，发现宫颈癌 51 人，乳腺癌 34 人，均得到及时治疗。

“现在算算，高危筛查、“两癌”筛查等这些工作，我们原先到每家每户，后来到当地卫生院，就这样也坚持了20多年。后来统一管理之后，对于一些异常情况的病人追踪，我们还是会亲自上门的，做到全程追踪，不遗漏一个。”方群英说。

“妇幼健康管理关系着母婴安危、家庭幸福、国家民族的未来。”程晓仙说出了自己对妇保工作的认识。正因有这样的认识，为了提高全县妇幼医生的业务水平和服务能力，她定期组织知识讲座、技术培训、项目督导，并落实整改。通过13年的不懈努力，她带领出一支技术过关的妇幼健康管理团队。对于危重孕产妇、高危儿童和政府民生实事项目，她又牵挂不已，事必躬亲、狠抓落实。在她的指导下，在妇幼医生的共同努力下，桐庐县的妇幼健康工作走到了杭州市的前列。

诚然，在这个过程中，他们也遇到过很多困难和阻力，但这支信奉“办法总比困难多”的妇保团队，硬是一步一个脚印，踏遍桐庐各个乡镇每一寸土地，开辟出独属于妇保院的“妇保”工作之路。

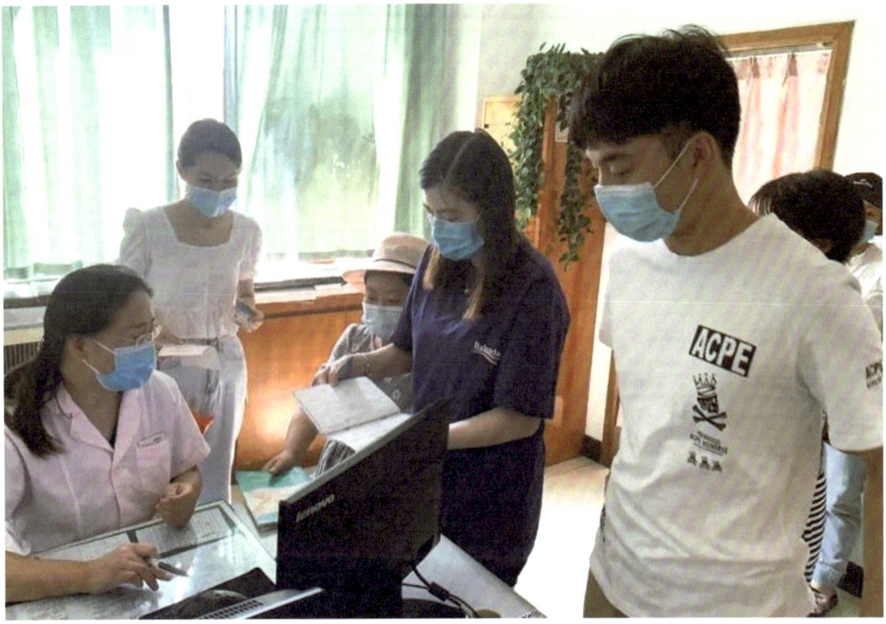

医院妇幼保健工作“掌舵人”程晓仙在妇保工作过程中，一直坚信“大医治未病”

妇保工作，风雨无阻

产后随访也是妇保科的一项工作内容。看似简单，其实非常不容易。风雨无阻，且要对桐庐县的各个道路熟悉，因为上门服务意味着要在各个小区里准确无误地搜寻到产妇的家。尤其遇到刮风下雨的天气，更显得艰苦。

从医院退休的钟来娣受到医院邀请，回到医院担任产后随访的工作。她曾作为三合卫生院院长，见证了桐庐县妇保院的合并创立和快速发展。从最开始的三层门诊楼，到后面病房大楼的崛起，保健楼的建设，钟来娣看着医院逐年发展，心里很欣慰。

她曾是妇产科医生，从她手里接生的孩子，如今最大的也有 46 岁了。

而让钟来娣印象最深刻的，当属一家三代都服务过的家庭。

一次，钟来娣骑着她的三轮电动车，开进一个小区，拿好随访的物品，到一户人家做产后关怀工作。

当她找到这户人家，敲门进去，刚进门屋里的一位老人就笑着说：“哎呀呀，钟医师，你还在上班呐。”

钟来娣搜寻着所有的记忆回想这位老人的信息，想着应该是自己以前服务过的病人。

老人笑着继续说：“哈哈……你肯定记不得我了，以前你在村里当接生员的时候，我是你结扎的，后来我儿子是你接生的，现在你来随访，到我孙子了。”

老人激动地说着，钟来娣听了心里亦感到很安慰。看着这家人欣欣向荣、生机勃勃地延续着，老人可以一享天伦之乐，钟来娣很开心。

“这么说，你这一家三代，都被我碰到了。”她也笑着说。

那一天，阳光透过大大的窗户洒在地板上，房间里传出婴儿有力的哭声，钟来娣一步步走进房间，那一句被老百姓戏称的“来娣妈妈”，在阳光下显得更加温暖有爱。

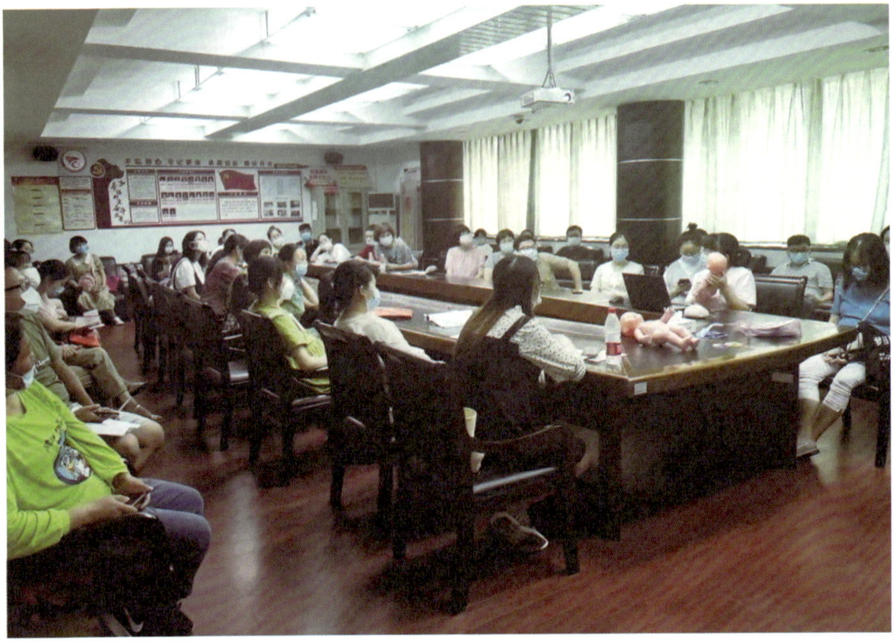

多样化的妇幼保健宣传工作方式

线上线下，全面结合

2013—2015 年，医院妇保科带领全县 14 家乡镇卫生院成功创建市级五星级妇幼保健门诊 9 家和三星级门诊 5 家，使各院门诊达到了保健服务区域化，用房、人员和服务内容规范化。进一步健全了妇幼保健工作服务功能，提高了妇女、儿童保健的工作质量，有力地推动了桐庐县公共卫生妇幼保健各项工作健康发展。

2017 年，医院妇保科顺利启动《母子健康手册》电子版，并在全县范围内推广使用，深化妇幼保健信息化建设，推进妇女儿童保健信息化的持续发展。利用“母子健康手册”App 与健康签约服务相结合，实现了妇幼保健服务全程电子化，同时实现了医患实时互动，及时为孕产妇及儿童答疑解惑，让他们真正拥有了一位医生朋友，大大提高了服务对象的满意度和获得感。2020 年 5 月，妇保科荣获“浙江省优秀家庭医生团队”“杭州市优秀家庭医生团队”称号。

在出生缺陷全面防控方面，妇保科更是充分利用现有的出生缺陷预防技术，采用环环相扣的形式预防出生缺陷。开展免费孕前健康检查，孕前免费发放叶酸预防胎儿神经管畸形，规范开展产前筛查，做好早中孕筛查、NT 检测、三维 B 超排畸，产前筛查率达到 95% 以上，对筛查高风险孕妇进行精准转诊，转诊率达 98% 以上，并及时做好回访和追踪，多次被评为市级产前筛查先进单位。

在艾滋病、梅毒、乙肝等的母婴阻断工作方面，妇保院于 2017 年与杭州市西溪医院成立肝病专科联盟，西溪医院每月一次派专家坐诊县妇保院，两家医院共同开展妊娠期肝病母婴阻断的课题及研究，为达到 2030 年乙肝母婴传播零感染的目标共同努力。同时，成立了多个微信群，使专家与基层医生之间，医生与病人之间，病人与专家之间都能及时进行咨询和沟通。2018 年获得市级“消除艾滋病、梅毒、乙肝母婴传播项目工作”优秀奖。

2018 年 10 月，桐庐县牵头实行“最多跑一次”——出生证多证联办便民措施；2019 年进行常态化推进；2020 年，深化改进为“最多跑一次，一次不用跑”的服务，产妇只需在手机 App 里申请，各证件就可寄到家。妇保院更是紧跟步伐，将“出生一件事、多证联办”的工作进行到底。

在发展和前进路上，孕产妇管理一直是妇保工作的重点。健康签约是维系妇保医生和孕产妇的纽带。互联网技术的普及，也让管理系统有了全新的变化。“建卡、宣教、签约、下载母子健康 App、扫码入群、互动交流”一条龙服务贯穿每一位孕妇的整个孕产期。在妇保院管辖的桐庐县城南街道，有这样一个特殊的团队，由十名医生和护士组成，被称为“城南街道社区卫生服务中心妇保科签约团队”。

他们针对孕产妇开展服务，24 小时在线通过微信群答疑解难，给了辖区孕产妇满满的安全感和大大的底气。

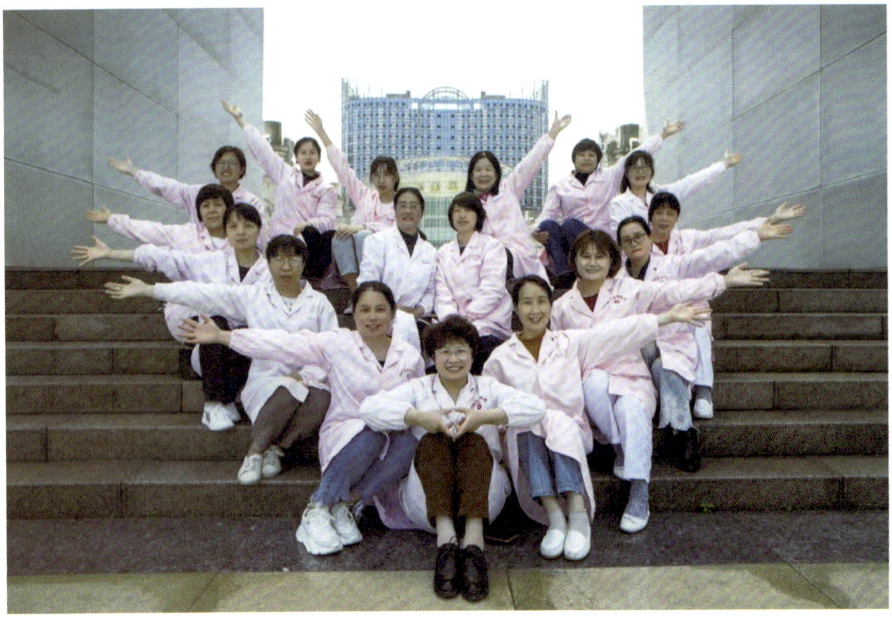

妇保科靓丽团队荣获2020年度“妇女健康管理先进集体”一等奖

妇保科签约团队成立于2017年，由县妇幼保健院5名医生和5名护士组成，主要为辖区孕产妇提供咨询、指导、诊疗等服务。每位孕妇到妇幼保健院建卡后，都会拥有自己专属的家庭医生。除去忙碌的日常接诊时间段，无论是午休还是夜间，医生们都会利用碎片化时间，打开微信群，逐条回复孕产妇们的问题。

“有些问题只需在微信上咨询一下就可以解决，不需要孕产妇特意跑一趟医院，对她们来说方便多了。”该团队队长程晓仙表示，虽然这样一来会占用很多休息时间，但她觉得是应该的。她说：“孕产妇既然选择了我们作为她的家庭医生，就是对我们的信任，当然不能辜负她们。”

尤其是2020年和2021年，因新冠肺炎疫情影响，不少孕妇都不便出门产检，但多吃少动的居家生活，会增加她们妊娠期高血脂、高血糖等现象的概率。针对这一特殊情况，该团队除专门安排两名成员全天候在线解答孕产妇的咨询外，还将例行的线下宣教课搬到了线上。为及时掌握服务对象的情况，疫情缓解后第一时间，团队成员便马不停蹄地开始了上门走访服务，为孕产妇提供个性化的预防、保健、喂养、护理等指导。

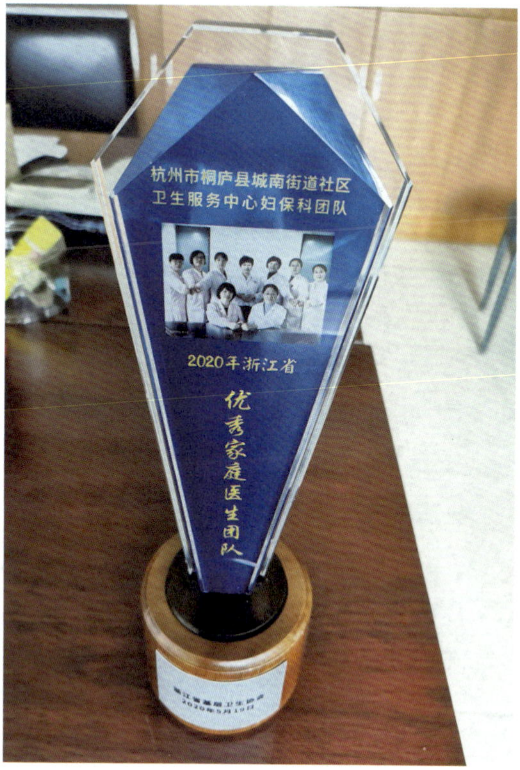

2020年浙江省优秀家庭医生团队奖杯

正因她们对每一位孕产妇的全力以赴和全面周到，2020年，这个团队获得了“2020年浙江省优秀家庭医生团队”的荣誉称号。

妇保科一路走来，在桐庐各个地方撒遍他们对妇保工作的决心、信心和用心。正是因为这些付出，成就、荣誉纷至沓来。而这，正印证了诗人冰心的一句话：

成功的花，人们只惊慕她现时的明艳！然而当初她的芽儿，浸透了奋斗的泪泉，洒遍了牺牲的血雨。

妇保科的发展和壮大，亦是如此。

儿保科：良医引领，小步快走

如果说妇保科负责保障母亲的健康，那么儿保科则是孩子降临到人世间，得以健康成长的“保护者”。

儿保科，顾名思义，就是儿童保健科，负责对儿童健康资料的收集、整理、分析和利用。儿童保健是一项需要全方位知识的工作，它包括医学、教育学、心理学、营养学以及美学等多方面学科，全方位对儿童进行综合保健。

儿保项目，由“一”生“百”

妇保院成立之初，儿保科设有门诊，但因各方面条件有限，虽开展的是0—6岁的儿童体检工作，但体检项目比较常规，如身高、体重以及血常规等，当时幼儿园很少，4—6岁儿童体检率很低。2002年，门诊增加了新生儿听力筛查项目；2006年，开设新生儿遗传代谢性疾病筛查；2008年，应用自动听性脑干诱发电位仪（AABR）来进行新生儿听力筛查……这是个逐渐完善的过程，也是儿保工作慢慢铺开的过程。

“早期开展儿保工作，主要还是每个乡、村的妇幼主任帮忙把体

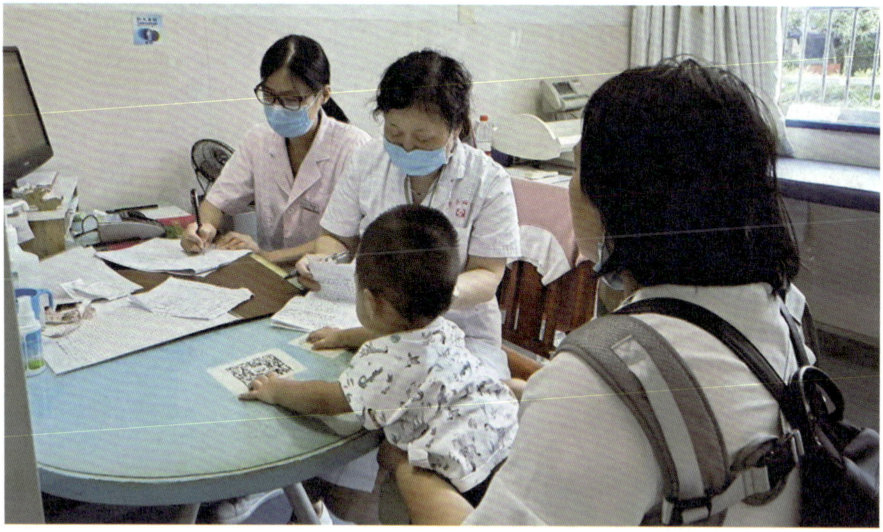

儿保医生工作中

检的通知带到每个家庭，提醒家长们带孩子来体检。那个时候跟现在不一样，保健观念尚未全面普及。很多家长看着孩子很健康，能跑能跳，就不来检查。”在钱爱萍看来，这样的情况在早期很普遍，有时他们要亲自到乡、村给孩子们体检，这占用了很大部分的工作时间。可随着社会发展，家长的观念也逐渐改变，对儿童体检越来越重视，儿保工作也慢慢打开局面，医护人员有了更多的时间开展新的业务项目，以保障孩子进行更全面和深入的健康管理。

而让现任儿保科主任徐雪芳感受最深的，是新生儿疾病筛查工作的开展，家长由抗拒到接受的过程。医院于2002年开展新生儿听力筛查，2006年开展新生儿遗传代谢性疾病的筛查，2019年开展新生儿先心筛查，都是全县第一家，项目的开展需要产儿科的医护人员配合，也要家长的理解和支持。

曾有一个家庭，大女儿于2010年在医院出生，听力筛查两次均未通过，徐雪芳她们打电话通知家长，让家长带孩子去杭州做诊断，家长坚决反对，认为孩子吃喝拉撒都好的，对周围的声音都有反应，且

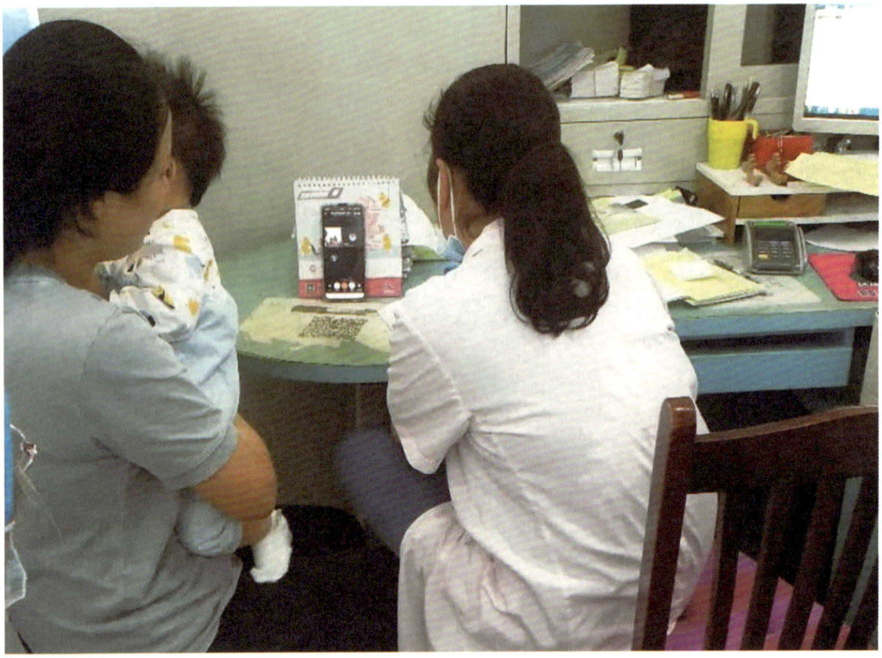

遇到疑难杂症，会与省、市级专家进行远程会诊，以期寻求更好的治疗方案

家里也没有听力异常的人，不可能存在听力问题，拒绝的态度异常坚定。

然而，徐雪芳并没有放弃，也鼓励科室同事别放弃。她们与家长进行了长达一年的催诊、解释、宣教，终于说服父母，在孩子 1 岁的时候去杭州做了诊断，最后确诊为“双耳重度听损”。幸运的是，确诊之后，孩子的父母也非常重视治疗和康复，及时为孩子配戴了助听器，让孩子参加了语训。如今这个小孩和正常孩子一样生活学习。

2017 年，这对父母的小儿子也在妇保院出生，同样是两次听力筛查没有通过，家长及时到杭州做了诊断，同样是“双耳重度听损”，父母带孩子做了耳聋基因的诊断，明确病因，及时安装了人工耳蜗。到现在，小儿子也成长为一个活泼好动的孩子。而对于周围人异样的眼光，孩子们会说：“我们的耳朵和别人的眼睛一样出了问题，所以也和别人戴眼镜一样，通过戴助听器才能听得更清楚。”

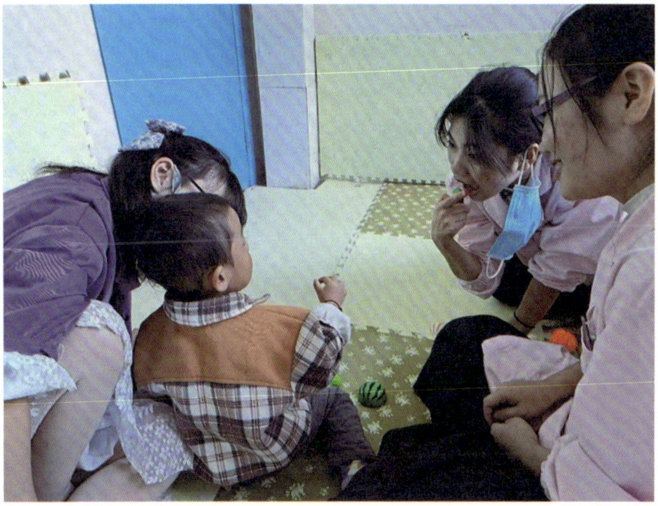

儿童语言发育引导

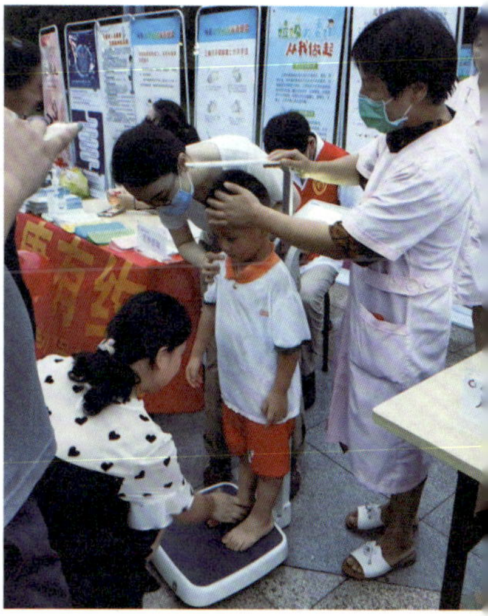

测体重

“儿保科的工作，我们丝毫马虎不得的，因为它关系到一个孩子的一生。我们要竭诚地去服务好每一个孩子、每一对父母。”徐雪芳说。

现如今，医院儿保科为全县儿童保健指导中心，承担着全县基层儿保医生培训任务，并承担城南街道幼托体检工作。如今其已成为县级重点学科，主要以杭州市妇产科医院专科托管医院为依托，以专家以及下沉人才传帮带的形式，建设学科发展。

为了推进婴幼儿照护服务健康有序发展，满足群众对婴幼儿照护服务的需求，促进婴幼儿健康成长，医院提出“多元化婴幼儿照护服务体系，建立健全婴幼儿照护服务工作管理体制和运行机制”的理念，针对 0—3 岁的婴幼儿照顾服务，旨在营造家庭育儿环境，为父母重返工作岗位提供信息服务、就业指导和职业技能培训，尤其是针对婴幼儿的母亲一方，加强母婴设施建设，为婴幼儿出行、哺乳喂养等提供便利条件。

“针对0—3岁的婴幼儿，我们之前其实也一直在做的，但那个时候主要是简单的儿童体检，如今时代在变化，育儿理念也在改变，育儿需求也在改变。这一年龄段的婴幼儿的加强照顾，主要还是为解决有些家庭双职工的问题，主要依托社区婴幼儿照护服务供给，也有成长驿站的模式……都在慢慢开展。”徐雪芳说。

儿保科的发展，早已从最初的“单一”的保健项目，逐渐演变、丰富到多样化的保健项目，这其中，有科室人员的努力，也有上级医院良医们的引导。

专科托管，不断提升

2019年，儿保科成为杭州市妇产科医院（杭州市妇幼保健院）专科托管科室。两年左右的时间里，开展专家定期坐诊、远程视频会诊、高年资医生下沉、医生进修等，既为大家提供家门口看省、市专家的

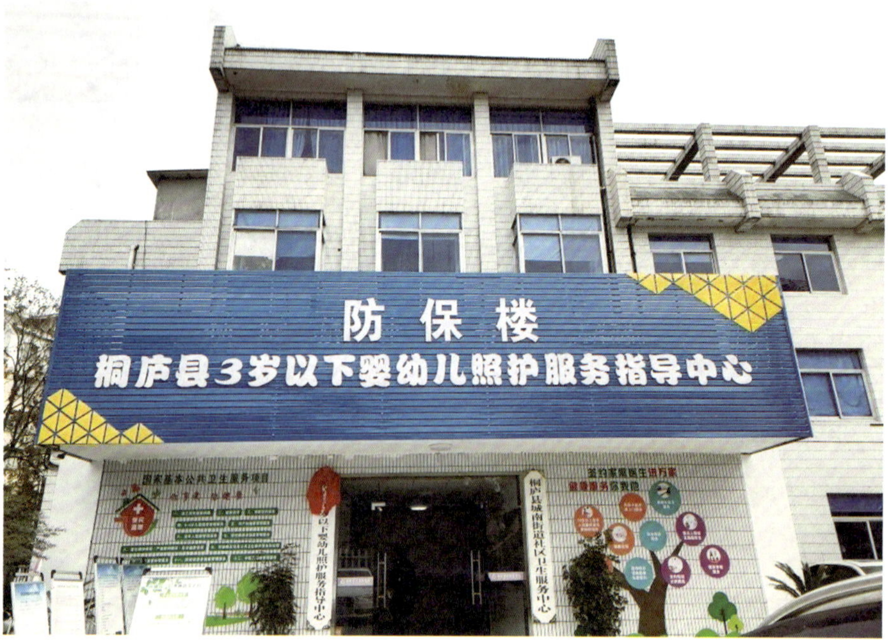

桐庐县3岁以下婴幼儿照护服务指导中心落户妇保院

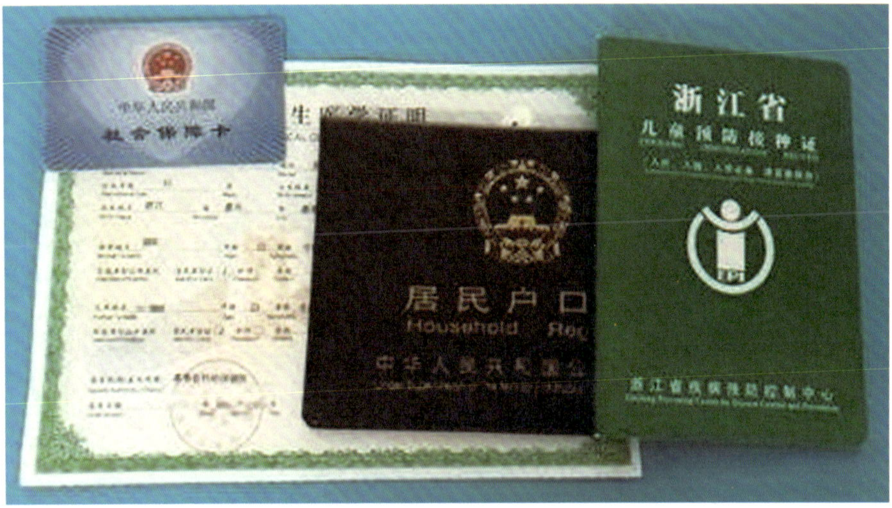

落实最多跑一次，出生一件事多证联办便民措施，提倡产后健康通网上申请

便捷，也提升了儿保科的服务能力。

小牛牛（化名）来医院就诊时，刚好遇到市妇产科医院儿保科主任朱云霞主任接诊。当时的牛牛刚好 8 月龄，自 6 个月转人工喂养之后出现拒奶、反复湿疹、腹泻、辅食添加困难、体重身高增长缓慢的情况。朱云霞通过仔细询问病史和症状，查看体征，判断宝宝是由于牛奶蛋白过敏引起的肠道和皮肤表现，她耐心地指导家长制定食谱，正确转奶以及生活护理。现在的牛牛已经 19 个月了，一天能喝 400ml 左右的特配奶，吃三餐主食，身高体重也追上了同月龄的宝宝。在牛牛的整个治疗过程中，儿保科医生们便在旁边观摩学习，看良医如何诊疗和引导，以期掌握正确的方式和技术，少走弯路。

小一（化名）是个 34 周的早产儿，也是第一个通过视频会诊得到帮助的宝宝。他出生 46 天时，依然黄疸明显、腹胀严重，脐疝、湿疹遍布全身，B 超显示腹腔胀气明显，基层医院的儿科医生建议住院治疗。

于是妇保院医生认真咨询了朱云霞主任，她听后再次来到医院，亲自认真诊查小一后，提出调整乳母饮食、加强生活护理，以及药物处理的诊断意见，并且要求患儿每天来院复诊。之后孩子来院复诊时，儿保科医生均与朱云霞视频连线，汇报病程，调整治疗方案，解答家长的疑虑，三天后，孩子的情况明显好转；延长复诊时间，随诊六次后，孩子症状得到了有效缓解。

通过视频会诊，不仅可以及时对较复杂的病例进行治疗方案的调整，还可以在线指导日常诊治，汇总病例讨论，总结经验。

这样的“帮扶”故事还有许多，良医们手把手教授医院医生实用的技术和诊治的态度，不仅让儿保科医生们得以快速成长，而且让他们在之后面临类似的病例时，有了自己的一套方式方法。

同时，市妇保院还选派医院的高年资医生来院坐诊 4 个月，通过讲课、手把手带教、帮助和指导申报课题等方式提高了门诊医生的业务能力和科研能力，为医院顺利设立高危儿门诊提供了帮助。

除此之外，医院为开展语言康复门诊，选派年轻医生到市妇保院儿保科进修学习 3 个月，在这期间，市妇保院特别指定高年资医生进行带教学习。为何要开设语言康复门诊呢？因为在中国宝宝中，语言发育落后的发病率较高，孩子常因“贵人语迟”的民间认知而得不到及时就诊，错过最佳治疗时间。因此，医院竭力开设这个门诊，旨在能够让孩子的健康得到更全面的保障。

专科托管，这种双向性互惠的方式和措施，不仅让儿保科有了不断提升的底气，而且让桐庐当地老百姓有了直接接触市级好医生的便利机会，更是让儿保科的未来值得期待。

活动丰富，贴近百姓

儿保科注定是不同于其他科室的，因为这是个充满活力和热情的科室，尤其是在面对一个个天真可爱的小朋友的时候。

因此，儿保科也会开展各种有趣丰富的活动，走进社区，贴近百姓。“夜市”便是其中一个。

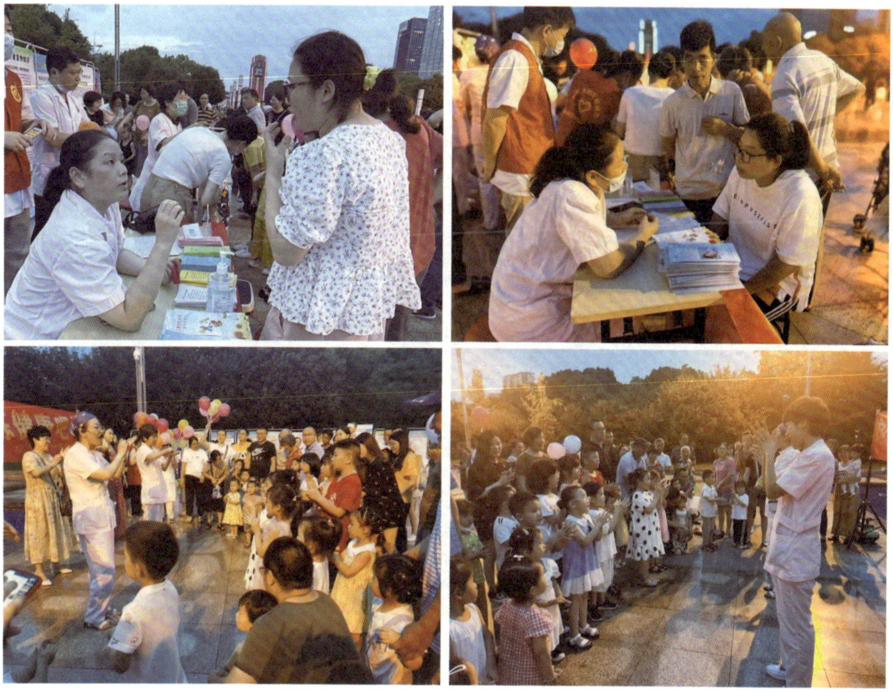

儿保科的“夜市”

被称为“娃娃队”的儿科、儿保科组合开始了他们的“夜市营业”——几张桌子一字排开，展架还未安好，摊位前就已经吸引了许多人。

量身高、称体重那个“摊位”前，更是聚集了许多的父母，争先恐后地排着队，喊着“我们量个身高体重”“轮到我们量了”，又夹杂着医生护士们“站稳了，不要动哦”“头摆正，看前方”的声音，此起彼伏，真正是热闹非凡的“夜市现场”啊。

徐雪芳带着另一波人马，被很多人团团围住，一一为大家答疑解惑：

“辅食怎么添加才是最科学的？”

“宝宝不肯吃肉，家长怎么办？”

一个个答案，都是一些最受家长关注的“知识点”！

夜色越来越浓，摊位前的人尚没有散去。

别人摆摊为赚钱，有激情；他们摆摊为健康，有意义——可不就是

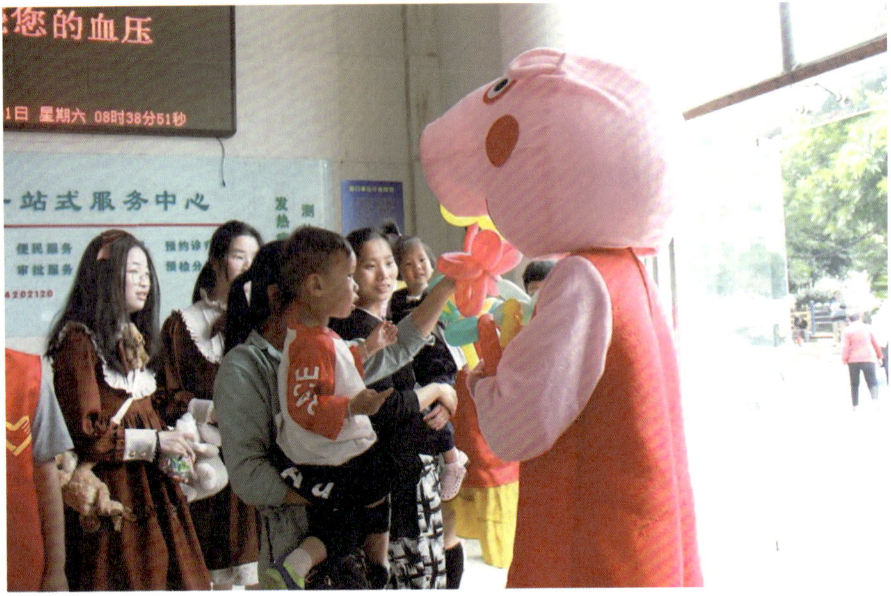

儿童节的惊喜

这个道理!

每年的“六一”儿童节，也是儿保科花样百出的一天。

儿童保健的知识讲座，科普“六步洗手法”，更有儿童卡通人物混在一群孩子中间，分发小礼物；精致的蛋糕点心摆在摆台上，可爱诱人。各种各样的气球玩具在孩子们手上飞舞，在院门诊楼大厅和儿科住院部，到处都有孩子们的笑容。

更有趣的就是儿保科举办的宝宝爬行大赛。家长们激动地喊着“加油加油”，使出浑身解数、想出各样奇招，只为吸引小宝宝们能再多爬一厘米，能再爬顺溜点。小宝贝们更是使出了吃奶的力气，有些憋红了小脸蛋努力向前爬，还有小宝宝哭着爬完了全程……

大抵，这也正是儿保科医护人员每日能够兢兢业业工作的动力之一，为了这些“闪闪惹人爱”的小宝贝们，他们不断提升自己的能力，不懂的地方就去问、去学，即使过程再艰辛。

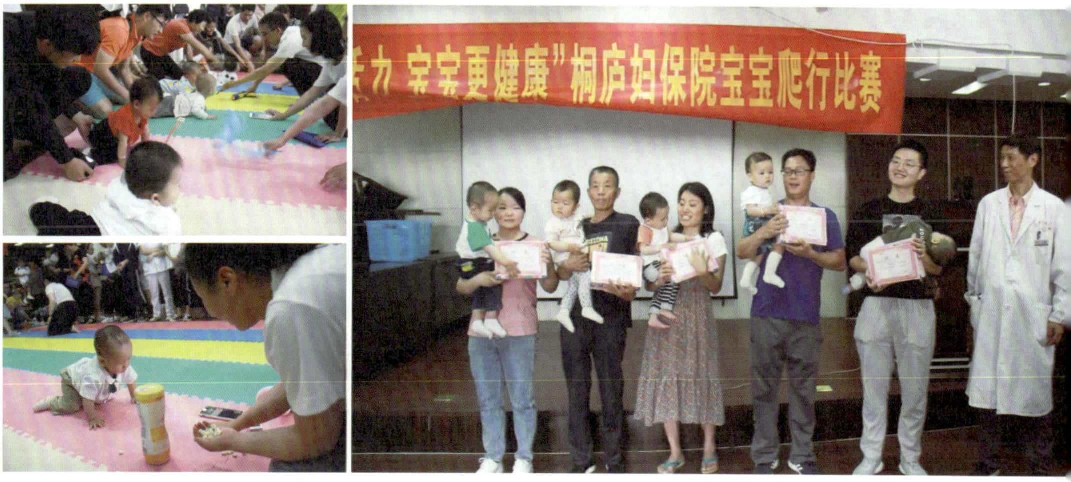

宝宝爬行大赛

作为医生，偶尔的无力感，大抵源自自身的局限性，可当背后有一群人支持和帮助，局限性被打破之后，医生会在治疗每一个患儿的时候，发挥真正的力量。

儿保科的医生们，如今有些在面对疑难杂症之时，已然可以独当一面。这便是“群体”的力量。他们在一群良医的引领和指导下，小步快走，不断前进，也是所有人有目共睹的。

护理团队：乘风破浪的护士姐姐们

如果说成为一名合格的护士，每个人走过的是3—5年的时间，学的是种类繁多的课程，如护理伦理学、护理心理学、护理基础学、外科学、内科学、药理学、生理学、生物化学、组织与胚胎学、人体解剖学等；那么，要成为一名优秀的护士，尤其是负责产妇、小孩至少两条生命的护士，打好这些基础，光学习理论是远远不够的。正如医院创立之初，护理团队的护士姐姐们用自己的勤奋和无私，奏响出一曲真正的“乘风破浪”之歌。

完善制度，打通护理流程

正所谓“万事开头难”，当2000年助产士出身的应红玉加入医院的大创业、大建设团队的时候，医院的护理部工作几乎都是从零开始的。她既是护理部主任，同时也兼职产科护士长，主要任务是先筹建产科护理队伍。在一张白纸上如何搭建护理队伍，这一难题摆在她面前，令她陷入深深的思考中。

建立科室工作制度，规范工作流程，解决医疗物品匮乏是首要之事。

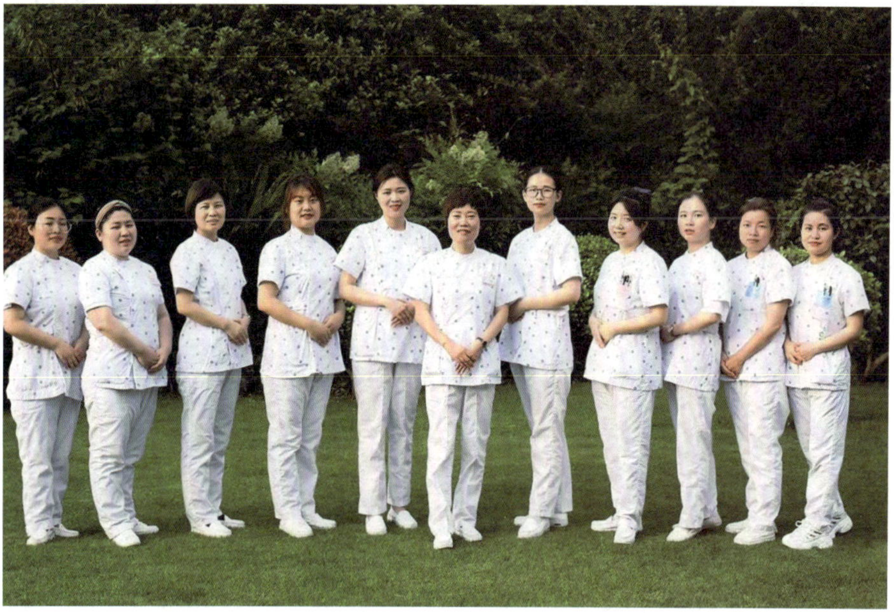

护理团队：我们并肩，逆风而行，为生命而战，归来仍是少女

“对于管理的事，我自己也是慢慢学习的。参考一些好的医院的护理模式，也去其他县、市医院参观学习，然后根据医院实际情况，制定相应工作制度等，比如排班制度在当时就是首要的。当时助产士只有6人，我们就因地制宜，宁可护士辛苦，加班加点，也要保证产妇安全，满足产妇需求，曾经有连续上2个通宵班的做法，在当时其他医院是没有的。对新进或调入的护士们进行助产知识和技能培训，让她们尽快掌握助产技术，以满足临床需要。因为医院在发展，实际情况会变化，我们制定的一些制度也要根据这些变化调整。”应红玉讲起最初建立护理团队时的困难，脸上显现的却是充实而无憾的笑容。

1992年进入妇保站工作，之后一直留在医院的护士陈水兰说：“妇保院刚完成合并创立时，全院一共只有五六个护士，但‘麻雀虽小，五脏俱全’，医院当时设有门诊、输液室、注射室和抢救室。2000年，开设手术室。所以，可想而知，我们护士的工作有多忙碌。”

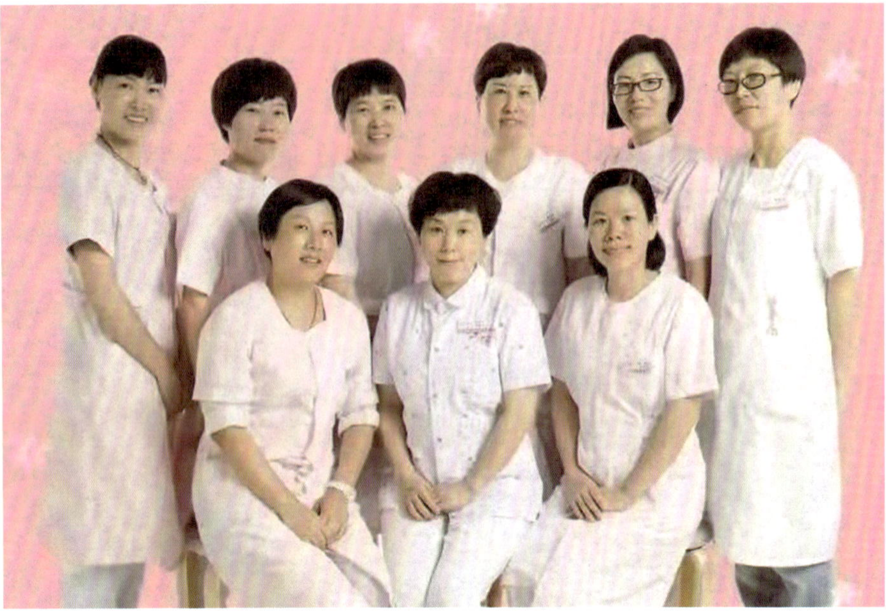

乘风破浪的护士长们

碰到没有手术的时间段，护士们就在输液室帮忙，分担一些注射的工作；如果有手术了，她们就立刻赶回手术室准备；有时候手术结束了，她们就去门诊帮忙……就是这样一种随时待命的状态，不浪费一分一秒，以工作为先，护士们扛过了最初的三年。

之后，护理人员逐渐增多，护理框架布局更趋合理。护士们才结束了这种“三地跑”的状态。

2008 年之前，由于护理人员紧缺，二楼和三楼的两个病区，只有二楼护理站有护理人员，遇到住院病人多，三楼的护理工作量由二楼护士承担。这不仅增加了护士们的工作难度，每天楼上楼下两个楼层不知道要跑多少趟，更是将产妇、患者们的安全隐患暴露无遗。而这一点，每一个护士都清楚。所以如果在二楼，听到三楼的患者们有需求，她们会第一时间冲上去，不耽误一分一秒。

直到 2008 年，护理人员到位，三楼病区终于也建立了护理工作站，

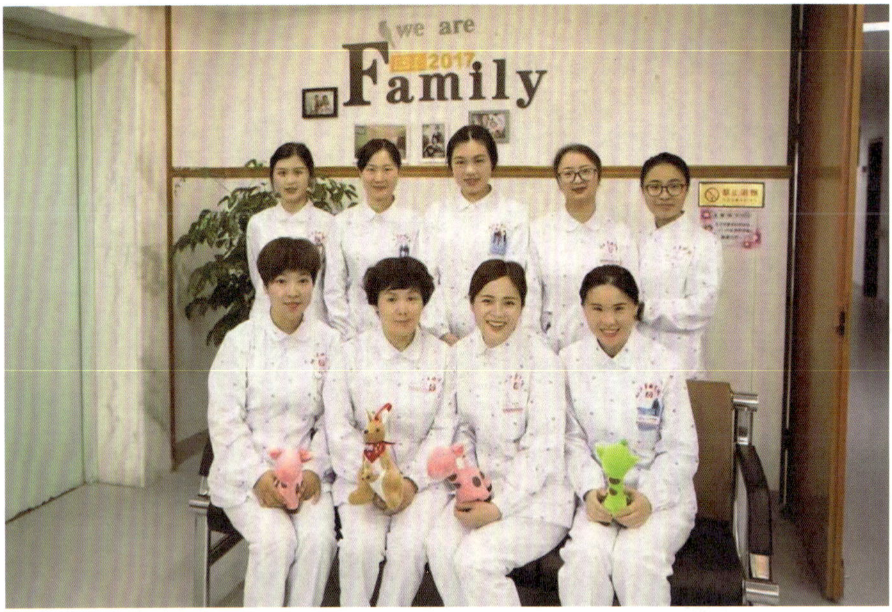

VIP病房护士团队

由固定人员护理，虽人员少，但将可能的安全隐患扼杀在摇篮里。

2009 年，门诊大楼二楼大厅改建为成人输液室，并对一楼儿童输液室进行了改装，将成人与儿童分开输液。

之后，护理团队逐渐壮大，护士和助产士们也一一到位，护理框架基本完善，VIP 病房以及一体化病区的开设，不仅提升了护士们的护理技能，更是优化了整个团队的服务质量。

2016 年，针对妊娠期肝内胆汁淤积症，护理部在妇产科一病区首次用 PPT 对妊娠期肝内胆汁淤积症病人进行护理查房，查房由护士长主持，妇产科一病区全体护士以及各科护士长参加。

妊娠期肝内胆汁淤积症是妊娠期特有的并发症，常发生于妊娠晚期，冬季发生频率高于夏季，它对母婴的影响主要是引起产后出血以及不能预测的胎儿突然死亡、新生儿颅内出血等。针对其特异性，临床护士的产程观察显得尤其重要。

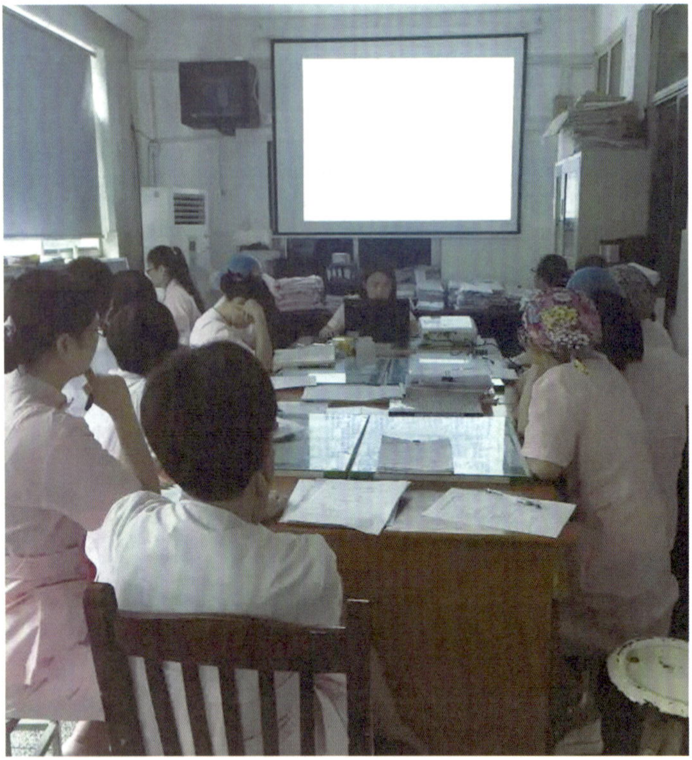

2016年护理查房新模式

此次护理查房，是全新的模式，也是将主管护师、责任护士、下级护士等各个职称的人融合团结在一起，从专业深度上提升护士的执业能力，提高对病人的护理效果，使每一位临床护士和护理管理者，不断提高个人理论联系实际的能力，为病人提供持续改进的高质量的护理服务，这是一次对护士的考核，也是创新。

护理查房是检查护理质量、落实规章制度、提高护理质量及护理人员业务水平的重要措施，其内容包括基础护理的落实情况、专科疾病护理内容、心理护理、技术操作、护理制度的落实。其本身是护理管理系统中的一个子系统。

病区的扩大、不同种类病房的开设、护理查房模式的创新、流程的成熟……让护理团队逐步成形，护士们各司其职，也有了明确的分工，整个护理团队的工作效率大大提升。

就是这样一群护士们的努力和付出，这种奉献精神影响和传承一代又一代，医院所营造出的艰苦奋斗、团结一致的氛围，让年轻一代的护士们愿意学习，愿意付出。

齐心协力，打造护理团队

俗话说，众人拾柴火焰高。一个团队，是由许多在平凡岗位上默默工作的人物凝聚而成的。要打造好护理团队，就要求团队中每个人都具备爱岗敬业、乐于奉献的精神。把爱心奉献给患者、将真诚回馈以社会，医院护理工作者们正是秉持这一服务理念为广大患者服务的。

这种艰苦奋斗、乐于奉献的精神，最基础的便体现在每个护士们的上班时间里。

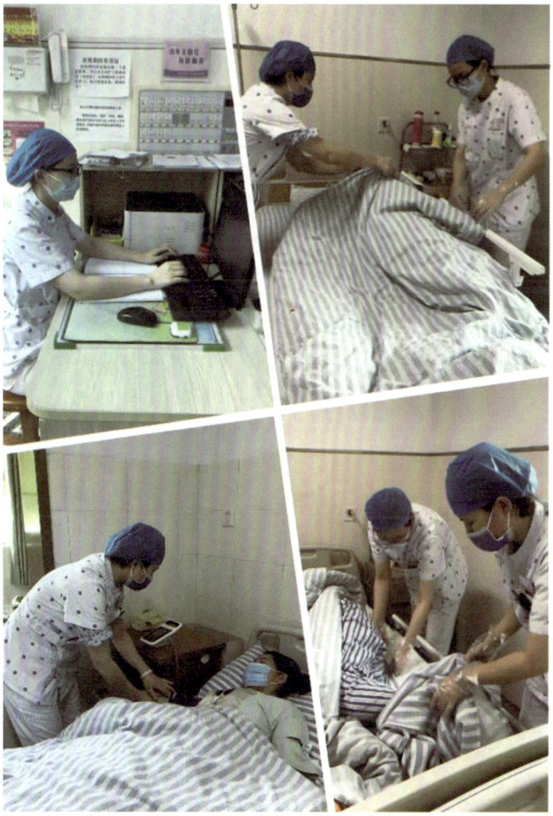

妇科护士们竭诚服务

“人员紧张的时候，我们排班被称为‘白+黑’，就是上一个白班，第二天就夜班。活多压力大，是肯定的，但好像我们那时每个人都精力十足。医院创业时期，我们心里都有一团火似的。”VIP病房原护士长张玉飞说。

的确，很多人对护士这个职业的印象就是忙碌。尤其是在医疗条件和资源并不那么先进和到位的情况下，护士的忙碌的确堪称“连轴转”。

忙到何种程度？希望自己脚上能装着两个轮子，这样走路都能节省时间多干点活——用洋气点的话来说，几乎每天微信步数能走到3万步。

这是医院遇到生育高峰时期，护士姐姐们的忙碌工作情况。

然而，即使在这种情况下，很多护士在业余之时，也会待在自己的岗位上，老护士教新护士怎样更好地护理患者，新护士利用这个业余时间向老护士学习更多的技能。

去病区，临床护理……并不计较谁做得多，只为多做点，多学点，提升自己，也分担值班护士的工作。

这种你帮我助的工作氛围，让整个护理团队有一股“劲”，这股劲全力拉扯着每个人成长，牵引着整个团队的发展。

护理团队里，还有一支特殊的队伍，那就是助产士团队。在产房里，她们是“托起新生命第一人”，也是婴儿与这个世界初遇的见证者，是孕妇经历艰难生产最可靠的陪伴者，是迎接新生命展开双手的帮助者。她们年复一年、日复一日地默默守护着每一个婴孩的降临。

如今的助产士，早已不是人们口中的“接生婆”了。对准妈妈而言，她们更像朋友、家人、老师。怀孕期间，她们也是准妈妈的心灵导师，帮助解除孕期的烦忧和疑惑；分娩期间，她们是准妈妈的亲密家人，分娩时全程陪伴、贴心照顾，给妈妈们温暖；分娩之后，她们更是妈妈们的贴心朋友，帮助解决生产后的问题。

在这一次次陪伴产妇的岁月中，亦涌现出无数个助产士与产妇之间的感人故事。

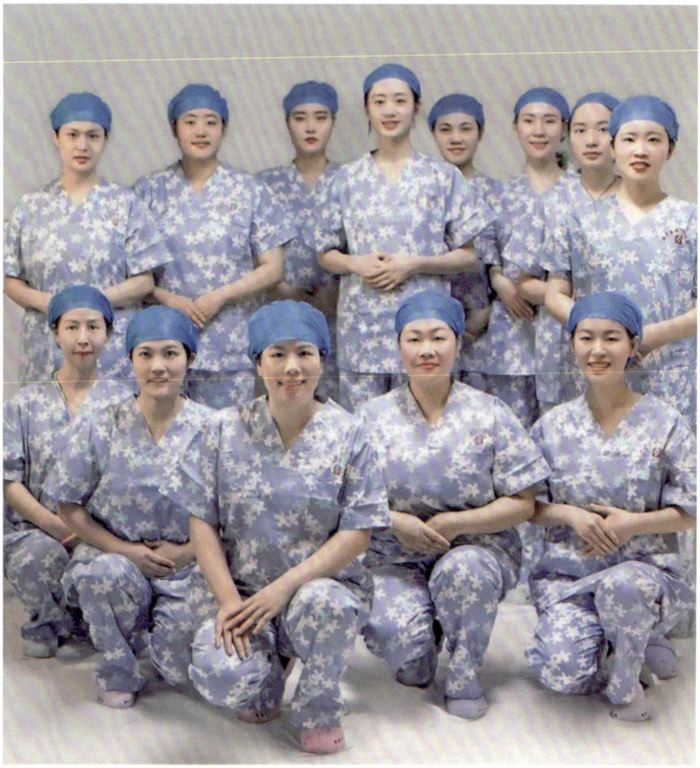

助产士团队，我们在一起

助产士包海燕就曾遇到过一件令她意外的“开心事”。

准妈妈徐女士怀的是头胎，临产前十分紧张。入院做完B超，得知孩子偏大，身材不算高大的她便时时担心因胎儿过大没办法顺产，甚至心里还一度打了“退堂鼓”。

进入待产室后，包海燕了解到徐女士的担心害怕，就一直陪着，给予心理疏导，还给她做腰部按摩等，转移其注意力，还通过专业的指导缓解分娩阵痛。随着阵痛的时间间隔越来越短，徐女士越来越害怕。考虑到徐女士的恐惧心理，包海燕一次次地不断鼓励，且全程陪伴左右。

“你要加油，自己生，对自己好，也对孩子好！”

“不要放弃，要有信心！”

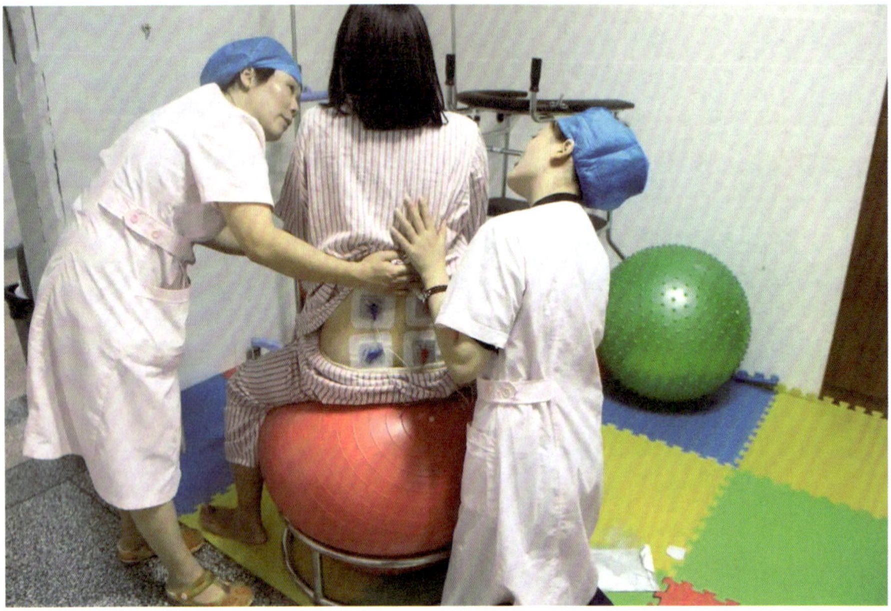

分娩镇痛仪，助准妈妈们轻松过关

“你一定可以的，加油加油！”

这让徐女士逐渐有了信心，包海燕见她越来越有信心，心里多了一份欣慰。她根据产程进展，指导她侧卧位等分娩姿势，还指导她如何正确用力。

凌晨5点多，“哇”的一声，孩子顺利降生，徐女士也一切安好。随着这一声清脆的哭声，包海燕提到嗓子眼的心终于可以放下了。

在这一场长达12个小时的战斗里，专业的技术和有温度的陪伴守候成了利器。而如包海燕一样的助产士们，正是用自己无数个日日夜夜，战斗了一次又一次。

每当进入产房那一刻，包海燕便成了一个勇士。她说，被产妇夫妇的爱情温暖着，自己也是幸福的。因为信任，所以强大。

便是这样，一步一步成长，一支有着专业技能和全面服务的护理团队缓缓走来。

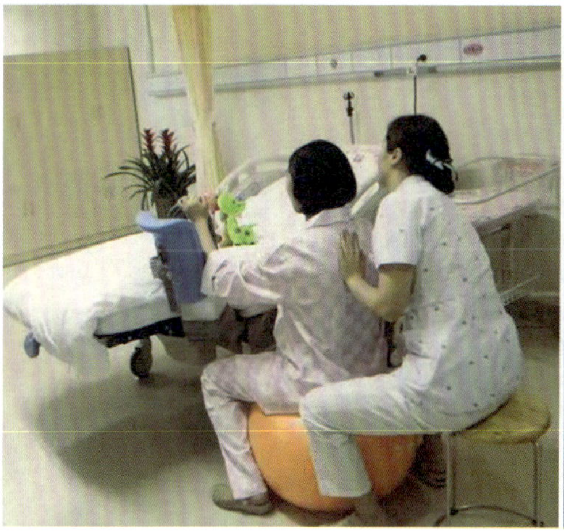
导乐陪伴

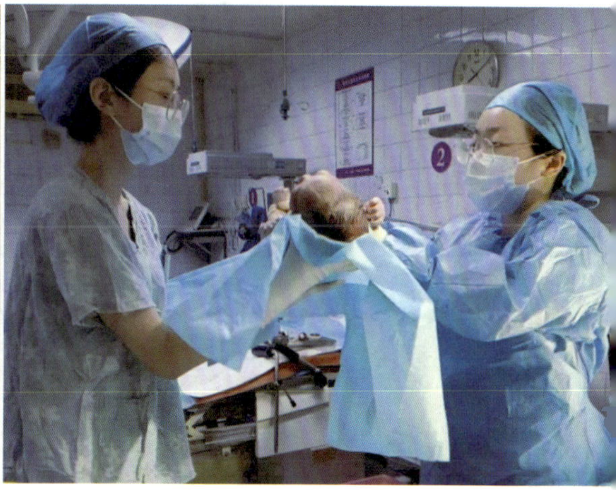
迎接新生命的到来

导乐陪伴，口碑相传点赞多

一个护理团队的优秀，自吹自擂略显无力，可当这个团队无论走到哪儿，或者到哪儿去学习培训，都能赢得当地医院的夸赞，那才是真的好。

“能陪伴产妇迎接‘天使’的降临是我的工作，能用我的专业知识帮助产妇拥有一个轻松、快乐的分娩经历我很欣慰，能被产妇点名要再次陪伴她的二宝出生，这使我幸福感爆棚，这也使我动力满满。我终于明白前辈们说的在职业中找到幸福感这件事是真的可以实现的。我愿意用我所学帮助到更多的产妇，让她们体验轻松、快乐的产程，轻轻松松地迎接天使的降临。”

这是一个年轻助产士对于自己工作的肯定。

“我家大宝已经两周岁了，生二宝我还是选择了来桐庐县妇幼保健院，因为这里有我信任的人！从助产士陪伴开始到我家二宝出生，仅仅用了2个小时。生大宝时我选择了导乐陪伴，生二宝时我也选择了导乐陪伴，更让我惊喜的是，现在妇保还引进了新设备：导乐分娩镇痛仪。就是在这个仪器的帮助下，我的腰不再酸胀了，身体也更轻松了。感谢助产士细心的陪伴，专业的帮助。”

这是一个二胎妈妈对于导乐陪伴的认可。

导乐陪伴，是妇保院极具人情味的现代新法接生方式之一，对助产士的要求也极高。

导乐陪伴，亦称舒适分娩，指医护人员和导乐人员为产妇提供专业化、人性化的服务，让产妇在舒适、无痛苦、母婴安全的状态下顺利自然分娩。该方法是一种创新的、科学的、理想的、无痛苦的产时服务新模式，也是世界卫生组织所倡导的最理想的自然分娩方式。

同时，一对一导乐陪伴，采用先进产科模式，提供独立私密的家庭式产房服务，采用“二对一”（助产士和家属）的陪伴分娩，为产妇提供生理、情感、信息的支持，减轻恐惧，并结合非药物镇痛分娩、自由体位待产，实现轻松快乐分娩。

“曾经侧切在分娩中很常见，如今我们提倡自由体位，自然分娩，即分娩顺应自然法则，减轻对母婴造成的损伤，对于产妇后期生活影响最小。”助产士汪丽球说。

无保护会阴（不过度保护），让产妇在自然分娩的时候会阴不因过度挤压而人为撕裂，呈现自然状态。同时，助产士们还提倡自由体位分娩，如坐位、侧卧位、蹲位分娩等。

“自由体位分娩主要还是根据每一个产妇的情况和意愿，我们在评估之后，具体操作起来，也会观察产程进展和实际情况来调整。”2006年进入医院妇产科工作，现任产房护士长吴群说，“自然分娩可以减小产妇的损伤，保证新生儿的安全，有时反而能加快产程，更加顺利。”

除此之外，拆台接生也是现在妇保院显得尤为温情的一种接生方式。拆台接生，即当孩子降临之后，助产士们便将孩子放在妈妈肚子上进行处理，让宝宝在来到世间的第一时间仍然在妈妈怀里。

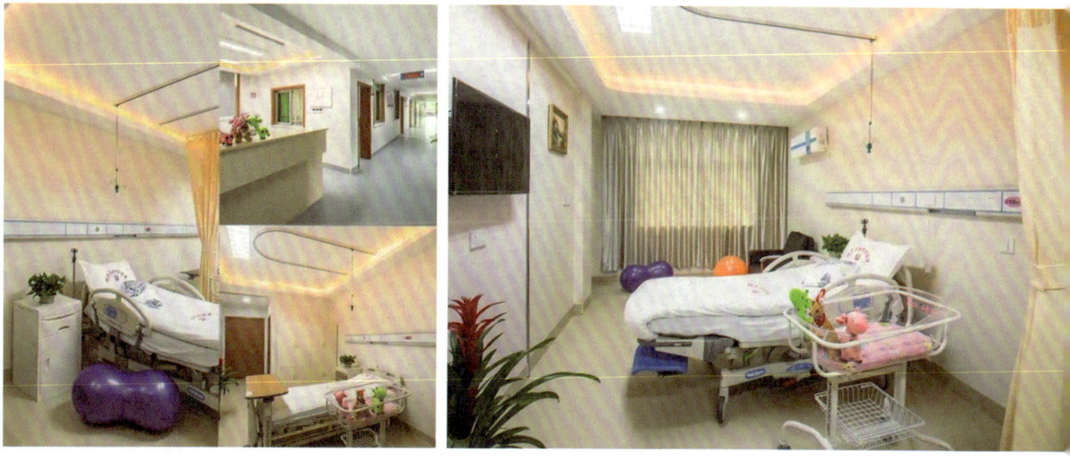

VIP病房环境

除了一对一导乐陪伴分娩，2017 年 4 月，为了提升医院服务品牌，为孕产妇创造一个更舒适的分娩环境，妇保院建立了全县唯一的产科 VIP 病区，这一病区的第一任护士长是张玉飞。

当张玉飞接手这个新项目后，从装修到每一件医疗用具，甚至柜门上的每一个标签和标识都亲自设计和安排。病区建立之初，人手紧缺，她就没日没夜地上班，从为每一位来参观的产妇介绍病区到给一体化病房产妇接生，她都亲力亲为。

现在的 VIP 病区，护理早已不再是单纯的输液、发药，助产也不只是简单的接生，她们融入了更多的生活护理、基础护理和心贴心的服务：为病人剪指甲、擦身、换衣服，为产妇喂水、喂饭、倒大小便，为新生儿喂奶、换尿布、洗澡、做抚触等。张玉飞总是带领着她的姐妹们从不放松每个环节，包括每粒药、每支针、每句话、每个动作，甚至每个微笑。

更多的时间里，院里的人见到她都会叫一声“阿飞姐姐”，她是护士长，更是贴心的大姐姐，每到过年过节，她都会为科室护士们准备礼物还有零食，每当有小护士工作上有畏难情绪，她总是耐心地开导，

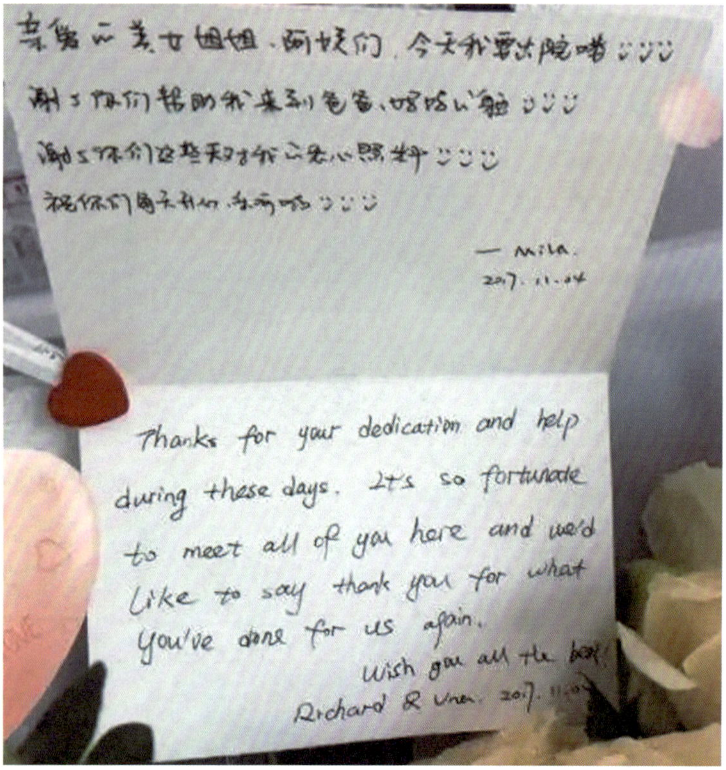
亲爱的美女姐姐、阿姨们，今天我要出院啦 ☺☺☺
谢谢你们帮助我来到爸爸、妈妈身边 ☺☺☺
谢谢你们这些天对我的关心照料 ☺☺☺
祝你们每天开心、无病痛 ☺☺☺
—— Mila.
2017.11.04

Thanks for your dedication and help during these days. It's so fortunate to meet all of you here and we'd like to say thank you for what you've done for us again.
Wish you all the best!
Richard & Una. 2017.11.0

来自VIP病房第一个“国际宝宝”父母的感谢信

每当医院有重要的工作任务，也会第一个就想到她，平安巡防、社区共建、志愿服务，哪里有需要哪里就能看见她。

现任护理部主任叶美说：“医院护理部，从第一任应红玉主任，到我接任，都有着一个共同点，就是超强的执行力，精细化的管理，以及对工作细节的规范化。她们时常‘以院为家’，这种肯吃苦、肯付出的精神，是值得我们学习和传承的。”

如今回望，无论任何时期的护士们，的确是需要不断地乘风破浪，披荆斩棘，方能将“护士”这个职业真正融入生命中，真正扛起肩上所担负的责任。

麻醉科：从“1”到“1+n”

关于麻醉师，曾有一个很有名的故事。在美国曾有很多人认为，麻醉科医生的工作，不过就是给病人打一针、让病人睡睡觉，如此简单，怎么拿的薪水（平均工资）却是美国医疗行业的第一呢？应该减薪。于是就此有了一场非常热烈的TV辩论。

绝大多数嘉宾一边倒地支持要给麻醉科医生降薪。这时，出席这次辩论会的麻醉科医生说了一句名言：“其实我打这一针是免费的……”

全场立刻安静下来。

他接着说道：“我打这一针是免费的，我收的费用，和我拿的薪水，不过是打完针后看着病人，不要让他因为麻醉或手术出血而死去，并保证他们在手术结束后能安全醒过来。如果你们认为我钱拿多了，也没问题，我打完针走就是了。”从此，美国不再争论麻醉科医生工资是否太高的问题了。

是的，麻醉科医生的工作，看着好像就是给病人打了一针而已，可这一针，非同一般，关乎生命。

回顾妇保院的麻醉科发展，艰辛、曲折，却独具特色，而如今亦打开了全新的局面。

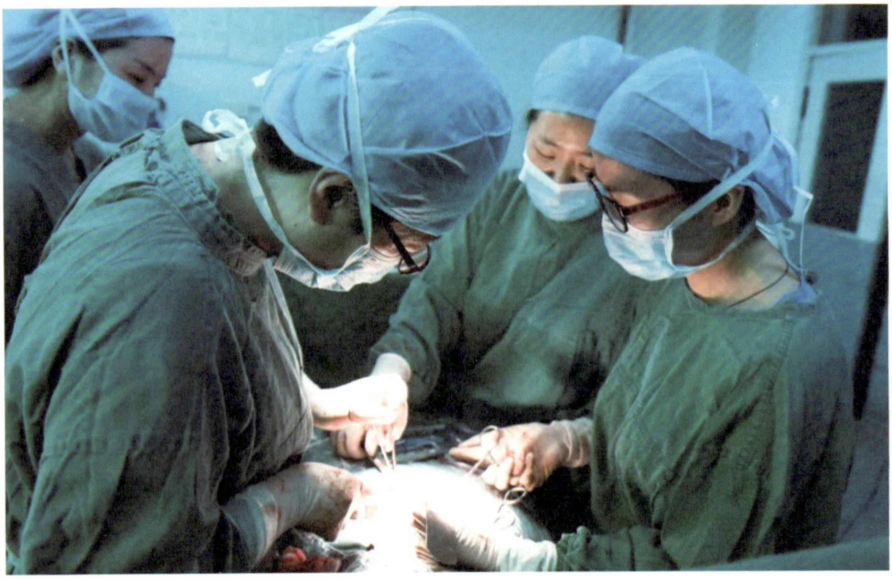

手术中不能忽视麻醉科医生的重要性

“一个人科室”的坚守

说起医院的麻醉科发展，不得不提到一个人，那就是王赟淼。

他是一名麻醉医生，1999 年从医学院校麻醉系毕业后，被分配到桐庐县妇幼保健院麻醉科工作。可当时的妇保院只有一幢大楼，没有手术室和麻醉器械，要开展工作得一切从零开始。

就这样，初出茅庐的他便成了妇保院麻醉科的“创始人”。

1999 年到 2004 年，五年时间，王赟淼一直是一个人做着整个麻醉科的工作，与其他科室医生一同创建手术室，填补妇保院麻醉科的空白。

手术麻醉要开展，没有一个上级医师来指导把关，唯他凭着一片热情孤身作战。为更好地开展工作，初出茅庐的他被安排到上级医院进修。进修期间，他拼命学习理论知识，不断向省、市老专家取经，吃在手术室，睡在手术室，没日没夜，积极讨教各种疑难手术的麻醉，不停地操作以做到熟能生巧。因为他踏实勤恳，带教老师常安排他处理一些有难度的麻醉问题，并且时常教他疼痛方面的知识，使他基本

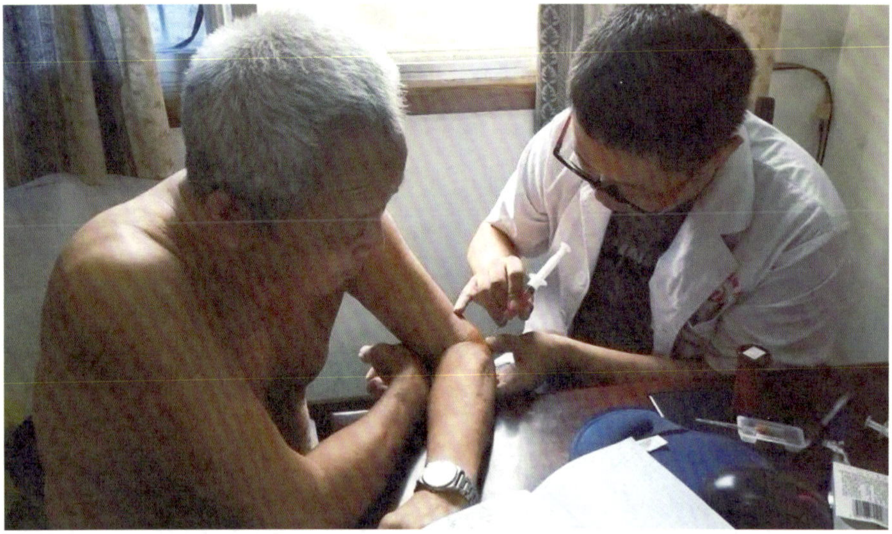

王赞淼门诊时间，耐心细心地为患者诊治，减缓疼痛

能对疼痛科常见病进行诊断和治疗等。

进修结束回到医院，当时住院楼尚未交付使用，他就在门诊楼开设了疼痛门诊。一干就是21年，他对颈肩腰腿痛和骨质疏松治疗有独到的见解。早上给患者检查、诊断，下午集中时间给他们做治疗。

2000年，妇保院病房大楼正式启用，可当时仍然没有麻醉机、监护仪，他只能借助听诊器、血压计等简单的工具，在自己能力和经验的基础上观察和判断病人，自此孤身一人开始了他真正的麻醉手术生涯。

他率先在桐庐县范围内开展无痛分娩和无痛人流，给医院带来了良好的社会效益。

这种良好的效益，则体现在他救治的一个又一个病人身上。

曾有一位瑶琳的产妇在妇保院分娩，自述四年来常有尿频、尿急，没有尿痛，尿常规和细菌学培养均为阴性，求医3年余，未见好转，医药费已花了1.5万余元。分娩后，主治医师询问王赟淼是否有办法时，他根据所学外周神经阻滞结合口服药物使患者中枢性遗忘，尝试着给予一疗程的治疗，结果患者症状明显好转，于是又给患者做了一个月加强治疗，最后这位产妇彻底痊愈。而令她更为欢喜的是，前前后后仅花费了 200 余元，便将这缠累多年的苦痛给消除了。

一个人坚守一个科室，是不容易的，若没有坚定的心志和十足的信心，大抵也是无法持续下去的。所幸，麻醉科在经历了王赟淼这扎实的基础工作阶段，有了一个极好的开端，更有无穷的发展空间。

“1+n科室”的无限可能

如今的妇保院，是国家级镇痛分娩试点单位，这离不开 20 年来麻醉科的快速发展。

从一个人的科室，到一群人的科室，是岁月和能力的沉淀。

2008 年，麻醉科 3 个人，2011 年，4 个人……2021 年，9 个人，且除了负责妇保院全院的临床麻醉工作之外，还承担麻醉恢复室（PACU）、疼痛门诊、无痛人流、分娩镇痛，以及全院抢救复苏、重症监护等任务；并且建立小儿镇静中心，为儿童提供舒适化的治疗；共发表科研文章 10 余篇。

人才的增多，也意味着妇保院手术室的各种先进仪器设备一件件地增设和完善起来。

科室装备有国内外先进的仪器设备，包括 Dräger 麻醉机 1 台，百事麻醉机 1 台，欧美达多功能监护仪 2 台，Dräger 监护仪 1 台；并配有双有创压力监测和呼气末二氧化碳监测、血气分析仪等特殊监测与治疗仪器设备。

麻醉科除能够完成任何一个部位手术的麻醉及各年龄段患者的手术麻醉（静吸复合全身麻醉、椎管内神经阻滞、神经丛神经阻滞、控制性降压、动静脉直接穿刺测压）等各种麻醉技术外，还承担危重病人急救、心肺脑复苏等。特别是在产科麻醉、小儿麻醉、危重疑难病人与老年病人麻醉，以及危重疑难病人围手术期监测与治疗等方面形成了自己的特色。

疼痛门诊对疼痛性疾病和某些非疼痛性疾病进行诊断，并以微创—神经阻滞疗法、小针刀等专业性的治疗手段为主，结合药物运用等综合措施，对此类疾病进行治疗。主要诊疗范围包括颈椎病、腰椎间盘突出、肩周炎、坐骨神经痛以及更年期综合征等急慢性疼痛。

由此可见，麻醉科已羽翼渐丰，初步形成了以临床麻醉、无痛人流、无痛分娩、疼痛门诊为特色的一级临床学科。

“一生二，二生三，三生万物”——从“1”到无限的过程，是未来发展的企盼，也是过往无数人奋斗的结晶。而麻醉科的发展，必然离不开其他科室的“同甘共苦”。

一场齐心协力的救治

多学科协作诊疗（MDT）通常指由来自两个以上相关学科、相对固定的专家组成工作组，针对某一器官或系统疾病，通过定时、定址

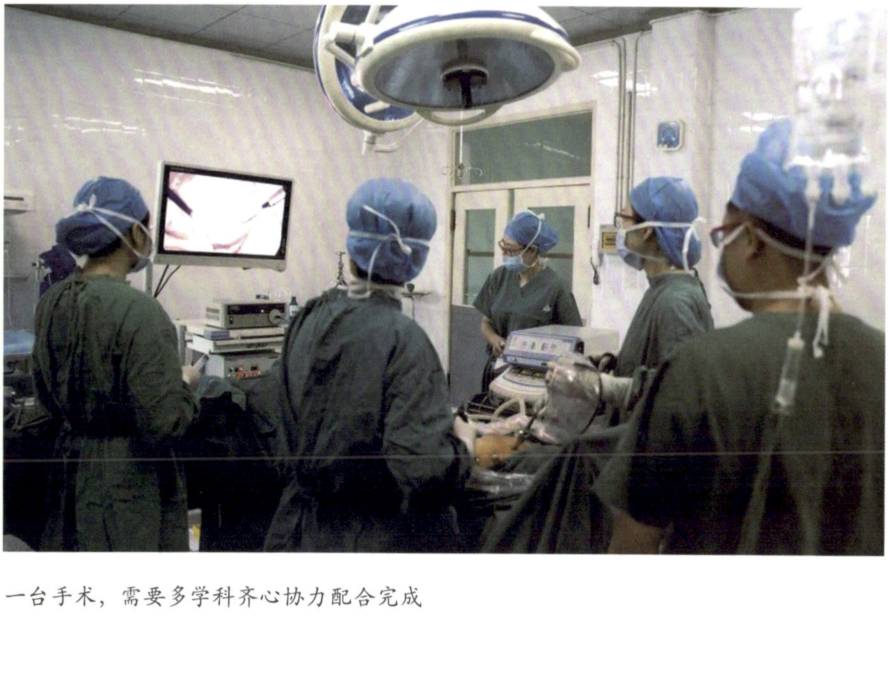

一台手术，需要多学科齐心协力配合完成

的会议，提出科学、合理意见的临床治疗模式。

这样的模式，以病人为中心，大大提高抢救的能力。

而在每一场救治、每一次会诊中，麻醉科都参与其中。

俗话说，女人生孩子，如同走了一趟鬼门关。

在产房里，产妇的一声咳嗽、一声叹息，都会牵动产科医生和助产士敏感的神经。因为在产科，“死神”会悄悄来临，并不会给医护人员们任何明显的提示。

产科大出血、感染、子痫、难产……这些简单的字眼，对于产科医护来说，可以秒“杀”时刻绷紧的弦，随时启动抢救程序。

这是一个初夏的中午，县妇保院的院子里波斯菊在惊艳绽放，手术室外的家属期待、激动的心情溢于言表。

手术室里的剖宫产手术，正有条不紊地进行着。监护仪上的各条指标线有力地跳动着，期待着新生天使的降临。

“赶紧给氧。”

“深呼吸，深呼吸，你有什么不舒服吗？”

伴随初生孩子响亮的哭声，麻醉师加快的语速，却让大家的心顿时提到了嗓子眼。

一直守护在产妇身边的麻醉医师，发现监护仪上的心率指数及氧饱和度线在急速下降。一边下达抢救指令，一边立即给予抢救药品，同时发出抢救信号，启动快速反应程序。

再呼，依然不答。

随即监护仪上出现了直线。

“羊水栓塞！”作为产科医生最先想到的就是这个产妇最严重的疾病，也是产科医生的噩梦！

面对瞬间发生的病情变化，训练有素的医护团队沉着应战，反应迅速。

王赟淼立刻下达指令：“进行心外按压”“气管插管接呼吸机给

氧”“肾上腺素”……

病情情况即时播报：“心跳恢复”“复律时间30秒”……

继续医嘱：“注意室颤”“除颤”“大剂量激素”“稳定循环”……

手术室里紧张而有条不紊地全力抢救着，接到信号的抢救小组在5分钟内紧急到达，随即，县抢救小组到达，妇保院远程求助市产科质控中心，汇报病情、商讨对策，随后，杭州市第一人民医院产科和重症医学科主任火速赶到桐庐……强大的指挥，强大的抢救阵容，一招紧接着一招，死神终于却步了。

终于，患者生命体征趋于平稳，而为了确保生命安全和更好的后续治疗，产妇由120指挥中心转诊至杭州市第一人民医院进行治疗。

之后，传来母婴平安出院的好消息，妇保院参与救治的所有科室医护人员才松了一口气。

这场成功的救治，不仅体现出医护人员平素急救训练的重要性，更是充分体现了医院、卫健部门、上级医院形成的急救—会诊—转诊的救治体系畅通的重要性。

而这所有的配合，无非都是为了保证病人的生命安全。

一个科室的壮大，从来都不会是“独善其身”，它的强大，根植于所在医院的发展。如今回首麻醉科的发展历程，自有特色，曲折离奇，却也让我们看到妇保院逐渐强大的缩影。

中西结合，走一条创新的“贴心”路

如今，在妇保院中医妇科袁君医生的办公室，前来咨询和诊疗的女性络绎不绝。

“袁医师，我怀孕5个月了，最近经常感觉肚子胀，偶尔还有点痛，想用中药保胎……”

“我最近几个月月经量少，老公说我脸色黄，想用中药调理一下。”

袁君耐心听完她们的诉说之后，再一一把脉，开出中药方后，还不停地告知注意事项，忌刺激性食物、注意休息，反复叮嘱记得及时来医院复诊。

袁君是 2015 年桐庐县妇幼保健院人才引进的硕士研究生，中医妇科主治医师，专攻中医妇科。在妇保院，内内外外弥漫着“中药味”——升华中西医结合，推广中医药适宜技术，成了每一个妇保人肩上的责任。

有人说，袁君的中医身份和中医意识像一只蝴蝶，在妇幼保健院扇动了“中药味”的翅膀。袁君却说，妇保院一直以来就非常重视中医药，是她的中医同事们在一起致力推广中医药服务工作。

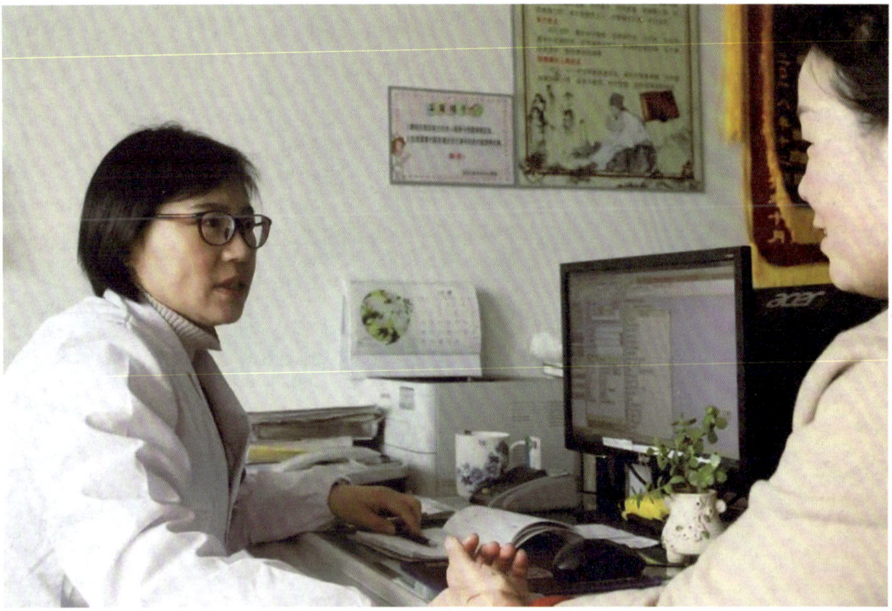

同事口中的“锦旗大王”，病患心中的“贴心人”——袁君

共建“共享中医药+妇幼健康”的模式

随着我国人民生活水平的不断上升，妇女儿童健康需求，特别是养生、保健、治未病的需求持续快速增加。未来的健康服务，就是通过关口前移，让人少生病、晚生病。而这一切，都少不了中医药的调理和介入。

在这样的前瞻认知之下，妇保院再次发力，提出“围绕保健做保健，围绕保健做临床，围绕保健做中医”的理念，致力于将中医药植根于妇幼保健的土壤层，以期能为妇幼保健这棵大树提供不竭的阳光和水分，与全国同仁共建“共享中医药 + 妇幼健康”的模式。

2017 年 5 月，国家卫生计生委一位负责人调研基层医疗机构之时，提出“要以健康人为中心，以孕产妇和婴幼儿为对象，以妇幼大保健概念，建立保健与医疗相结合的服务模式”的理念。

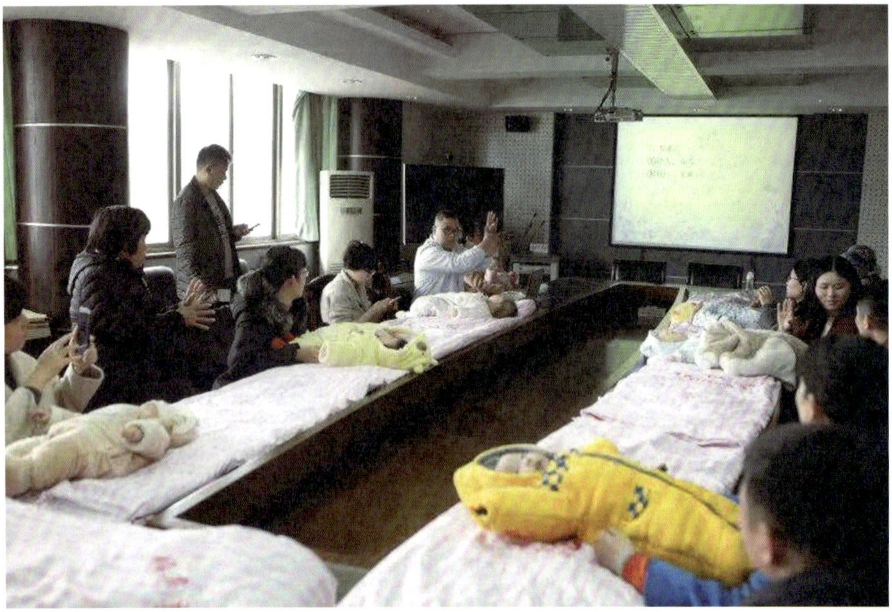

“授之以鱼不如授之以渔”——教授家长们操作技巧

于是，一条清晰的未来大保健思路逐渐清晰明朗化：将原来“按功能划分”的服务体系渐变为“按人群划分”的服务体系，将“简便廉验”的中医药适宜技术推进到社区、农村，走进千家万户，最后形成链条式妇幼大保健服务新格局。

享受中西医结合独具特色的综合服务

实践表明，各地区医院实施“无中医不保健”服务格局，是三方受益的。一是孕产妇和患者受益，可以享受到中西医结合独具特色的综合服务，孕产妇再也不必因为看西医到妇幼保健院、看中医去中医院而东奔西跑。特别是产后病、不孕不育、围绝经期以及因身体虚弱导致的各种慢性妇科炎症等，能及时得到中医的帮助。二是医院自身也得益。这从医院这几年的快速发展和中医药受欢迎的程度上得到了印证。三是有利于发展中医药事业，使其更具示范、引领作用……

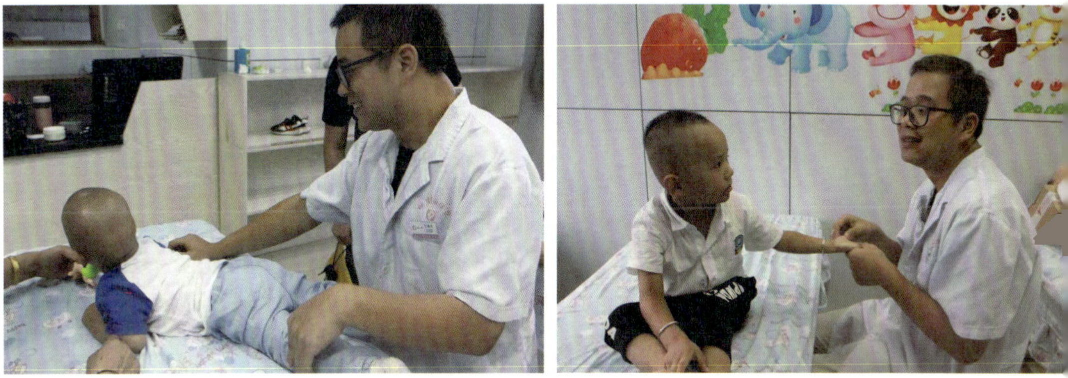

小儿推拿科王雄杰给孩子做推拿诊疗

在妇保院，儿童穴位保健操推广、“冬病夏治”三伏贴、“冬病冬治”三九贴、四季养生保健茶等保健养生活动，吸引了越来越多的桐庐百姓，正好证明了祖国传统医学的无穷魅力和桐庐妇保院对中医药传播的孜孜努力和拳拳之心。

早些年，当全国都还在讨论该不该放开“二孩”时，妇保院就开始提前作准备，运用中西医结合，充分发挥传统医学的优势，开设“再生育”门诊，取得了很好的效果，初尝“中医药＋妇幼健康”成功的滋味。如今，小儿推拿、穴位贴敷、中药雾化、中药灌肠、离子导入、中药熏蒸、经络调整、耳穴埋豆、四季膏方、免煎中药颗粒……各种典型的中医手段，全面登场。

妇保院门诊大楼二楼的小儿推拿科，门庭若市。小儿推拿，是源远流长的中医推拿中的重要一脉，可免药石针砭之苦，执法效验的特点一直为历代所推崇。小儿推拿内容丰富，自成体系，独具一格；适应范围广泛，在临床各科均可发挥作用，尤其对呼吸系统、消化系统以及小儿麻痹症等方面的疾病有良好的效果，如小儿感冒、发热、咳嗽、哮喘、肺炎、腹痛、腹泻、便秘、呕吐、厌食、疳积、遗尿、夜啼、斜颈（歪脖子病）、小儿麻痹后遗症、小儿脑瘫、近视、生长发育迟缓等。尤其是在促进小儿生长发育方面，更是有其独特的作用。

根据妇保院小儿推拿科王雄杰医生介绍，小儿推拿疗法简便，经济实用，效果显著，又不用服药和打针，也不会给孩子带来恐惧感及药物的副作用，孩子容易接受，应该是值得推崇和重视的绿色疗法。小儿推拿适合6岁以下的孩子，3岁以下的孩子效果最好，年龄越小推拿效果越好，6岁以上的孩子可以配合一些成人的手法一起推拿。

开创中西结合“贴心路”

当时光回溯到2015年时，妇保院的中医科可谓是门可罗雀，备受冷落。

根据袁君回忆，2015年10月19日，是她难忘的日子，那是她到妇保院中医科上班的第一天。简单的诊室中没有任何装饰，那天一天只来了两个患者。袁君没多想，只是认为那两天比较空。然而，事实真相让人难以相信，上班十多天，门诊量不超过十个，甚至还出现过连续三天没有一个病患的情况。这一现状让满怀信心、准备大干一场的她非常失落，备感前途渺茫。

没有病患，就意味着开展不了业务，何以谈妇保院对未来中西医结合的创新诊疗之路呢？

袁君并没有气馁，反而是越发珍惜前来中医科就诊的每一个患者。

每日的午休时间，在中医科诊室的门口，常常可以听见这样的声音：

“张大伯，你药吃完了吧？效果怎么样？”

“李阿姨，你最近怎么没来配药？是药有什么问题吗？”

那是她在利用自己的休息时间，倾听病患的心声，做回访，以此来提高自己。

两年之后，2017年，除了很多来上门就诊的新老病患，袁君还有很多素未谋面的病患朋友，他们活跃于袁医师的微信上。

“袁医师，我最近盗汗很严重，应该看什么科？”

“袁君医生，我在吃中药，有什么要忌口的？”

虽然对手机那一端的人并不熟悉，但是袁君仍然会利用自己的休息时间，对他们的问题作出解答。久而久之，袁君成了微信圈里小有名气的“贴心人”。

而这个“贴心人”，将妇保院的中西结合“贴心路”，慢慢走出了名堂。

60 多岁的周先生患有严重的前列腺增生，晚上夜尿特别多。这几年每天晚上都要起来七八次，最严重的时候，一晚上起来十多次，最多睡一个小时，一直没办法睡好觉。周先生去过很多家杭州市区的省、市级医院，钱花了不少，药也吃了不少，也没有解决自己的烦恼。2018 年 3 月，辗转于好几家医院也没有看好病的周先生不知该如何是好，后经人介绍到袁医师处就诊。袁医师通过望闻问切，仔细询问病症，对症下药，为他配了温阳固肾、散瘀缩尿的中药。吃了三个月后，袁医师结合他的病症，减量用药，用耳穴压豆法以疏通经络，活血行气。一个月后，周先生的病大好。为表示感谢，他专程从广州飞回来，到医院感谢袁医师，还定制了一面锦旗送给她。

后勤保障，携手共进的“好伙伴”

医学战役被称为是“无硝烟的战斗”，如果那些医疗技术科室被比喻为冲锋陷阵的将士，那么医院的后勤职能科室则是掌握将士们“吃住行”的“衣食父母”。其重要性不言而喻。

因此，看一个医院如何发展壮大，大抵就是看它在面临重大医学事件时，所有科室如何团结一致，如何全力以赴地直面“战斗”，解决问题。

以 2020 年新冠肺炎疫情为例，影响如此大的医学战役，妇保院也积极行动着。当医护人员冲在抗疫前线时，有一群人作为医院的后方“战士”，在全院上下一起抗疫之时，他们没有退缩，坚守岗位，用行动兑现了“大疫当前，我们不退”的承诺，他们就是医院后勤保障队伍。

在这里，将着重讲述医院公共卫生科和后勤部门的故事。

公共卫生科：倾力而战，“公卫人”在行动

从原先的防疫科，到如今的公共卫生科，妇保院的公卫科发展，

亦是医院发展的一个缩影。

公共卫生科原主任何阿有说："咱们这个科室，是原来防疫科的延续、发展和壮大，主要的职责是承担整个街道公共卫生的防疫工作。医院刚成立之时，农村尚只有初级卫生保健的水平，医院防疫科所有人几乎跑遍下面的各个区、乡、村，主要是进行预防接种、保健教育和健康教育；也会到学校去，主要是结核病的预防宣传、劳动卫生管理和食品加工卫生管理等。"

2003 年"非典"时期，防疫科承担起宣传、消毒的工作，到各社区、村镇等进行消毒，对有风险的地方进行过往调查、反思。

有十多年历史的犬伤门诊，无疑是公共卫生科一直坚持在预防接种一线工作的印证。

"如今生活条件好了，养宠物的人多了，被误伤或咬伤的人也随之变多。"在何阿有看来，犬伤门诊亦是很重要的。

2020 年，新冠肺炎疫情来袭，公共卫生科更是倾力而战。

从集结号吹响的那一刻起，桐庐妇保院公卫科医务人员无一避战，当天就开始筛查武汉回桐人员，直到除夕夜晚，科室人员都还在深入

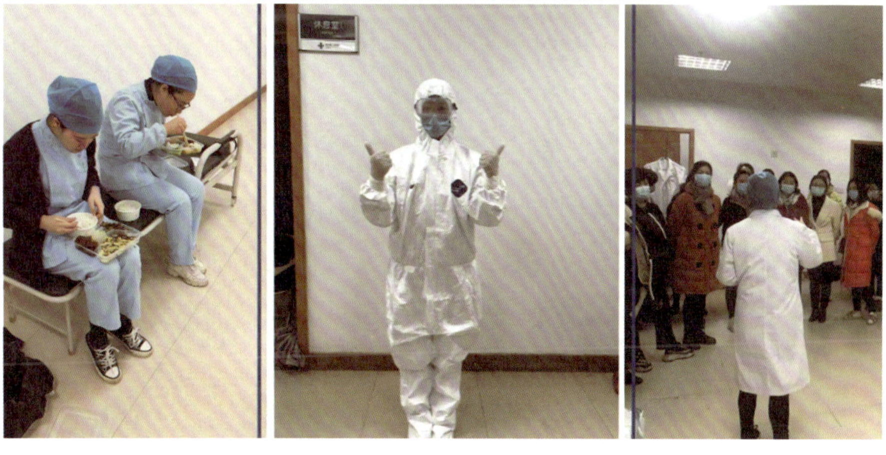

尽管妇保院不是收治新型冠状病毒肺炎患者的定点医院，但是责任无边界，担当有作为

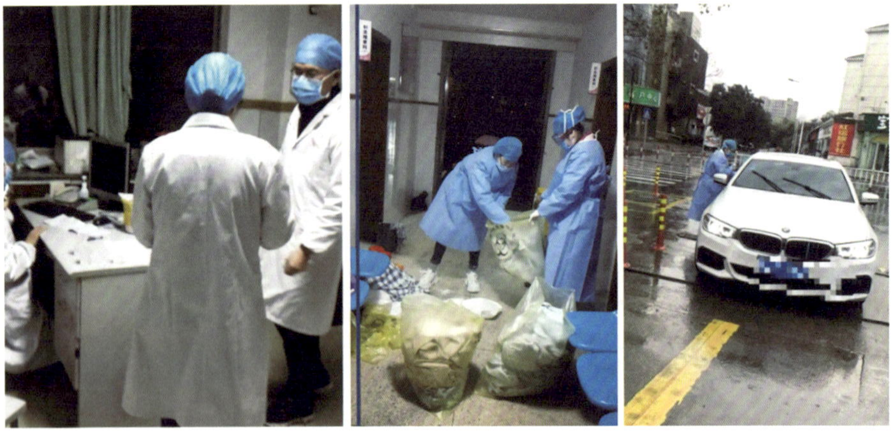

他们是医生，是护士，是坚守在新型冠状病毒肺炎疫情防控一线的英雄

社区入户随访，询问有无武汉居住、旅游史，检测有无发热人员，告知预防疫情的具体措施。

从大年三十到初一晚上都是中雨天气，凄风冷雨中，“公卫人”穿着薄薄的隔离衣，打着伞，湿了衣服湿了鞋袜，一个社区一个社区地随访，敲了一家又一家的门。尤其是外来流动人口的摸底排查、签署医学观察告知书，因需要询问旅居史，一天不知道要重复问多少次。碰到支支吾吾或“大大咧咧、无所畏惧”的人，除了一个个、一户户晓之以理、动之以情，有时候想尽办法也得把接触史问出来，这样既保护病人也保护大家。

对于湖北来桐庐的人员，更是关注的重中之重。对于密切接触者全部居家隔离，首次上门发放医学观察告知、健康宣教，送口罩、体温表、医疗垃圾袋，以后每天或隔天上门测体温和临床观察，看有无咳嗽、气促等症状，回收垃圾并拿到指定地点统一消毒后销毁，并上门对其居住地消毒，做到真正的严防死守，绝不漏掉一个。

“公卫人”马不停蹄，从白天到黑夜，每天饿着肚子顶着困意，反复地排查，不停地奔走，拖着满身的疲惫和满脸的憔悴下班时，大

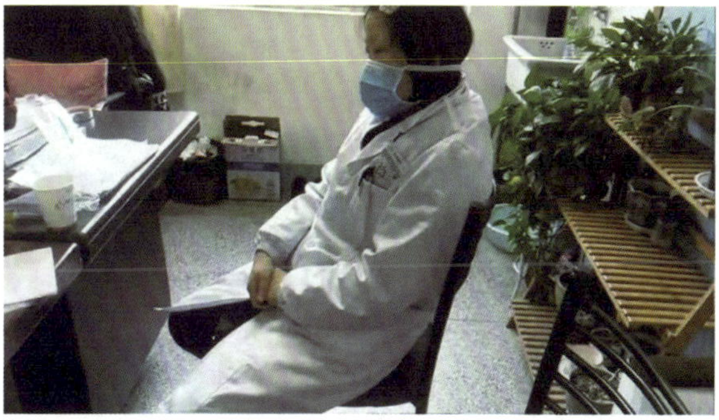

累了，就眯一会儿

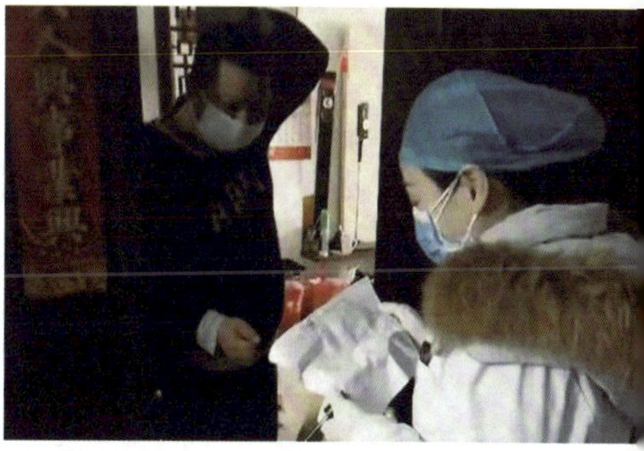

挨家挨户地宣教和医学观察

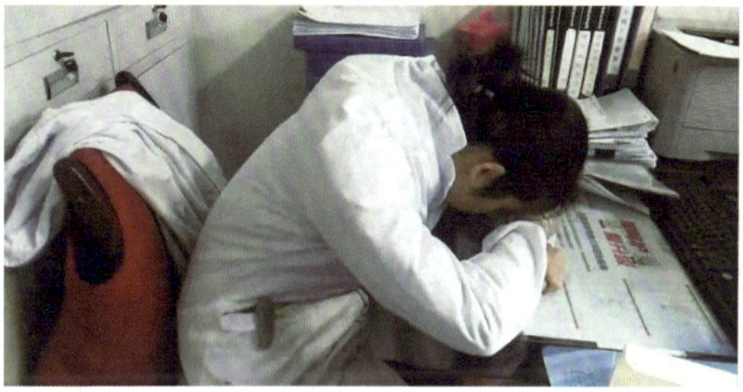

趴一会儿也行的

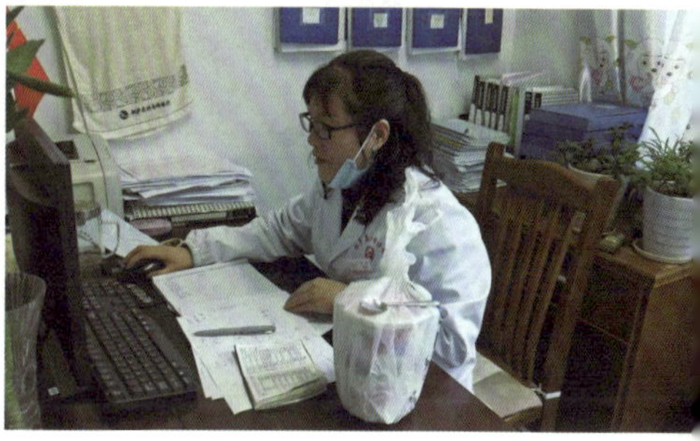

饭菜冷了，仍然没时间吃

家的声音都是沙哑的，想多说一句话的力气都没有了。

在疫情防控期间，公卫科积极“迎战”，日夜坚守，只为在大家需要的时候可以给予依靠。

原本的假期变成了没日没夜的加班，他们都说没什么，而且家人也非常支持——早上送上班，晚上送晚饭。

战疫抗疫，职责所在；无怨无悔，使命担当！没有信誓旦旦的豪言，也没有“我以我血荐轩辕”的悲壮，他们皆因常驻心中的担当使然。

时任分管公卫工作的副院长王瑛写下如此心情：

今天是正月初五。上午，刚联络完并送出一队回收隔离人员生活垃圾的工作人员，回来接着配合乡镇考察集中隔离点的配置落实情况，10点多返程途中又直接去了疾控中心和县级集中隔离点，对接下

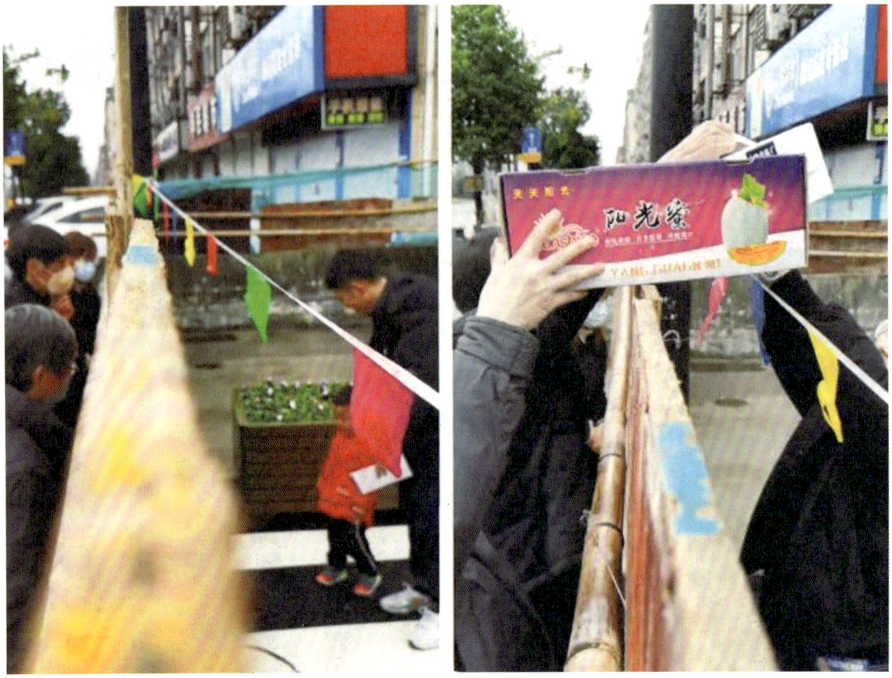

楼笑燚驰援武汉的第二天，杜凤姣副局长及医院领导去看望楼笑燚家属，因为管控，有了这么一张特殊的慰问图

午的工作人员培训事项和集中隔离点具体工作落实情况，随后马不停蹄地回来做了些准备工作，招呼了几位站室年轻人，囫囵吃了碗面条，下午1点再出发去集中隔离点组织业务知识和自身防护宣教培训。同时，对该点位进行全面的环境消毒和人员工作布置。结束时却看到了群众用特殊方式“挽留”我们。

说实话，我心中既欢喜又忧愁：欢喜的是百姓在疫情来临时，真正做到了百姓不出村、外人不流入，人员流动少了，防护措施创新了，健康意识提高了；愁的是疫情就是战场、火场，一级防控就是集结号，救护车和我们哪耽搁得了一分钟啊……

理解万岁，我们也都是百姓的一员；理解万岁，因为我们选择了医疗行业，理所当然要为百姓的健康奔波。面对疫情，我们携手奋进、共渡难关！加油！

夜幕降临，瞧着这些公卫人的背影，还在穿街走巷，一户户敲开隔离家庭紧闭的门，宣教随访，测体温、收垃圾……进行医学观察。这就是公卫人，百姓眼里最亲近贴心的人！

公卫科医护人员在疫情面前不畏惧，不退缩，争相请战，年三十连夜入户摸排密接人群，逐户进行疫情告知、健康宣教等。

尤其是此次疫情被提升到重大公共突发卫生事件一级响应要求时，为进一步做好桐庐县新冠肺炎疫情防控工作，医院安排两名医生在高速路口开展人员排查、问询登记和体温测量工作。

风雨交加，雨水早已打湿他们的衣服，但是他们依旧坚守着。院长洪树明、党总支书记兰飞也到高速路口看望坚守在高速路口的“战友们”，同一把伞下，是温暖，更是并肩作战的决心和力量。

2021 年 3 月，新冠疫苗全面开放，全民接种。“公卫人”又是冲在前面。3 月 26 日是城南街道全面开放新冠疫苗接种的第一天。妇保院公共卫生科副科长徐雁还在忙碌中，手边放着早已凉透的晚餐。

新冠疫苗的接种工作全面开放后，徐雁忙于通知各大单位、乡镇村的员工、村民来接种新冠疫苗（如接种第二针疫苗还要另行通知）；管理和保障整个科室新冠疫苗的接种工作正常开展。3 月 26 日那天，她一直忙到了凌晨。科室同事一直劝她休息，因为当时身体不适的她已经连续挂了一个星期的盐水了，每每都是挤出时间去挂点滴，生怕耽误了工作。

幸好，这一切的忙碌有家人的理解和支持，也有成效。

如今回首，经此一役，许多人才更能体会，什么叫“岁月静好，不过是有人在替我们负重前行”。公共卫生科经过岁月的沉淀，经历一次次“战役”，在关键时刻顶得住、扛得起，继续前行。

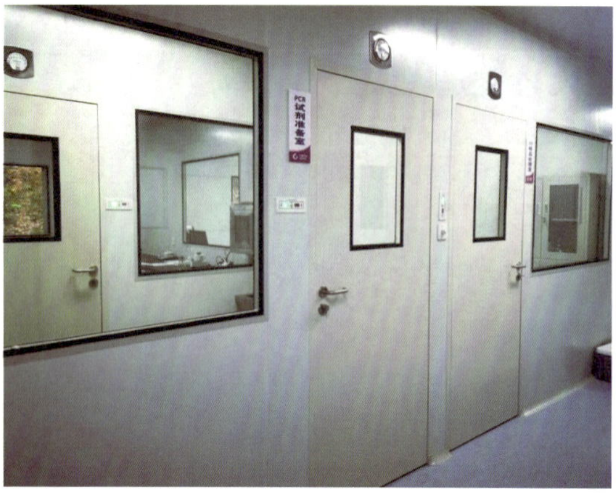
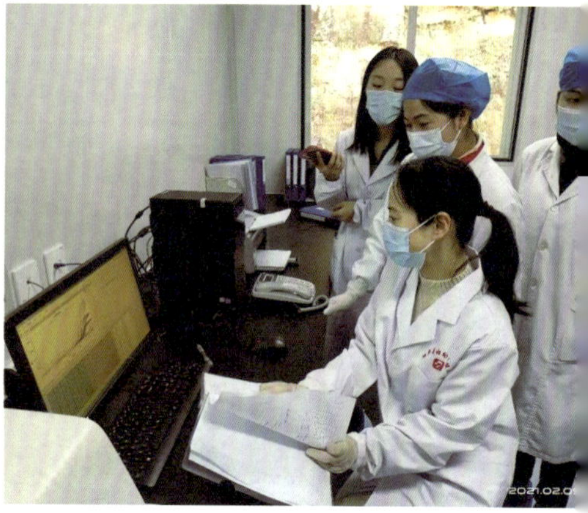

发热门诊规范化改造，专家现场指导

检验科：稳如泰山，提供强有力的保障

检验科就像是医生、患者和疾病三者之间的通道。如今，通常情况下，百姓就医离不了检验科对身体各项指标的检验。它是医生治疗疾病的依据。

医院检验科成立于1998年。刚成立时人员、设备严重缺乏，经过20多年的不懈努力和发展，现如今已成为一个拥有13名专业技术人员（其中中级卫技人员4名），雅培C8000全自动生化分析仪、奥林巴斯AU400全自动生化分析仪、德国BE全自动血凝仪、希森美康2100五分类全自动血液分析仪、迈瑞5380五分类全自动血液分析仪、法国梅里埃细菌检定仪、血培养仪、微量元素检测仪等一批高档医疗仪器，年业务收入700万元的团队。

“服务、质量、团结、发展”是检验科一贯坚持的科室主题文化，服务是科室的灵魂，质量是科室的核心，团结是科室的氛围，发展是科室的未来。

艰辛的汗水换来了丰收的喜悦：年年获得省临床检验中心质量考核“优秀”荣誉称号，是杭州市卫健委临床检验“合格”单位，科室

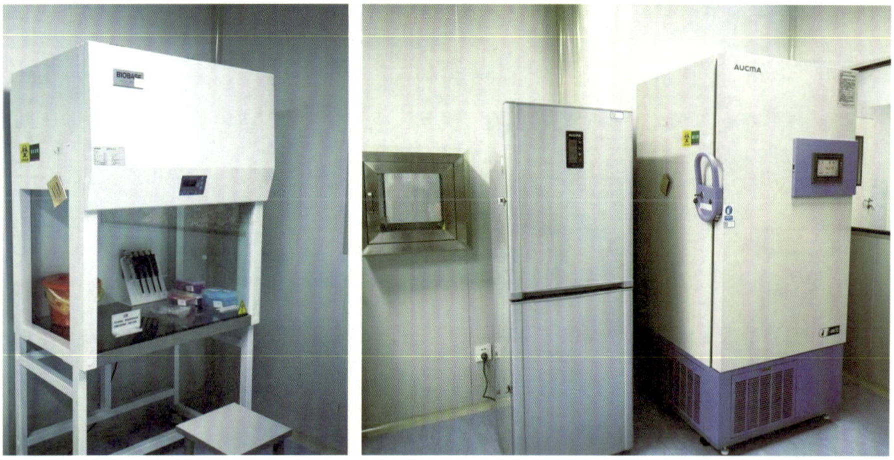

PCR实验室启用设备

负责人更是获得了县卫生局“十佳服务之星”、县医学会“优秀先进个人”等荣誉称号。

“我们以最优质的服务、最规范的操作、最耐心的解答、最简便的流程来对待每一位患者”——这是检验科每一位员工的心声。

疫情防控期间，检验科的重要性更是突出。

在疫情防控常态化的形势下，在县委、县政府及县卫健局的大力支持下，妇保院克服自身困难，从房屋选址改造、设备采购安装、检验人员培训等方面逐项推进落实，完成了临床基因扩增技术（PCR）实验室建设任务，于 2021 年 2 月 10 日通过浙江省临床检验中心初步审核，进入试运行阶段。

医院也根据《浙江省公共卫生防控救治能力建设实施方案（2020—2022 年）》中的发热门诊建设指引，尽快建造好 CT 室和 PCR 实验室等配套设施，完成发热门诊规范化改造，为妇女儿童提供方便。

医院 PCR 实验室位于后门停车场处，按国家标准设计、装修、布局，设有试剂准备区、标本制备区、核酸扩增区三个区域，每个区域配备独立缓冲间、新风系统和消毒处置系统，实验室建设符合生物安全二级实验室标准要求。

医院 PCR 实验室的启用，将有效缩短采样送检及检测时间，提升核酸检测效率，做到早发现、早报告、早隔离、早诊断、早治疗，为助力全县疫情防控提供强有力的技术支撑和科学保障。

检验科有时就像一个稳如泰山的后盾，它让所有在前方奋战的医护人员在诊断治疗上有确切的依据，为他们提供强有力的保障。

除了公卫科和检验科，妇保院其他科室亦不遗余力地奔跑在抗击疫情前线上。

院感科

对全院各级各类人员进行感染知识培训并做好防控督导工作，在各个环节上监督指导，不放过任何一个疏漏点。

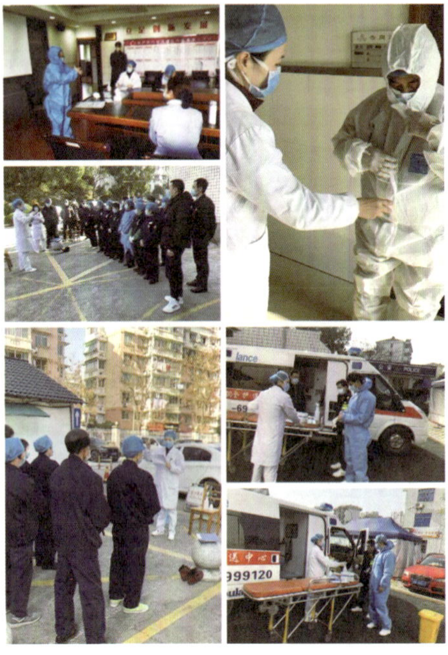

院感科

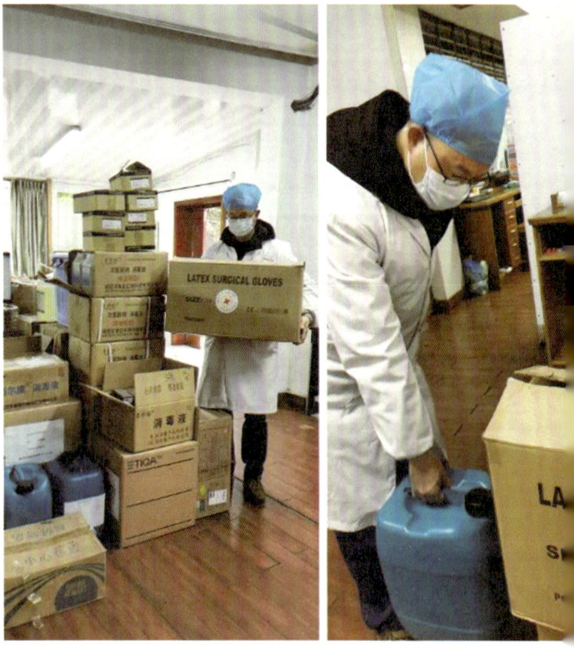

药剂科

药剂科

时刻印证“家中有粮，心里不慌”，想尽一切办法，充分整合各方资源，通过各种渠道，尽力做好药品和疫情防控物资的储备和供给工作。

信息科

为临时改造发热门诊进行设备网络安装调试，为临床一线网络顺畅保驾护航。

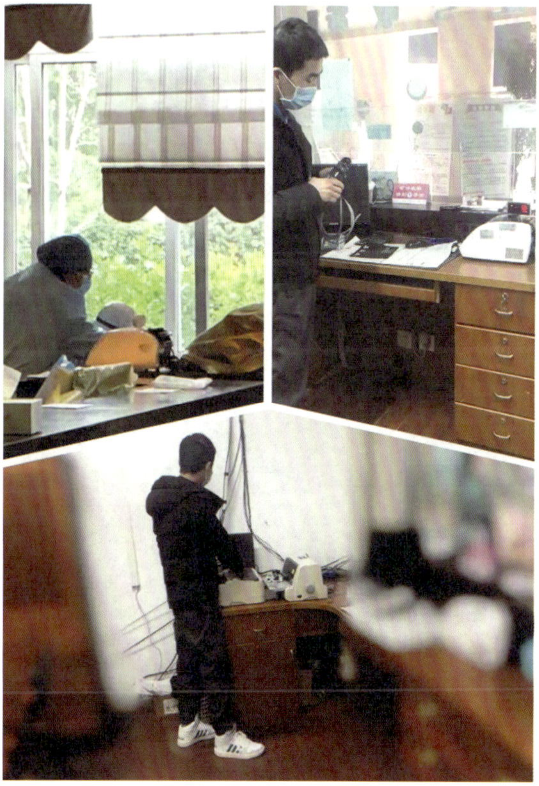

信息科

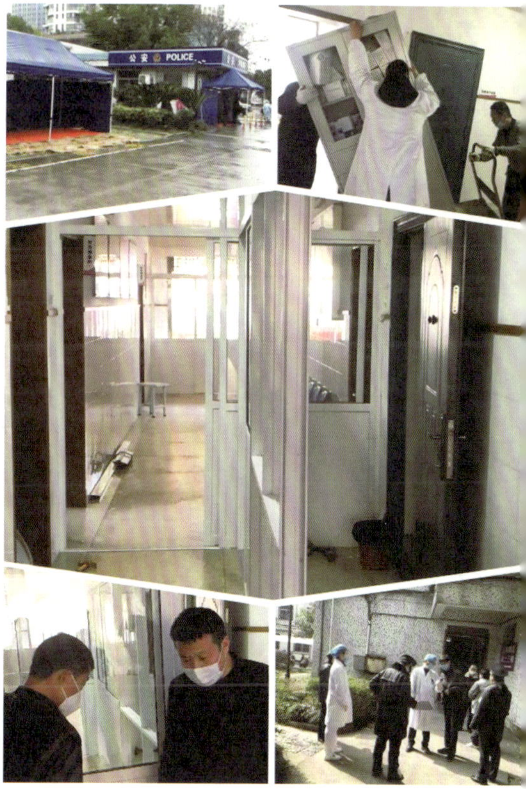

总务科

总务科

为确保发热病人分诊、隔离到位，保证其他患者的安全，紧急搭建发热门诊留观室和隔离区等。从布局、设备采购到建设，克服重重困难，连夜完成，使隔离区得以按时、保质地投入使用。

勤务人员

为尽可能减少传染机会，做好防控。他们消毒环境，拆洗窗帘、门帘，清洗空调滤网，消毒擦拭病床及用物。

救护车队

接送病人的同时，运送公卫科人员去小区入户调查、上门随访，协助居家隔离点的垃圾收运，实在累了，只能在窄小的驾驶室内“瘫”一会儿，在桌子上趴一会儿。

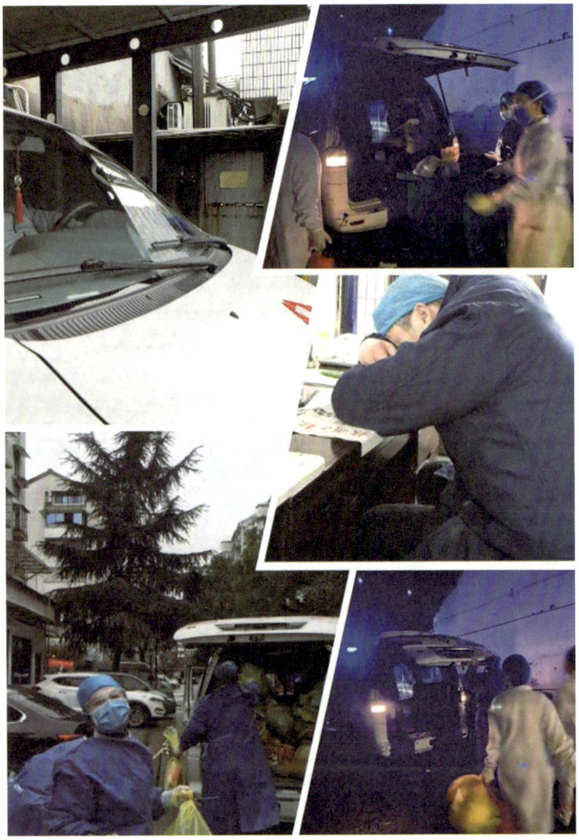

救护车队

部队军人出身的陈波说：“我们都已经做好打持久战的准备，和一线人员比起来，我们吃点苦不算什么。”

来自行政、后勤

的一大批“战士”在默默无闻地工作着，他们不辞辛苦，24 小时候命，用自身的专业服务临床一线，服务患者，从急诊、发热门诊到隔离病房……哪里有需要，哪里就有他们的身影。抗击疫情，他们一直在行动！

超声科：让临床医学离不开的辅助科室

“以后，要让我们超声科室成为临床医生离不开的科室。”这是建院初期，由妇科医生转为超声科医生的方向东说出的“豪言壮语”。

医院成立之初，超声科没有人，于是，1990 年在市红十字会医院进修过超声科的妇科医生方向东被选派到了超声科，扛起了发展科室的大旗。

“我们第一台超声仪是日本的α200，9英寸，黑白，只能检测一些基本的疾病。之后，2000年我去省妇保进修，回医院后购置了第一台进口的彩超，100多万元的美国GE‘老结构’系列的，几年后，科室慢慢发展了，我的能力又跟不上了。于是，2005年，去了浙医一院进修心超，2008年去了省儿保进修儿童的B超和心超……”方向东回忆起当初科室那段艰难发展期，脸上是极其欣慰的表情。

因为从后面的发展来看，她放弃妇科医生的身份，成为超声科医生，对他人而言是遗憾，对她自己来说是幸运。2005 年，她预见性地提出产前畸形筛查的课题，从超声的角度切入，这在当时是新项目、新技术。

“超声科是辅助，临床医生借助之后，再确诊。”从现在的医学发展趋势来看，超声科的确已经是医生们借助确诊的重要辅助方式之一了。

医院的超声科，从零开始，在医生们一边学习、一边建科的过程中，慢慢成长到现在。

目前超声科拥有高档彩色多普勒超声仪 4 台（美国 GE 三维超声仪 Voluson E8、美国 GE LOGIQ5、百盛 MyLab50plus、百盛 MyLab20plus），开展全身各部位超声检查，是桐庐县胎儿畸形超声筛查中心。新引进胎儿三维彩超，为准妈妈做超声检查，同时严格打印胎儿面部图片，让宝宝和妈妈提前见面。

此外，超声科还开展了各种特色业务，如三维超声检查，这是透视胎儿的无声世界的方法。如今，动态三维、四维超声是一种彩色三维成像技术，是在常规彩超检查基础上，实时显示人体三维立体结构的超声成像。医生能通过三维表面成像模式实现胎儿表面的重建，清晰展示胎儿的面部、鼻子、眼睛、四肢以及胎儿打哈欠、吃手指等可爱的动作，准妈妈和宝宝可以早些“见面”，提前了解宝宝的情况，留下孩子的第一张靓照。

同时，还有妇女阴道超声检查、小儿超声检查等，都是为妈妈和孩子保驾护航。

医学战“疫”，粮草先行——妇保院后勤各部门的“火力全开”，确保了防控前线工作顺利进行。而纵观整个妇保院发展历程，从建院初期，无论科室、无论职位，每个人都为了医院发展，铆足劲，拧成一股绳奋斗。如今，这样的团结，以小变大，在面临突如其来的事件时，因这团结而忙而不乱，各个科室有条不紊地工作，去尽力解决问题。

不管是前线，还是后方，他们一如既往，自始至终携手一起，共同奋斗、前进，在时代里传承，守护一方家园！

第四章 愿景，共筑美好明天

祈愿背后，是努力的付出，也是成果的渴望，更是以医者之态铸就辉煌的奋斗过程。

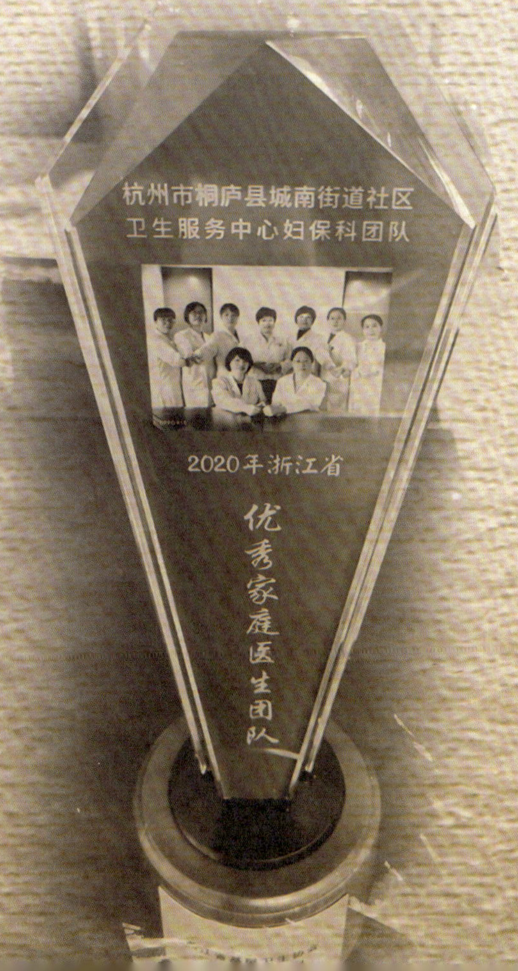

人民至上，开辟高质量发展的新航道

桐庐县是华夏中医药鼻祖圣地，中医药文化源远流长。同时，它也是“国家生态县”“中国最美县”之一，生态环境优势为发展健康卫生事业提供了优渥的土壤。

党的十九大以来，桐庐积极落实“健康中国”“两美浙江”战略部署，加快健康桐庐建设，促进桐庐县卫生健康事业全面、协调、可持续发展，桐庐县基本建成了由医院、基层医疗卫生机构、专业公共卫生机构等组成的覆盖城乡的医疗卫生服务体系，卫生资源总量显著增长。截至2019年底，全县每千常住人口床位数达到5.64张，千人注册护士数3.63人。卫生人力资源整体素质有了一定程度的提高，全县卫生技术人员中本科以上学历的人员比例上升到87.4%。

除此之外，基于桐庐的生态优势资源和优美的自然环境，桐庐县委、县政府提出做强大健康产业，加快生物医药、健康医疗、健康养生、健康养老、健康旅游等五大领域发展，建立了全国首个成建制的健康产业服务业集聚区——富春山健康城，浙江省首批特色小镇——桐庐健康小镇。此外，立足健康产业平台，桐庐不断加大细胞、基因等生命

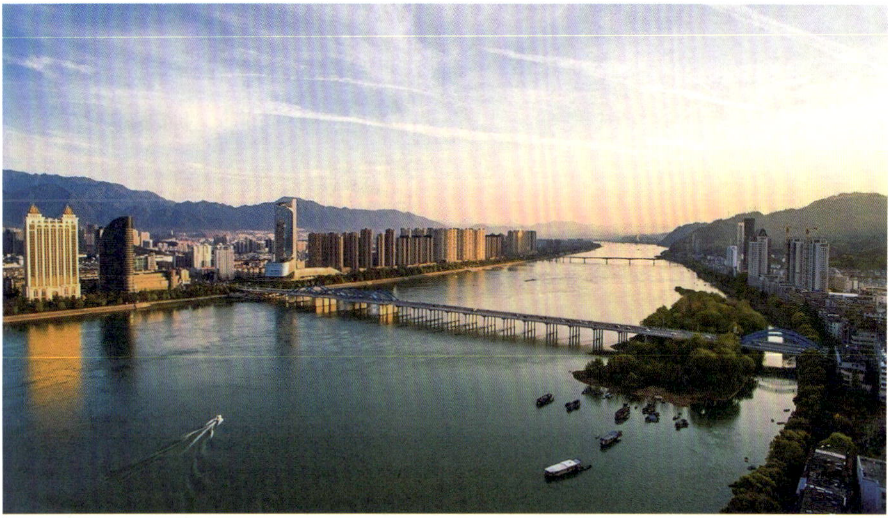

美丽桐庐

科技高端项目和人才的引进，目前已引进了由“中国造血干细胞之父”吴祖泽院士领衔的全国首款干细胞药物（牙髓干细胞）生产基地、爱唯（国际）细胞工程与再生医学产学研基地、中国工程院俞梦孙院士领衔的人民健康系统工程示范基地等一批优质项目。

在“十三五”期间，桐庐县的卫生健康工作成绩是显著的，但对照新时代“人民对美好生活的向往”和《“健康中国2030”规划纲要》的总体要求，还存在着较多困难和问题，其中医疗资源配置和功能布局还有待进一步优化。

区域统筹，谋划最优布局

近年来，经济发展新常态给医疗卫生事业发展带来了新机遇。从发展趋势看，未来桐庐县经济将逐步从高速增长转为中高速增长，产业结构将面临进一步的调整。随着生活水平的大幅提高和生活方式的迅速转变，人们的健康意识整体增强，健康需求由单一的医疗服务向疾病预防、健康促进、保健和康复等多元化服务转变，医疗卫生健康事业发展面临着新的机遇和挑战。

在此背景下，桐庐县有序推进了县第一人民医院、县中医院、县妇保院全面建设提升工程。早在2015年，县妇保院新院区的选址方案出炉，项目也进入前期筹备阶段，然而，随着项目进一步深化，着眼于桐庐未来的发展规划，桐庐县的公立医院布局过于密集，无法做到优质医疗资源最大限度覆盖，也让局部地区的老百姓就医不便。

以大局为重，多方探讨后，毅然决定调整方案，将妇保院新院区地址挪到了白云源路，与原地址遥遥相对，与其他两所县级医院形成“铁三角”布局。重新调整局面后，妇保院与第一人民医院、中医院形成“三医联动”的关系，适应新型城镇化的要求，优化了布局结构，实现了医疗卫生健康服务资源的均衡配置。

2019年，新院区建设启动，在之后的近两年时间里，全力建设，各个医疗用房大楼拔地而起。虽然调整布局导致了妇保院新院区施工的推迟，但“人民至上”的布局，是政府高度重视民生，支持卫生健康事业发展和妇幼健康工作的新表现，也是妇保院实现高质量发展的跨越式发展期——这是挑战，也是机遇。

生命至上，“绿色”让就医更舒心

以人为本，为人民群众提供全生命周期的卫生健康服务，从“以疾病治疗为中心”向“以人的健康为中心”转变，和“以医疗服务为中心”向“以健康管理为中心”转变。这是今后医疗卫生的核心指导思想，新院区的建设正是在这样的理念之下构建起的一家“生态型”“花园型”医院。

妇保院的设计建设坚持“以人为本”的理念，力求就诊路线宽敞便捷，员工流线快速独立，物流通道隐蔽高效，就诊环境、工作环境舒适自然，因此在新院区的建造上着重实现“医患分流”“高效便捷”“绿

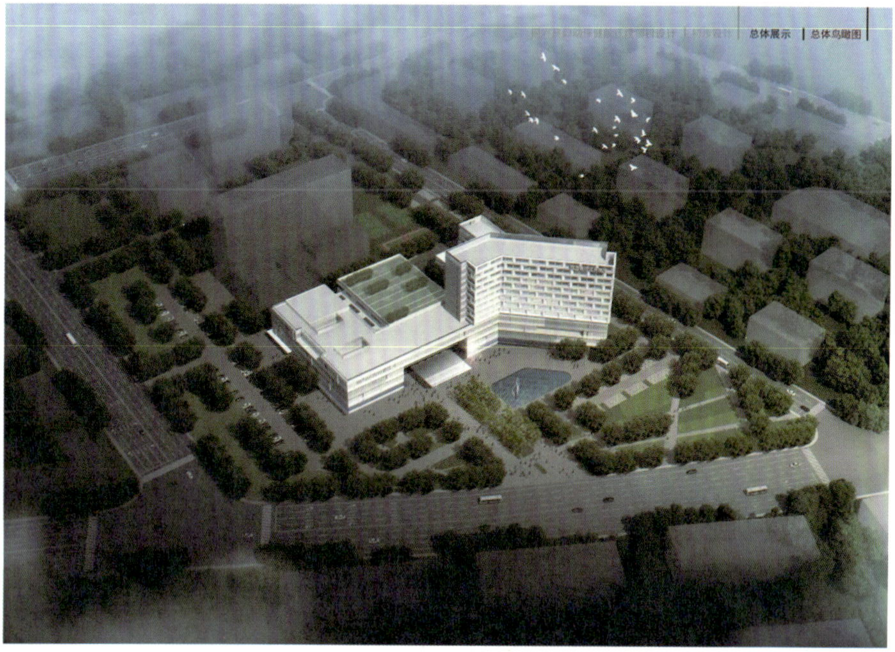

绿色医院

色生态”“可持续发展”“人性化”的设计目标。

在绿色生态上，首先，妇保院按照国家二星级绿色建筑标准设计，针对病人的就诊环境，结合内部景观庭院创造形态不一的公共空间，使病人在室内也能感受到绿色的外部空间；板式建筑布局结合屋顶绿化及候诊区的开敞布局充分利用自然通风采光，贴近自然，降低能耗；雨水收集系统、太阳能热水系统、智能化能源控制系统有效节约建筑能耗。此外，生态不仅是肉眼可见的医院环境的生态，如绿化、植被等，更是在就医体验、科室发展，以及妇幼周边产业链的融合。

在医患分流上，门诊主通道靠中间布置，环境舒适，通道内就近设有电梯、楼梯等垂直交通。员工通道则位于东西两侧，与患者通道平行，有独立的污梯和员工梯，患者和医生只有在诊疗空间内才会有面对面的接触。病房层员工区和病房区分区明确，通道相互独立并分设有公共电梯和员工电梯。医患通道的相互独立大大提高了员工的工作效率，也保证了公共空间环境的舒适整洁。

建筑大楼内的医疗设施设计简洁明了，易于识别且流线最短，就近布置垂直交通，可快速分散人流。急诊与放射科联系方便，靠近入口便于患者到达，夜间可独立对外运营；手术室与中心供应、ICU、病理科就近贴临布置，联系紧密并可资源共享。

设计有完整而独立的物流系统：外来物品经东侧的物流通道到达地下一层，再配送至各功能区；专用的物品梯、污梯满足大容量物品的运送，小车物流系统满足快速便捷的小物品运输，手术室与中心供应一体化设计，采用专用污梯及物品梯联系，由此实现高效便捷而隐蔽的物流运输。

值得一提的是，为了实现妇保院可持续发展，建筑平面采用模块化设计，将楼电梯、管井、卫生间集中在固定区域布置，形成类似于高层建筑的核心筒，其余空间可按功能需要灵活分隔而不破坏整体格局，使建筑空间利用有无限可能，实现医院的可持续发展需要。并且，医院内布置有书店、休息吧等公共空间，使患者在就诊过程中尽可能多地参与健康人的日常活动，避免有与世隔绝的感觉，以缓解人们进入医院后的紧张情绪，让人们在轻松愉快的氛围中等候、交流、参与一系列诊疗活动。无障碍出入口、车位、病房等各类无障碍设施的建设及灯具的防眩光设计从细节上体现医院的人性化设计。

无论是这些硬件设施应用上的“高效便捷”，还是通过智能化建设，简化医疗流程，真正做到“看病不难”“看病不烦”，都是为了给医患带来便利，让每一个走进妇保院的人都有舒心的就医体验。

质量至上，匠心奠定百年基业

整个新院区的建筑大楼设计，既满足妇保院的具体医疗需求，又匹配周遭的自然环境，在设计上别具一格。

在大楼裙房造型处理上，呈现出一种相辅相成的处理手法，采用横向连续大体量，以舒展流畅的形体反衬周边山形的挺拔。而在住院楼造型方面，由于病房日照的原因，将病房适当扭转角度，使得病房获得正南向的日照的同时，对南侧主入口形成环抱之势，围合形成主入口的景观广场。同时，采用了预制装配式的外墙围护体系，外墙部分预制装配可结合保温、防水、窗系统与外墙混凝土薄板，在提高外立面施工完成度的同时可以减轻外墙的部分荷载。

当然，从内部来说，医疗建筑又有着与普通建筑大楼不同的需求，如污废水处理、卫生防疫、射线防护等，因此在设计建筑大楼内部构造时，考虑到这些特殊要求，设计师们针对各种要求置入了各自的用

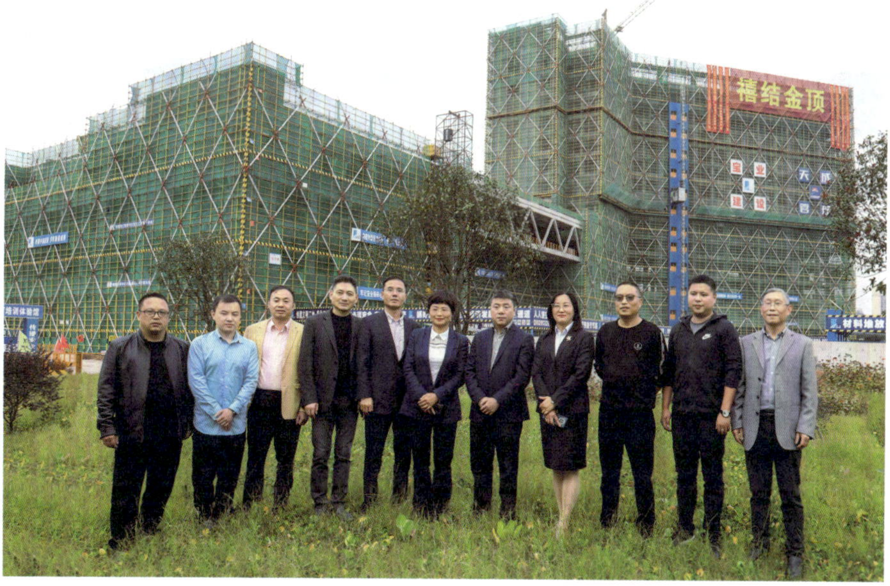

相关单位负责人来到建设工地实地走访调研

心和创意。

例如，在卫生防疫方面，在市政给水引入管上安装倒流防止器，院区二次供水设备出水管上设紫外线消毒器；诊室、检验室、手术室、护士站（室）、实验室、医生办公室、治疗室、操作间、洁净无菌室、ICU 以及公共卫生间等的洗手盆均采用非接触式水龙头或设红外感应水嘴；公共卫生间小便斗采用红外感应冲洗阀，蹲便器采用脚踏式自闭冲洗阀，避免交叉感染；用水器具配置具有防止溅水装置的龙头……

这一系列的设计，必须建立在质量过硬的前提下。

“妇保院新院区的建设，是桐庐县医疗领域中第一个EPC项目，即设计、施工、装修一体化项目。正因为是‘第一个’，我们遇到了很多未知的困难，一个一个克服，也是一步一步朝着‘完成’前进。”现任妇保院书记吴明龙说，“无论设计还是施工，我们最终的目的都是为了患者来到医院就医时，其体验感能达到最大的舒适值，就医过程更流畅，弱化医院病痛的氛围，营造出一种温馨的环境。”

回顾新院区的施工历史性时刻——

2019 年 8 月 10 日，破土动工；

2020 年 8 月 12 日，医疗综合楼结顶；

2020 年 10 月 16 日，行政楼结顶；

2020 年 11 月 17 日，住院大楼结顶；

2020 年 12 月，开始装饰装修施工……

这一个个看似平凡的日子，因着施工过程的节点性而变得令人难忘。

新院区的门诊楼、住院楼、行政楼、医技楼、感染楼这五幢楼，每一幢都凝聚着桐庐县以及“妇保人”建设好医院的决心和魄力。成就是一点一滴的努力积累的，而大楼是一砖一瓦的辛劳堆砌的。新院区的硬件设施设备已然到位，它的软实力也正在路上。

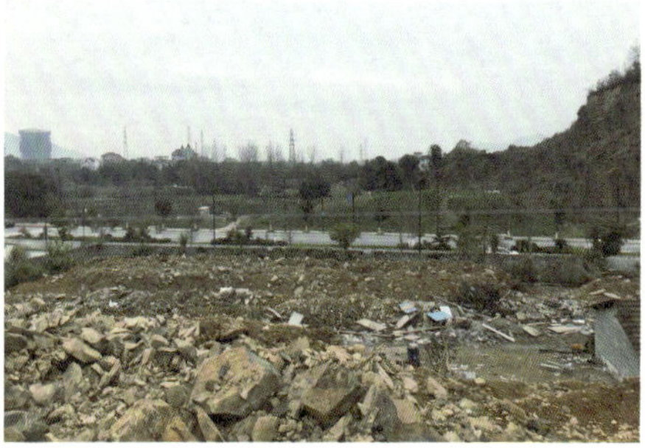
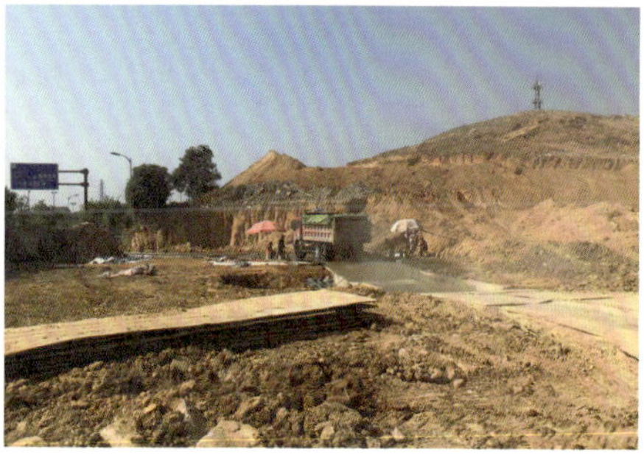
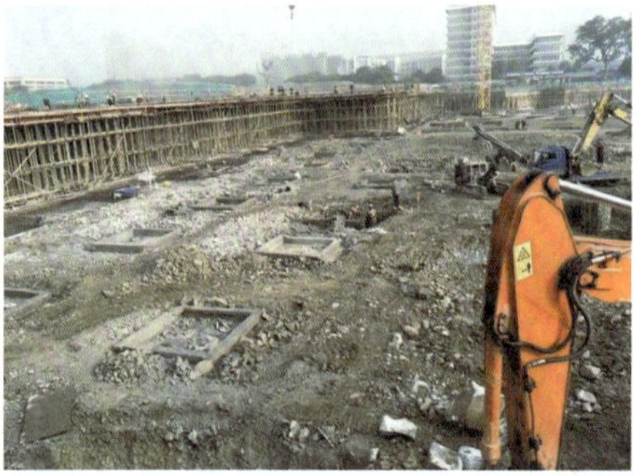
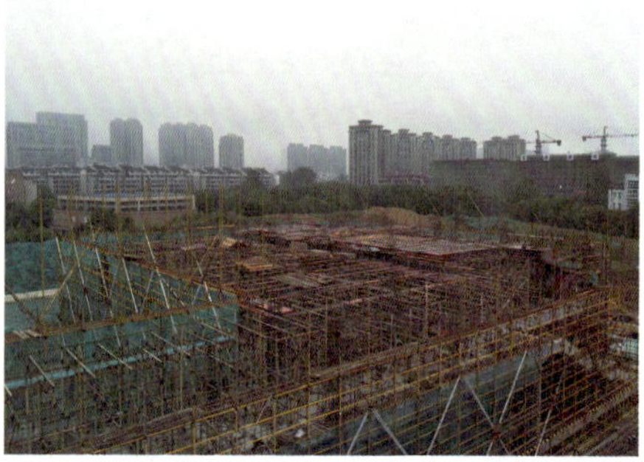
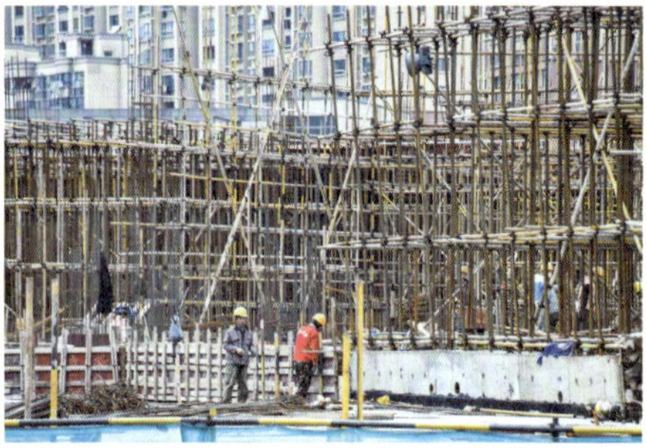
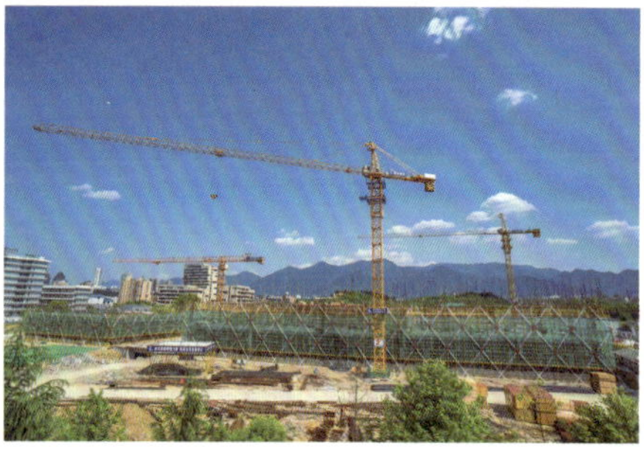
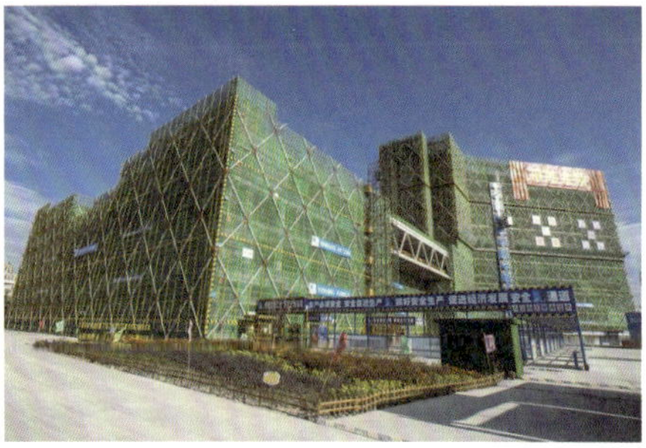
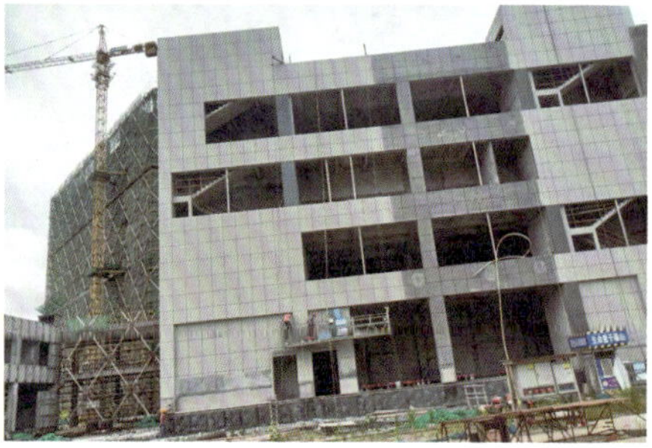

新院区建设留影

将心注入，接过“二次创业”的接力棒

筚路蓝缕启山林，栉风沐雨砥砺行，这是桐庐县妇幼保健院发展历程的真实写照。从1953年的妇保站开始，妇保院可谓几易其址，机构几经调整、合并，发展极为不易，所幸在几代妇保人的努力下，一棒接着一棒，妇保院砥砺前行。

当新院区的蓝图在一点点变为现实时，妇保院又迎来了一个新的历史节点。任何事业的成功都离不开人的奋斗，一座上升阶段的新医院，也急需一个能脚踏实地、勇当使命的新团队、新班子。在县委、县政府的统筹安排下，2020 年 6 月，陈玉平由桐庐县中医院的副院长调任妇幼保健院院长，接过了妇保院“二次”创业的接力棒。

摸清家底，于学习中思考探索新路

妇保院，多年来囿于院区面积小，作为县级医院的妇保在硬件设施设备、医院管理等方面没能大踏步地前进，因此常有病人笑称，它是在“螺蛳壳里做道场”的“袖珍医院”。

虽然是新班子的班长，但陈玉平院长过往的成长和工作经历，让

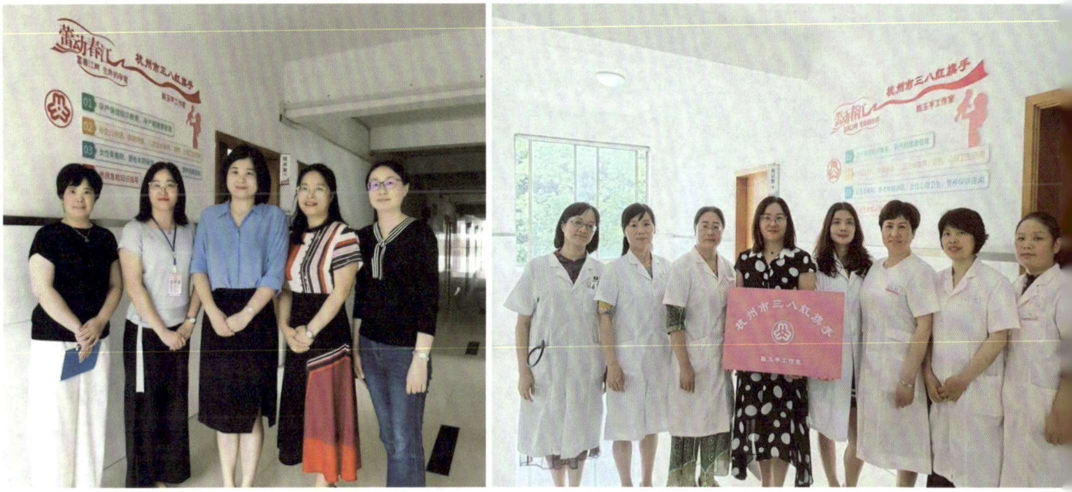

“蕾动春江”杭州市三八红旗手陈玉平工作室成立

她始终信奉：只有脚下有泥心中才有底，如果不是“一竿子插到底”，就难以掌握第一手资料。

初来乍到的陈玉平，连办公室都没熟悉，便一头扎进了工作中，这是她的月度工作轨迹：

上任第一个月，即 2020 年 6 月，与职能科室主任逐一谈心，完成中层干部竞聘；

7 月，利用中午或晚上时间参与各科室会议，了解人员情况与结构；

8 月，确定职能科室工作新框架；

9 月，谋划与市第一医院合作，完成前期认证，逐一了解对接驻院专家意见，走访老院长；

10 月，与市第一医院达成协作签约揭牌……

直到 2021 年 4 月，短短 10 个月，陈玉平把她的思考和工作轨迹全部化作文字，记满了 4 个笔记本，足足有 8 万多字。

陈玉平对如何发展妇幼保健事业蓝图深入思考，多次下基层调研，跟班子成员，医院专家、骨干等一起谋划，反对埋头故纸堆，脱离实际的工作作风，倡导务真求实，强调医疗质量是医院发展的生命线，业务技术延伸是医院爬坡过坎、发展壮大的根本。在做精做强妇儿专科特色外，不断拓展新技术，进行人才培养和引进，与杭州市一医院合作，产科、儿科、妇科、乳腺外科定期有上级专家坐诊，为百姓在家门口解决疑难杂症。开设妊娠糖尿病门诊，规范了妊娠期糖尿病孕妇的规范管理和治疗。儿保科成立桐庐县 3 岁以下婴幼儿照护服务指导中心，定期对 3 岁以下儿童生长发育进行健康指导，为妇保院妇幼服务提升救治和宣教能力，形成横向互补、上下联动的大妇幼健康服务和宣教网络。

在了解“家底”，找到“症结”后，陈玉平与医院领导一班人在半年时间里，终于开出了医院发展的“药方”——《桐庐县妇幼保健院“十四五”事业发展规划》（以下简称《规划》），一张蓝图正缓缓铺开，勾画出妇保医院崭新的未来。

解题要有思路，攻坚需有利器。陈玉平也是个爱学习的人，学习的目的是要有所为，不但要转化为解决问题的能力，转化为助推妇保事业发展的动力，还要亲力亲为。

对于陈玉平而言，担任妇保院院长，是二次创业，是注入梦想，注入心血于医院的未来。

身为杭州市三八红旗手的她，组织以妇保、儿保专家为主的专家团队，带头成立“陈玉平·三八红旗手工作室”，搭建了一个面对面为群众答疑解惑、近距离服务群众健康的平台，受到群众欢迎。

在健康中国建设中，萦绕在陈玉平脑海里的工作还有很多，创新发展基本医疗的“签约服务”和“慢性病管理 MDT”，妇保、儿保融合的“呵护生命早期 1000 天”，关注儿童生长发育与心理、儿童视力保护，刷新区域性保健服务新模式，把医共体建设导向深入为全县域妇幼保健同质化发展提供助力……

“虽然我是‘新妇保人’，但在我来的这一年多时间里，看到的

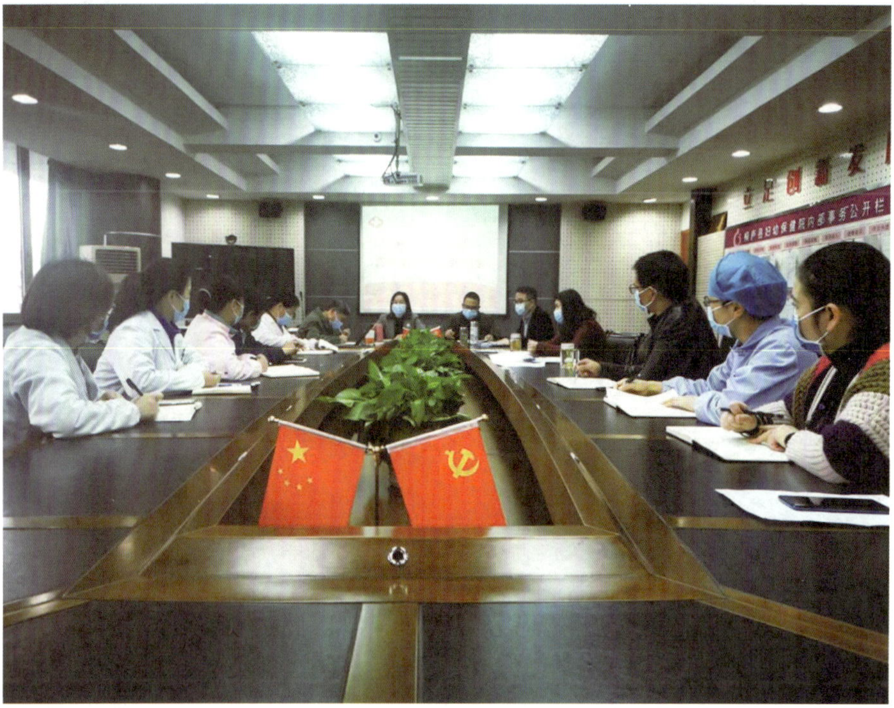

注入心血于医院的未来

是整个医院一如既往凝心聚力、乘势而上，用汗水浇灌收获，以实干笃定前行，进一步夯实医院发展基础，高质量完成各项任务目标，持续为百姓、社会创造更大的价值。”陈玉平坚信，妇保院今后的发展之路，定将越走越宽阔。

建党百年，于奋进中共谋医院建设

2021 年是中国共产党建党 100 周年。这一年，无论对于陈玉平，还是对医院而言，都是奋进远航的一年。

在她的办公桌上，放着几本习近平新时代中国特色社会主义思想和中国共产党历史的专著，陈玉平在要点上密密麻麻地做了黑红两色的标注。无论工作多忙，党组织学习活动和党史教育，她一次不落，积极参与。对她来说，这也是另一种学习。

这样一种学习是医院发展坚实的内在基础。一如妇保院党总支书记兰飞强调，学党史，知党情，强党性，一要矢志不渝走在前做表率，铸牢信仰之柱。面对新形势新任务，要切实提高政治站位，体现忠诚坚决性，增强贯彻坚定性，彰显为民主动性，发挥工作创造性。二要一以贯之抓中心促发展，锻造战斗堡垒。要围绕庆祝建党100周年铸魂励志，把党的红色基因传承好，把党的优良传统发扬好。要着眼“十四五”医院发展提质增效，促进党建与业务互融互促。三要聚精会神抓基层打基础，巩固党建阵地。要落实党建工作责任，持续增强党建意识，明晰责任清单，发挥主体作用。要抓好基层组织建设，锻造骨干队伍，不断增强党员干部思想的敏锐性、工作的前瞻性、落实的穿透性。四要锲而不舍抓廉政、严纪律，弘扬清风正气。推进党风廉政建设和反

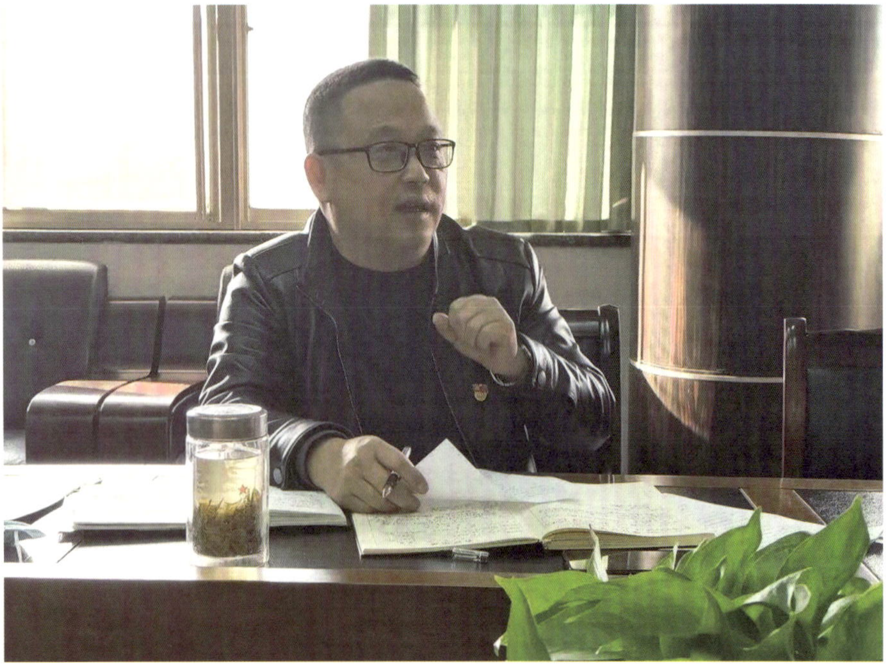

党总支书记兰飞在妇保院党建暨党风廉政建设工作会议上发表讲话

腐败斗争，营造不敢腐、不能腐、不想腐的政治氛围。要深入推进党风廉政建设，加强廉政教育管理，完善党风廉政机制，强化监督执纪问责。

陈玉平则带领医院骨干学习《论中国共产党历史》等，深入浅出地讲述了在“两个一百年”奋斗目标历史交汇的关键节点，集中开展党史学习教育的重大意义，对学史明理、学史增信、学史崇德、学史力行的深刻理解，以及认真开展党史学习教育，要理解好“为何学”，把握好“学什么”，谋划好“怎么学”，进一步统一思想、统一意志、统一行动，把党史学习教育转变为工作动力和成效。

这些学习和探讨让每一个人更加深刻体会党员在工作中的“思想敏锐性、工作前瞻性、落实穿透性”，也让所有人在建党百年大庆之际，不忘初心，携手并进，凝聚力量，团结奋进，共谋医院发展新局面。

围绕目标，于协作中发挥团队力量

搬迁至新院区的时间将近，而要解决的事情还很多。一个人的精力和时间毕竟有限，陈玉平便动员团队里的每一个人都要“动脑子”，而“动”的方式就是大家一起来“头脑风暴”。在临床与医技，职能与临床，保健与临床之间交叉沟通、碰撞火花，以业务培训为抓手，提升全院职工的业务与服务水平。

解决的第二步，就是扩容增编提质，按照妇保院“小综合”需要与支持医共体分院的要求，设置妇保院的基础学科和人力资源匹配。同步引进一定比例的专业技术人才，并力争多个专科进入市级重点学科行列。加入上级医院专科联盟，大力培养中青年骨干，扩大学术影响力，建立与事业发展和各项服务相适应的优秀的管理团队、专业技术团队。

第三步便是大力推进智慧医院建设。加快人工智能、物联网、医院应用系统间的深度融合，以保障各项系统的稳定过渡和运行，确保新院区顺利启用，形成良性循环的生态医院网络。

“三步走”的策略，让医院管理团队目标一致，齐心协力为了目标而去逐步解决眼前困难。

管理团队立足于妇保院的现状：等级为二级乙等，下辖 16 个一体化卫生服务站室；床位 103 张，设儿科（包括新生儿监护中心）、妇科、产科、综合科四个病区；门诊设妇幼保健、预防保健、临床及医技等 30 多个科室。再展望未来的目标，其中，最迫切的大概要数努力争取实现“二级甲等”妇保院评价标准，而这要从日常监测客观指标做起。

等级妇保院标准是妇保院的全面共性要求。二级甲等妇保院的否决性指标必须全部达到要求，对准入性指标，要整体梳理，逐一对标落实，尽可能全部落实。对评价性指标，尽量体现追求同质化发展的指标，提高“门诊中医药服务占比”。

诚然，对于妇幼医院来说，中医的开设具有创新性。成人针灸、小儿推拿对妇女、儿童有着很好的疗效。而妇保院也陆续在中西医结合的道路上，渐渐摸索到精髓。

小儿推拿科的火爆，体现出中医的珍贵性和有效性。2021 年 6 月 1 日，妇保院再次注入中医力量，启动桐君药祖国医馆妇幼保健院分馆，暨举行浙派中医许氏妇科工作室授牌仪式。

此外，在未来规划中，控制孕产妇、新生儿的死亡率仍然是重中之重。其中，高水准完成孕产妇系统管理率、7 岁以下儿童健康管理率、产前筛查率、新生儿听力筛查率等工作性指标是“妇保人”奋斗的首要目标。

与此同时，提高辖区管理职责的健康产出和工作成效，促进“以妇女儿童健康为中心”的业务部门整合，推动医疗保健预防服务的融合，也是努力的方向。

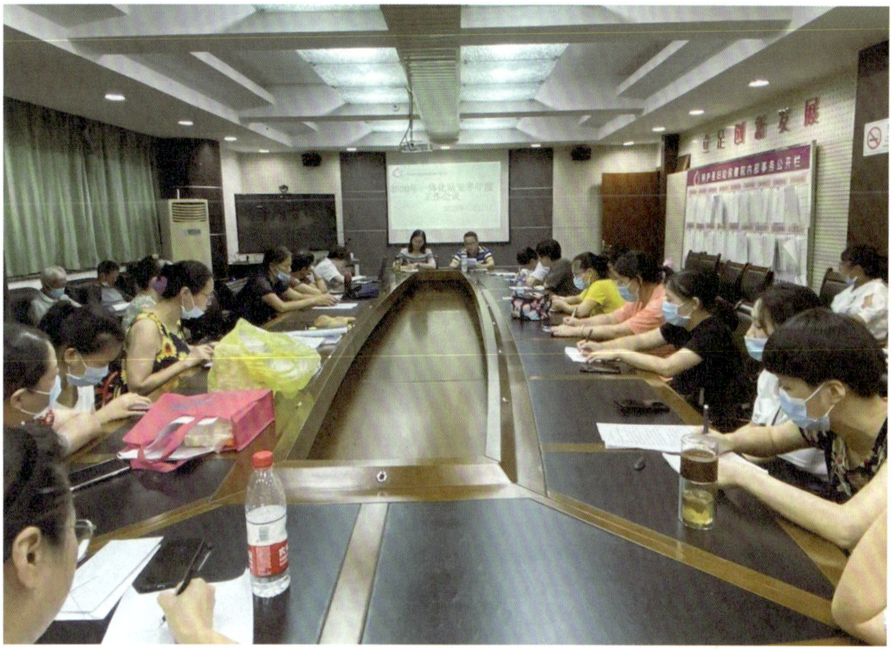

2020年8月，召开辖区一体化站室工作交流座谈会

其中，衡量县域妇幼健康工作能力和实际水平的基础性指标，具有纵向和横向比较的功能。其控制性指标必须达标，如孕产妇死亡率≤ 5/10 万、婴儿和 5 岁以下儿童死亡率≤ 5‰等。

这一个个、一条条清晰的目标，对于管理团队来说，具有明确的指向性。为了这场“新”战役，全院上下就像一台开足了马力的快车，正朝既定的轨道全速前进。工作面貌焕然一新，主动求变的意识得到明显增强，催生出医护人员的一股精气神，为迎接医院新局面而全力以赴。

这位从护理一线走来的女院长，工作至今，已然有 27 个年头，每 9 年恰好都是一个新的转折，前三个“九年计划”每一步都踏得坚实精彩，这一次，又站在了下一个“九年”的起跑线上，充满激情，步履坚实。而以她为核心的医院管理团队，更是怀着一颗仁心和一

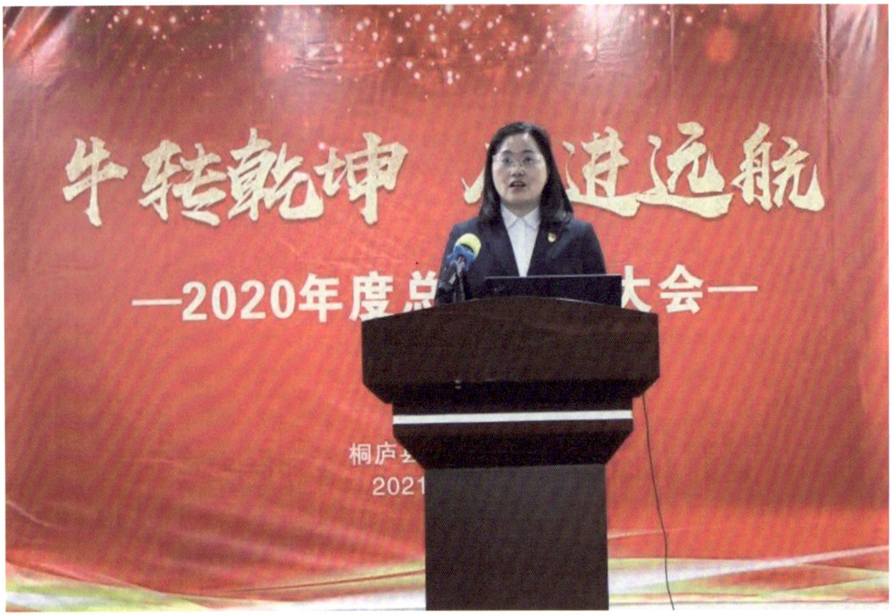

陈玉平作“2020年度工作总结和2021年工作计划”报告

份热情，将带领妇保院铸就一段辉煌岁月，为桐庐县带来健康安全的保障。

打造与未来相匹配的“人才”和“学科”

大道行思，革故鼎新。妇保院在几代妇保人艰苦创业的基础上，不忘初心、牢记使命、砥砺奋进。面临新的发展机遇，妇保院继续专注妇幼事业，增强内部力量，加强与省、市级医院的合作，同时借力市场、创新医疗模式，以互联网新技术创新驱动科室进步，服务人类社会、赋能美好生活。

不拘一格降人才

妇保院的“未来可期”，是建立在与之相匹配的人才队伍基础上的。因此，现任院长陈玉平一心求才，对每一位她关注的人才，都表现出医院对其最大的器重。而在人才吸纳上，她亦不拘一格。

在制定妇保院五年人才发展规划基础上，预先报卫健局和人社局批准，允许突破年度指标，允许紧缺岗位破例招录，妇保院争取引进专家可以一事一议、一人一政策。

在建设妇幼健康人才队伍上，必然要大力推进。人才培养上，更需要细腻安排和布置。

“对人的资源重组，才是最难的。难在什么地方？要有取舍，即取哪个科室、哪个人才着重发展。然而医院要发展壮大，必须有一个重点发力的方向，形成医院的名片跟特色，就像人一样，要有特长，在哪个领域有名，名气响当当，其他人一到这个领域就想到妇保院。医生也是这样，要有一个方向，舍弃一部分来重点打造另一个部分。当医生在某个领域中，成为专家或有了权威，他就真的厉害了。因此，我希望未来妇保院的妇科、产科两大主力要做大做强，有医疗组储备，有学科带头人，成员梯队合理，能分化亚专科，有研究课题等。这样无论对医院还是医生个人，在未来都是极有益处的。”陈玉平对接下来怎么走了然于胸。

根据妇保院的人才培养规划，首要是要加强党的组织建设、专业管理和技术队伍建设，扩容增编提质。按照“小综合”需要和指导支持医共体分院的要求，设置妇保院的基础学科和人力资源匹配，同步引进一定比例的硕士研究生和成熟型专业技术人才。“大专科”建设的产科、儿科、妇科等一类扶持学科，要有2个以上医疗组，要有明确的在职在岗学科带头人、合理人才梯队和学术成果，培养或柔性引进学科带头人，加入上级医院专科联盟，加大在岗培养中青年骨干的力度，扩大学术影响力，提高服务水平和社会满意度。

根据学科发展趋势以及引进人才的实际效果，设置生殖医学科、营养科，中医科等。对照二级妇保院评审标准，对现有专业技术人员进行结构调整，符合设置标准，符合成长梯队组合。

有重点引进学科带头人。尤其对发展势头比较好的二级科室，一定要及时引进学科带头人，必要时设置双主任制。大力招录应届毕业生，每年争取30—50名以上，加大本土培养力度，加强规培生的岗位培养。

多种形式用工，确保岗位职责履行到位，包括增加编制、柔性引进、县内兄弟单位支持、合同工、劳务派遣、专家下沉、借调进修等。鼓

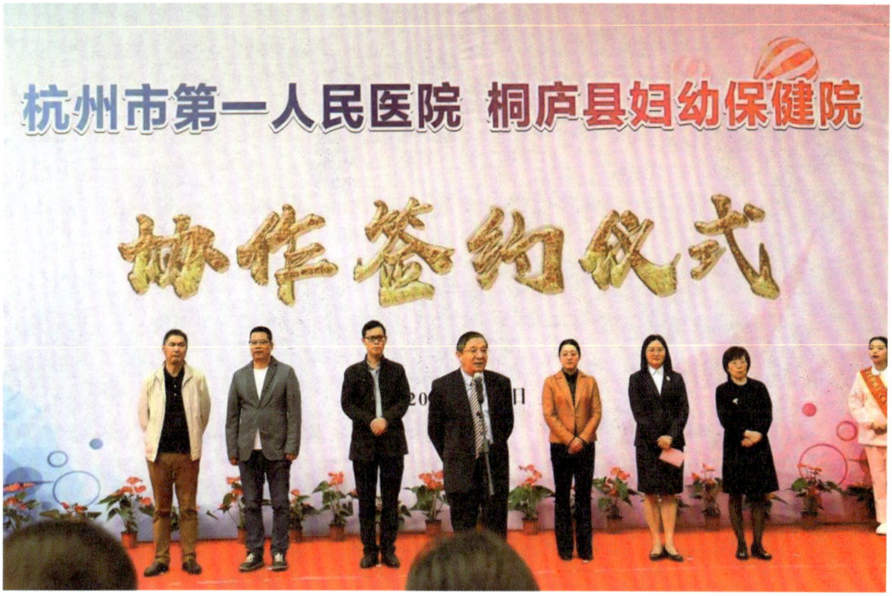

与杭州市第一人民医院签订协作协议，成立王志华名医工作室

励在职在岗读硕读博，加强岗位培训，营造职工职业成长的良好环境。

妇保院人才培养的这样一种思路，有其深化长远发展的基础，亦有其锋芒显露的雄心壮志。不好高骛远，不妄自菲薄，只踏实走好当下的每一步。这每一步，将一点点将妇保院往前推。

差异协作精学科

要提高医疗水平，提升救援能力，除了人才的吸纳之外，还要做到科室的精进。而学科精进之道，则在于精准、差异与协作。2020 年 10 月，县妇保院与市一医院签订了协作协议，杭州市第一人民医院常驻产科专家担任桐庐县妇保院产科执行主任，参与科室管理、学科建设、人才梯队培养。妇保院专门成立协作工作小组，实时汇报工作动态，建立协作工作管理机制，使协作制度化、规范化。

妇保院在重点学科和队伍建设上，着重设置重点学科和专家队伍，

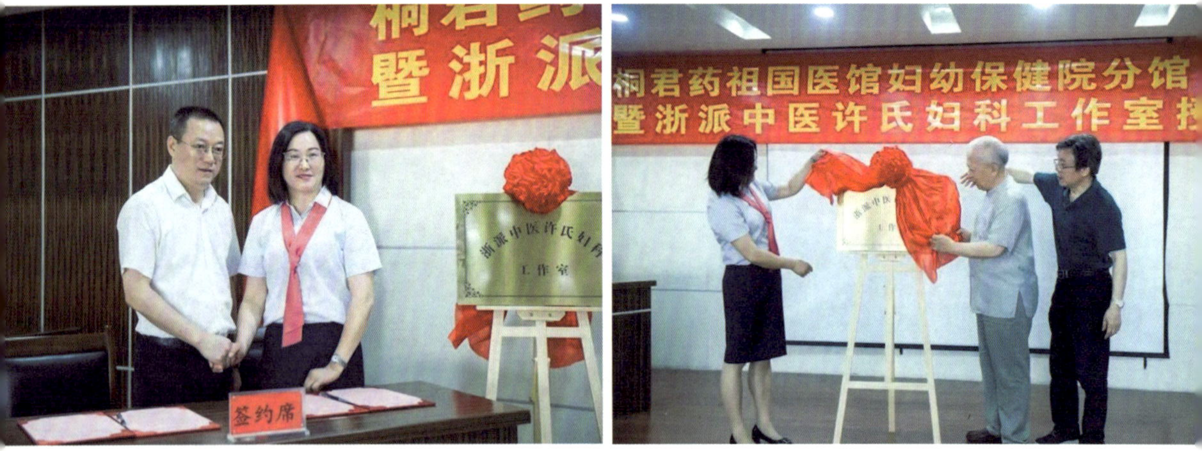

医院与县中医院签订合作协议并成立浙派中医许氏妇科工作室

既是新院区启用的必备条件，也是妇保院可持续发展的内生动力。

内外妇儿科及其保障科室综合服务能力“平台要平”，尽快补齐短板；妇科、产科两大主力要做大做强，要有医疗组储备，有学科带头人，成员梯队合理，能分化亚专科，有研究课题；妇保科、儿保科遵循全生命周期健康理念，做细做实健康服务，融合发展相关业务，促进保健临床融合发展，探索建立临床与保健相结合的跨科科室；小儿内分泌、乳腺科、不孕不育科“特色要特”；建立乳腺、宫颈等专科疾病的诊治中心，适时发展儿童康复科、口腔科、介入科、血库、NICU。

当然，重要专科的床位要达到开放床位的 90% 以上。

那么，如何布局科室设置，又如何让妇保院得以走好当下？以陈玉平为核心的妇保院领导团队，早已清楚了然地分析规划好。

妇保院学科和人才队伍建设主要依据事业发展和群众健康需求，依据新院区学科开展的需要、二级甲等妇保院创建需要和城南街道社区卫生服务中心建设需要。因此，本着高质量快速发展的理念，加快学科和队伍建设速度，以人带科，以科兴院，应用柔性引进、多元编制、技术协作和县乡一体等措施，解决人才瓶颈。而解决之法，定为“两步走”：

第一阶段——主要完善妇产科、儿科、妇保科、儿保科的骨干科室大科制建设，配备大科主任和学术秘书、行政助理。力争市级重点学科成长为省、市级龙头学科。

根据实际能力和需求设置二级亚专科 5—6 个。重点是产科危重症救治中心、乳腺外科、宫颈疾病科、新生儿科、儿童内分泌科等已有一定基础，属于医学新进展领域的健康服务，试行学科中心化管理。

打造有特色的妇保儿保科，除了完成规定任务，必须有自己的创新服务项目，对医共体指导督查有制度、有路径、有考核，有专业论文发表。

根据二级甲等妇幼保健院评审相关要求，完善妇保院职能科室建制，如公共卫生科、质量管理科、财务统计科、信息设备科等，配足工作人员，以便加强对本部和城南中心实施实体化管理。

第二阶段——通过宏观规划和重点投入、重点扶持的原则，将产科、儿内科建设成为市级重点学科，妇科、新生儿科为县级基层龙头学科，

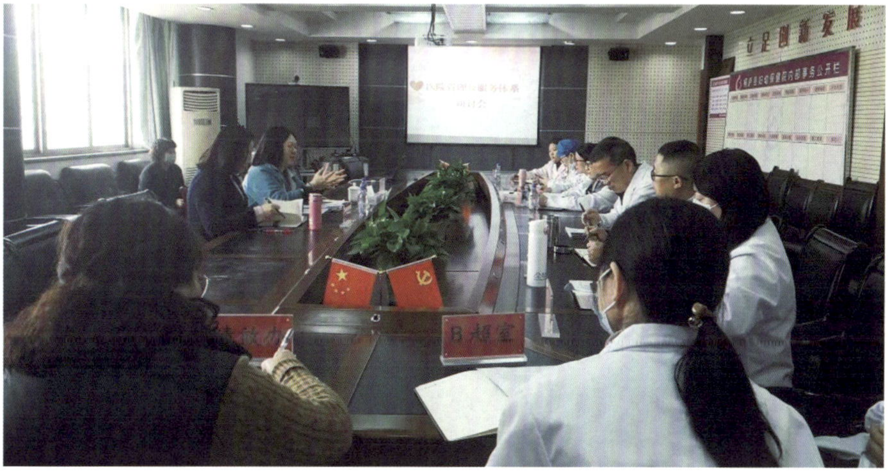

2021年3月10日，“医院管理及服务体系研讨会议”现场

妇保科、儿保科和乳腺外科、小儿外科为县级重点学科，发展较好的学科向中心化转型。打造疑难病会诊中心，柔性引进沪杭等地高级专家定期坐诊，本院派专业助手协助学习。

祈愿背后，是努力的付出，也是成果的渴望，更是以医者之态铸就辉煌的奋斗过程。

这一张宏伟的蓝图，靠的是医护人员一双双妙手，担起社会道义和责任，去绘就，去实现。而未来，定然可期。

数智建设智慧医院，未来可期

云计算、物联网、移动互联网、大数据等信息化技术日新月异，“互联网+医疗”“互联网+健康”等新型业态快速发展，为优化医疗卫生业务流程、提高服务率提供了有利条件，将带来医疗卫生服务模式和管理模式的深刻转变。因此，要高度重视新一代信息技术应用，加快“互联网+医疗健康”的发展。

在这样的数字时代中，妇保院从历史中走来，也投入到“互联网 +”智慧医院的建设中，其步伐也是稳而踏实的。面临新时代对医院技术和管理的调整，“新妇保人”继续发挥“妇保人”一如既往的团结精神，再以全新理念改变和拓宽妇保院未来的发展蓝图。

时代需求，实现智慧医疗网络生态

社会资本对医疗卫生发展的作用愈益彰显，开始建立开放、统一、优质、高效的浙江省“健康云”，着力推进面向“互联网 +”的新型医疗健康服务模式，以呼应国家关于发展高水平医疗服务的规划。

深化公立医院改革和促进医疗资源“上下联动”也成为近年来医

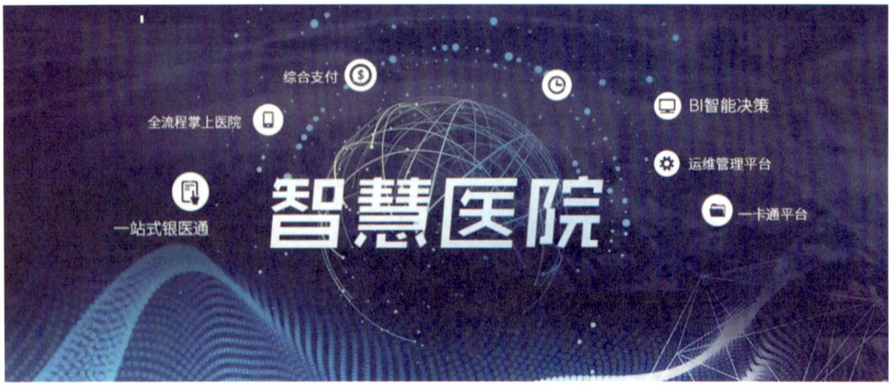

智慧医院

疗卫生工作的重点，将继续作为今后改革发展的主要方向。以杭州市为例，围绕“健康杭州”的建设目标，深入贯彻和落实了国家和浙江省关于医疗卫健工作的总体战略规划，提出了符合自身发展情况的发展目标与工作重点：打造省医学中心城市，保持居民主要健康指标“全国大城市第一方阵”水平。

桐庐县紧跟杭州市步伐，提出“健康桐庐”目标，围绕目标与重点，提出对应的措施和安排：全面落实家庭医生制度，为签约居民提供基本医疗、基本公共卫生和个性化健康管理等服务；积极开展“互联网+医疗”试点，采用 O2O 模式，加快推进杭州云医院建设，放大医疗资源，提升基层医疗服务能力等。

经历了不寻常的求生之路的妇保院，除了要呼应社会需求，还要面对另一个现实，即自 2020 年发生新冠肺炎疫情以来，医院格局发生了变化，生育高峰时代已不复返，现代社会呈现低生育状况，充满挑战和机遇，要求妇保院新领导班子，必须带着医院走出一条新的发展之路。

以数智建设医院为例。如今，信息数智系统建设是妇保院事业发展和管理的主要瓶颈，也是妇保院未来 5 年内发展的当务之急。本着支持业务发展，更好地服务群众、建设特色的服务模式、实现业务系统互联互通的目标，妇保院按照信息化建设的规划，先做好顶层设计，再分步实施，急用先做，争取在2022年前有重大提升，以确保新院区顺利启用，城南区域社区卫生服务正常开展，并做好全县域妇幼健康工作的指导和管理。

对于陈玉平来说，未来5年，亦至关重要。“健康中国”已成为时代需要、时代呼唤，如何传承妇保院的历史精神、彰显妇保院的职责和时代担当？

以陈玉平为核心的领导班子，每一位成员都在思考着。

2021年，建设妇保院本部、下属站室紧密型HIS系统，是妇保院未来工作的重要任务，如新院区的信息系统的建设工作，中心机房服务器和设备系统提升，包括软件系统、数据和设备的迁移，还有各种业务的通信链路的迁移，保障各项系统的稳定过渡和运行，让各个不同网络系统能够互联互通。

“未来5年，我们会按照要求进行智慧医院建设，加大人工智能、物联网、医院应用系统之间的深度融合，实现以城域网为基础的广域网共享，建设舒适化就医环境，实现良性的网络生态链接。”陈玉平在谈到医院未来规划时，眼里泛着自信的光，透露出敢闯敢干的精神气，对未来也充满了期待。

智慧医院的建设，首要是智慧医疗的体现，院内智慧化就医流程，如诊间结算、缴费自动化、自主预约检验检测项目、住院结算智慧化……一系列的医疗智慧化，旨在老百姓就医“最多跑一次”，省时省力，也促进妇保院医患关系的和谐。

数智医院，提升智慧管理水准

好的医院，老百姓关心的不是它有多少张床位，而是不但能用最小的代价治好病人，而且也让他们在医院里得到美好的体验。

而美好的体验，正在于患者在医院就医时所能感受到的细微变化和周到的服务，以及医院在管理上所体现的理念。

妇幼健康的服务对象大多是健康人，服务供方和需方之间的友好相处更是应有之义，这也是妇保院文化建设的重要内容。

做好院前就医指引导航、优化服务全流程，在建设和服务中，妇保院全力把握容易被忽视的非技术环节的服务质量等院内服务。此外，还要通畅全县妇幼健康需求与妇保院本部的沟通联系。在建设过程中，坚持以问题导向为主，无障碍接受社会和就医者的意见建议，及时发现并纠正医疗健康服务和管理中的问题。依靠互联网技术，妇保院紧跟桐庐县医疗健康服务建设脚步，全力配合打造“医共体”“医联体”，争取实现多个医院之间的智慧化，达到信息共享的目的。

在陈玉平看来，互联网医共体的建设，包括远程会诊、远程诊断、远程教育，以及双向转诊，这些都大大降低了百姓的就医成本，也让医院内部的就医流程更加畅通。

这些也都恰恰体现了妇保院智慧管理的水平。

此外，各类“先锋岗”“示范岗”“文明岗”作为创建载体，践行医院价值理念和行为规范，充分发挥工青妇等部门作用，争取实现患者检查、住院、手术“少等待”，甚至“零等待”；大力推进医院文化建设，广泛发动年轻员工参与友好度建设，营造良好的员工职业成长生态；建立入院准备中心、慢病防治中心、照护发展中心。成立学术委员会、伦理委员会、社区共建委员会……

这些举措依托于网络技术，在其基础上一一实现目标。

在对外服务上，根据新时代、新需求、新体制，妇保院将进一步完善妇幼健康网络。重点对区域医共体建设以来面临的新情况作出分析调整，妇幼健康管理采取“妇保院→医共体→乡镇”的融合管理新模式，通过医共体强化妇幼健康工作的培训、指导和监督。全域开展“妇女儿童健康促进行动”，深化完善“出生一件事”联办、“互联网+”

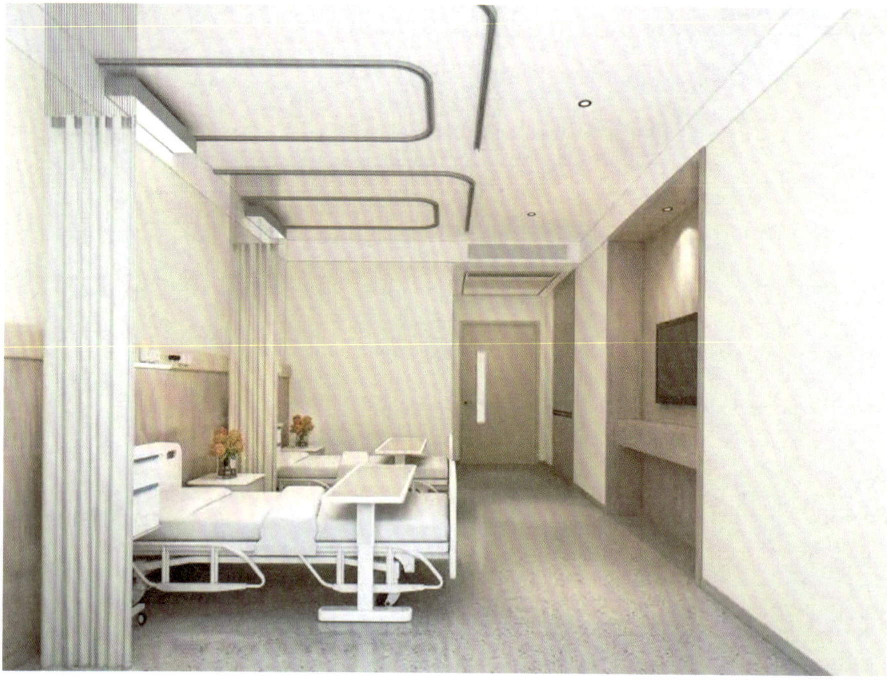

温馨的病房

母子健康服务和“最多跑一次”等改革，通过要素组合连接，推动服务功能创新，充分展示新型妇幼健康服务模式的复合成效。

诚然，目标是清晰的，方法是稳当的，成效是循序渐进的。在传统模式和网络智慧化管理的结合下，妇保院2020年先后获得杭州市“产前筛查先进集体”、杭州市“妇女保健综合管理先进集体”三等奖、杭州市抗击新冠肺炎疫情先进集体、杭州市先进基层党组织、平安示范单位、桐庐县应急演练三等奖等一系列荣誉。是荣誉，也是动力，更是向着更好的管理水平前进的动力。

云上妇幼，彰显智慧服务便捷化

妇保院是专业性很强的专科医院，以妇科、儿科为主，以数智建设医院为依靠，妇保院还在大力推进妇幼健康服务网的建设和区域健康服务模式的创新。未来，妇保院将通过智慧医疗、互联网诊疗形成就医闭环，住院、门诊可实现无缝智慧结算。

推进和完善县域妇幼健康服务网络建设，是妇保院未来发展的一项重要举措。在时代新形势下，转换妇幼保健工作理念与方式，重新梳理全县妇幼健康服务网络，调整监督指导体制。同时，培养持有高级职称的妇幼健康学科带头人，完善城南街道妇幼保健专业队伍组织，加强区域一体化建设，指导和直接操作城南街道高质量妇幼健康工作，推进过程中的规划实施，并作一系列安排。

在此过程中，妇保院发挥县域妇幼健康指导中心的作用，提出“云上妇幼”，即全力打造线上线下健康服务平台，成立产后母婴康复中心、儿童感觉统合训练中心、儿童心理和成长中心，全面推动桐庐县妇幼健康工作同质化，实施包括信息化在内的县域妇幼健康服务素质提升工程，优化妇幼健康工作指标和绩效指标。

“云上妇幼”包含医疗和健康保健两方面，进行孕产妇线上线下教育、开设妇幼课程、同步更新母子手册，将胎心监护云端化……这些都极大地方便了孕产妇，实现院内就医便捷化、院外流畅化的目的。

“数智妇保是我们未来规划里的一点。依托于大数据网络，我们将搭建一个多层面、多体系、多架构的医疗链和服务链等。以‘两癌’前端为例，搭建妇保院、城南社区和站室之间的三级网络系统。”

除此之外，“家庭医生”的健康管理服务机制也会逐步加强。通过“互联网+”的手段，以视频、文字、图像等各样方式，来强化全人全程健康管理理念，让群众享受到更多、更好的精准化服务，包括创新发展基本医疗的“签约服务”和“慢性病管理MDT”，公共卫生方面以提高健康素养、健康促进、“两癌筛查”、妇保儿保融合的“呵护生命早期1000天”、儿童生长发育与心理、儿童视力保护为主线，倡导全生命周期连续性妇幼健康服务，努力为老百姓提供全生命周期的卫生

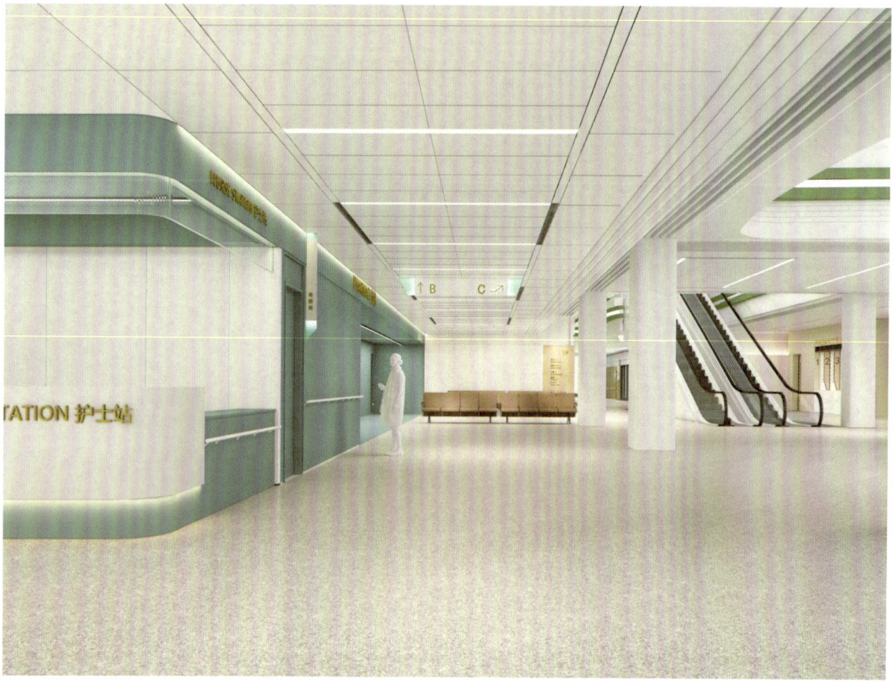

医院大厅

与健康服务，建立起以家庭医生为核心的居民健康管理机制，推动家庭医生成为医疗资源利用的守门人、居民健康的守护人。

同时，妇保院未来将通过专业、新型健康管理公司团队，提供差异化、精细化、个性化的健康管理服务。加强心理健康管理，鼓励开办各类心理咨询机构和心理治疗诊所、门诊部，以及精神康复机构等心理健康服务机构。开展健康体检、咨询等健康服务，灵活利用医疗机构资源，降低居民常规体检的成本，提升定期体检覆盖率，积极引进国内外知名的专业性健康体检机构和品牌，提升全县专业化服务能力和健康体检市场发展水平。

种种规划和举措，是妇保院经历 20 多年发展和沉淀之后的继往开来，也是在新时代、新形势下，借着“互联网 +”的东风迈向智慧服务的第一步。

智慧医院是一个宏观规划，它由三个板块组成，一是智慧服务，二是智慧医疗，三是智慧管理，把这三个部分建设好了，互联组合在一起才是真正的智慧医院。而妇保院也正是从这三个方面入手，努力创造生态、数智和满意的就医环境，建立互联、互通、共享的信息化运营管理体系，让医院的空间、资产、设备能效最大化，让服务更智慧、更高效，实现未来可持续发展。

新老院区，打造联动管理模式

新与旧，有时并不是替代，而是相辅相成的联动和结合。

基于新老两个院区所处的地理环境，再结合其他相关因素，妇保院做出了极为明晰且符合当下社会环境需求的规划；且院区虽是两个，但管理模式和医疗业务则是联动式、一体化的。这样的“组合双打”，让妇保院再次凝聚起一股新的力量。在未来道路上，衍生出更多的发展机遇。

即将蝶变的老院区

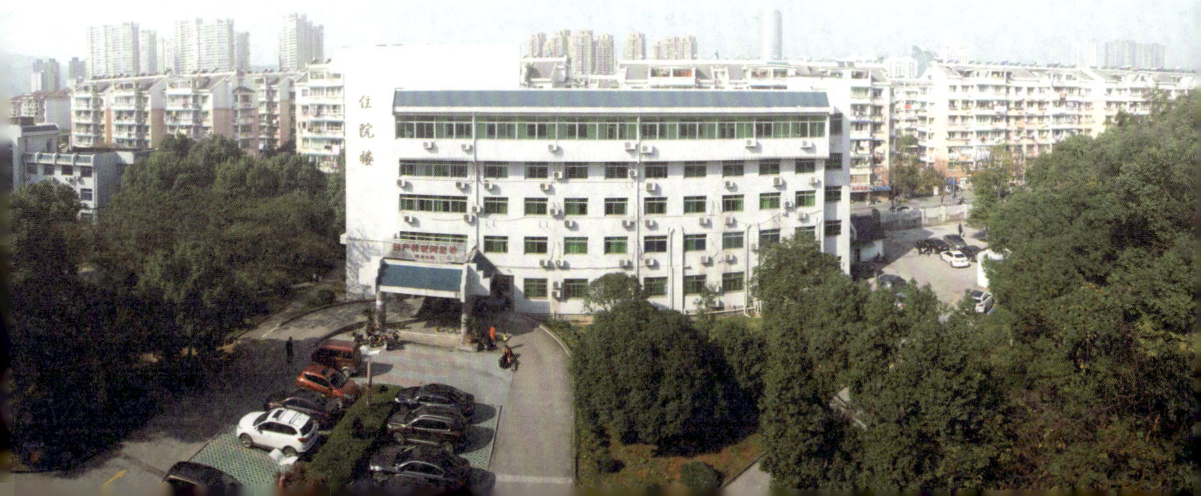

老院区，蝶变更新

“到新院区之后，老院区将调整布局，整修站室，彻底消灭‘老破小’，统一站室外部形象，统一工作制度与流程，加强对站室人员的培训。以梅林社区为首，我们将全力打造未来社区体系，到2021年已经在桐庐县城南街道片区建立了18个站室，加上妇保院的新院区、老院区，将打造‘1+1+18’的医疗和服务链。”陈玉平在勾勒老院区的未来蓝图时，溢满憧憬之情。

除此之外，对老院区的继续使用，值得一提的莫过于桐庐县儿童青少年眼视觉健康中心在此落户，且于2021年7月10日正式对外开放。

为落实八部委《综合防控儿童青少年近视实施方案》，桐庐县妇幼保健院在县教育局、县卫健局的大力支持下成立了“桐庐县儿童青少年眼视觉健康中心”，以“查、防、控”等措施适应全县的近视防控需要。

眼视觉健康中心是桐庐县视力筛查防控医疗机构，配备了全套进口智能化检查仪器，如电脑验光仪、电脑角膜验光仪、非接触式眼压计、综合验光仪、角膜地形图、生物测量仪、裂隙灯等，且全部到位后，进行了调试和摆放，可以更好地做检查，并运用近视防控软件系统，

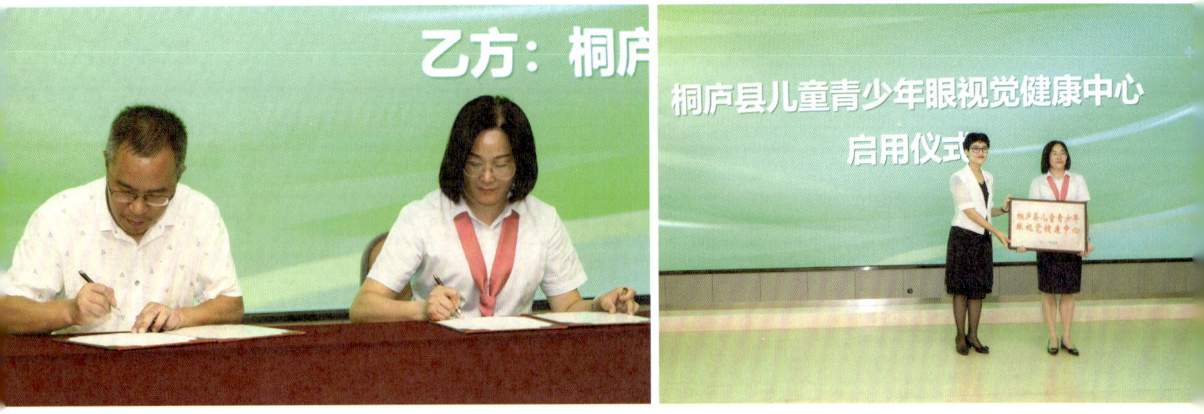

桐庐县儿童青少年眼视觉健康中心启用仪式

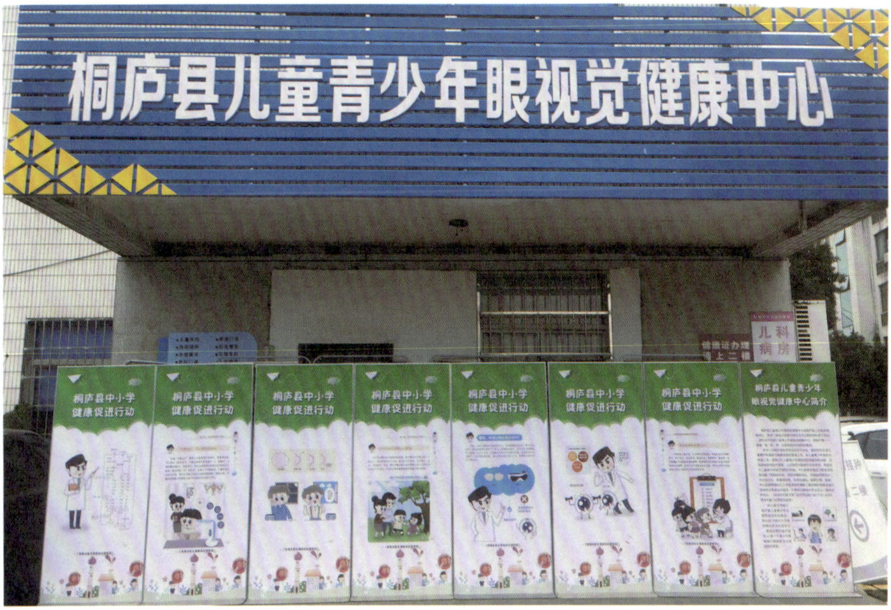

桐庐县儿童青少年眼视觉健康中心蓄势待发

以云服务大数据平台为依托，智能化为儿童青少年建立眼屈光档案，为孩子们的视力保驾护航。

中心还邀请了浙江大学医学院附属第二医院及杭州市第一人民医院眼视光专家坐诊指导，开展各项眼视光专业及小儿眼科诊疗项目，竭尽所能一起打赢儿童青少年近视防控这场攻坚战、持久战，为桐庐千万家庭提供更加优质、专业、便捷的眼科医疗服务，让每一个青少年的眼健康问题都能及时被发现并管理——这不仅是责任，更是使命！

“查”“防”“控”是眼视觉健康中心的主要功能和职责。

中心承担对全县 5—18 周岁儿童青少年进行每年两次的免费视力筛查反馈和建档工作。筛查内容主要包括：学生视力是否在发育的正常范围内；屈光状态是否有异常，如远视、近视、早期弱视；眼位是否有斜视或假性斜视等。过程中若发现有视力较差的学生，也会对其进行用眼卫生、视力保护等健康宣教。做到早监测、早发现、早预警、

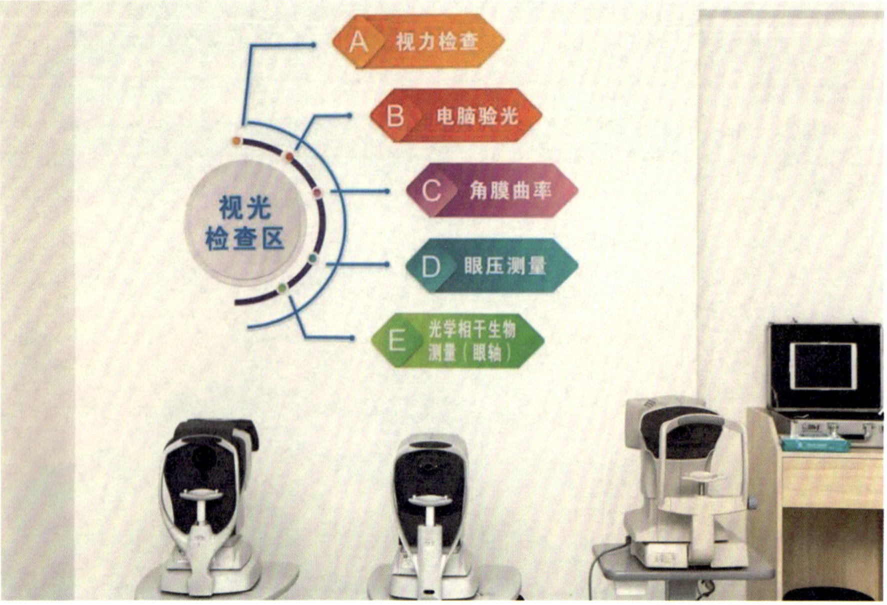

桐庐县儿童青少年眼视觉健康中心环境一览

早干预。截至目前，2021 年县妇保院已完成 22759 名中小学生的视力筛查，近视率较高。

“查”是第一步，也是最为关键的一步，主要运用近视防控软件系统，以云服务大数据平台为依托，通过视力检测智能化、方案建立个性化、视力健康数据服务网络化开展筛查工作。筛查人员使用手机和 iPad 检测学生视力，之后自动上传到云端；或者检测学生眼睛屈光度，验光仪检查后将数据自动上传到云端。

这样的操作，大大方便了筛查结果的查询。筛查结束后，家长只需要扫一扫筛查单左上角的二维码就可以知道孩子的视力情况，真正地做到“家—校—医”联动的视力管理模式。

“防”是在“查”的基础上做的进一步工作。根据筛查视力数据进行分析汇总，建立儿童青少年视觉健康电子档案，一人一档，并根据学生情况及时更新，同时充分运用“家校医”联动机制，与学校及家

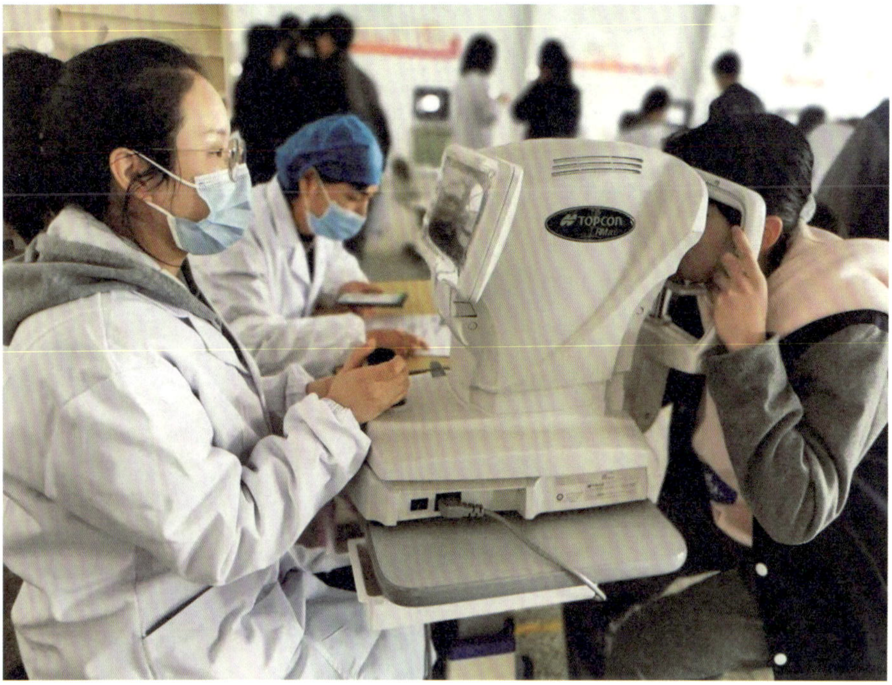

承担对全县5—18周岁儿童青少年进行每年两次的免费视力筛查反馈和建档工作

庭协作，对视力正常、异常进行分类监测跟踪管理，真正做到动态管理，有效防控。对视力正常的学生要求其做到每6个月做一次常规眼健康检查并建档，发现视力异常学生能及时进行专业诊断及矫正治疗。

“控”，是对视力筛查正常、异常儿童青少年开展复查和随访工作，对于未按时复查的情况，在必要情况下，通过与学校的合作，由学校通知学生家长，或由中心通过短信电话通知学生家长及时进行诊断及矫治。要求视力正常者每6个月到中心做常规眼健康检查；视力异常者及时到中心进行专业诊断及矫正治疗。

眼视觉健康中心立足于对儿童青少年的视力的“查”“防”“控”目标上，全力以赴，担起责任，务必守护好青少年这扇“心灵的窗户”。

此外，在新院区启用后，老院区设立的这个独立建制的城南街道社区卫生服务中心，将由一名副院长兼任主任，按照医共体分院的工

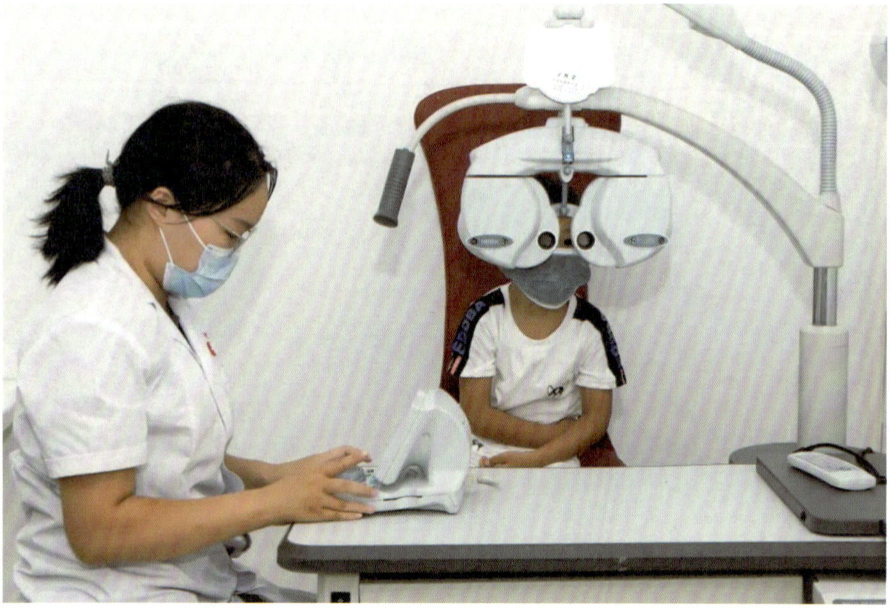

对复诊儿童青少年进行分诊

作要求，设立基本医疗、公共卫生、中医药、综合病房、后勤保障等服务和管理部门，除手术室、晚期孕保外，要求基本科室齐全，方便辖区群众，也便于妇保院的优质资源更好地发挥效益。

新院区启用城南街道社区卫生服务中心的建制，涉及制度保障，包括清廉医院建设、管理制度、工作制度、技术管理规范和人事管理等一系列制度。按照工作进展和服务的展开，同步梳理调整优化相应制度，加强档案建设，以便更好和有序地管理两个院区。

老院区的“继续发挥余热”，是为新院区的“托底”，也是妇保院腾飞的大后方。

新院区，再次腾飞

妇保院新院区的启用，将极大地提升妇保院的服务能力，全生命周期健康理念的践行将推动妇幼健康工作升级换代。

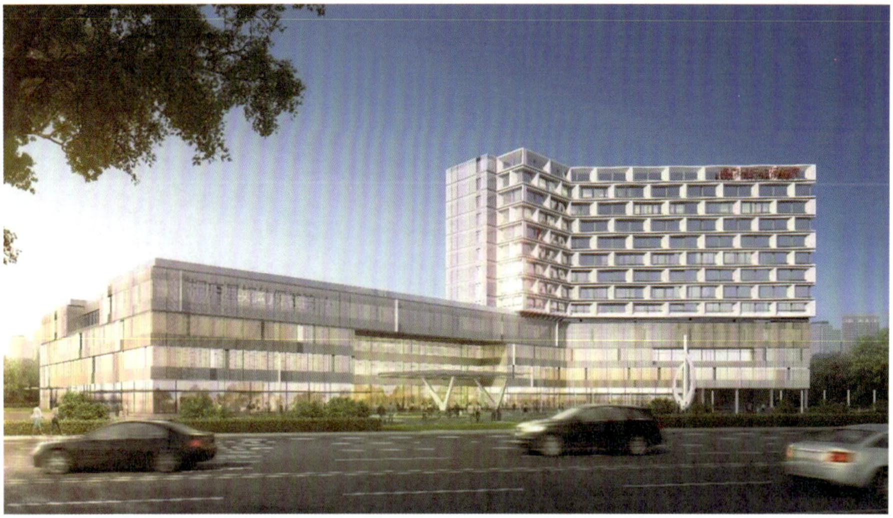

医院外景

综观整个新院区建设，建筑面积 6 万平方米，医疗使用面积 4 万平方米，床位 375 张。2022 年，将全部完成与新院区全面启用相匹配的内外装修、环境建设、信息化建设和医疗服务平面布局、科室设置、人员设备等，其中人力资源储备、设备设施安装调试质控、院内信息化管理系统最为关键。

同时，新院区也将合理分区服务儿童和成人、病人和健康人，做好应对新院区服务需求“井喷”的各项准备，开设日间诊疗、全科医疗科和留观病区，快速提升新院区综合服务能力。将在 2023 年着手实施妇保院新院区建设二期工程。

“在新院区的布局上，我心里有三个大的方向，即生态、数智和满意三点。为实现生态妇保、数智妇保和满意度妇保，相应地也会推出一系列的举措。”对于新院区的整体发展方向，陈玉平将眼光放在未来，也注重当下的准备工作，心里也看得很明白。

在学科布局上，妇保院新院区以综合医疗服务能力为基准，开展综合性医疗服务。

按照前瞻需求、发展可能和资源条件，妇保院在2022年底前，首先实施与新院区启用紧密相关的学科平台布局与资源配置，做到人力资源、相关设备、相应制度同步到位，确保新院区按时顺利启用。2023年开启学科发展升级、创建升级龙头学科、市级重点学科、二期工程新增学科计划。修订完善《重点专科管理与奖励办法》《医药卫生学科带头人管理与奖励办法》。加强与省、市医院的专科合作协作，提升妇女两癌综合防治康复、高危孕产妇管理和急症抢救水平，延伸非医保服务的相关科室。

“未来学科的发展，我们依然要在目前的专科特色基础上，更加丰富化和人性化，争取继续做大做强妇产科、儿科等专科，同时拓展新的学科，例如围绕妇幼的医美，如口腔等的微整形，青少年眼视学健康中心等。”陈玉平说。

具体来说，即促进以治疗为主转向以预防为主，开展全科医生、社区护士、健康管理师等岗位培训，建立以基层医疗卫生机构的全科医生及其团队为主要基础，相关专业技术人员协同配合的家庭医生队伍，为居民提供基本健康管理服务，近期以老人、孕产妇、儿童、慢性病患者、残疾人等人群为工作重点，逐步覆盖到全体居民的基础健康管理。

在重大疾病防治项目上，除突发传染病疫情外，主要包括妇女“两癌”防治、高危孕产妇的救治、出生缺陷预防、妊娠期高血压糖尿病管理及追踪。

“‘两癌’筛查工作一直是妇保院长期在做的工作，有了这些工作基础，后续我们将更加深入、细致，更加到位地追踪。做好这项工作，能够推动妇女‘两癌’早期发现早期治疗，将一次性治疗转化为终生健康管理，同时我们要做好筛查发现的乳腺、宫颈非癌性疾病的管理和综合治疗。这些其实对于我们妇科、乳腺外科等学科的发展是很有帮助的。”对于妇保的工作，以及如何结合现有工作基础来发展学科，陈玉平心里有了一个清晰的轮廓。

除此之外，完成年度普查筛查任务，可提高社区防治康复水平和妇保院专科治疗水平，双向转诊制度健全，促进渠道通畅，反馈及时，随访到位。

当然，在学科一系列的规划上，离不开对老院区的继续使用。如果说新院区是妇保院再次腾飞的基地，那么老院区则是妇保院将一系列工作串联起来的后方。

新老两个院区的规划和前景的基础，是经过几代“妇保人”奋斗而来的，也让我们看到了妇保院结合两个院区所打造的新卫生格局和创意的联动管理模式——这让无数“妇保人”清楚地看到，妇保院未来的道路在哪里。

后　记

岁月虽无声，过往却有痕。案头的这本沉甸甸的书稿终于付梓。

盛世追史修志，是中华民族的优良传统。

一本好的院史不仅具有“存史、资治、教化”的作用，更具鉴古知今、传承文化、引领后人的重大意义。

桐庐县妇幼保健事业，自 1953 年建立桐庐妇幼保健站之先，已有序开展。回顾妇幼事业发展历程，厚重而深刻。1998 年从妇保站到妇保院的华丽蜕变，是时间的沉淀，更是时代的需求，将桐庐县妇幼事业推上一个新的台阶。

在妇保院搬迁新院区之际，梳理妇保院的过往，存史资政、展望未来，着实是一件意义非常的工作。

回顾过去，为的是走向未来。

投入这项工作后，我们发现这真可谓是冗杂烦琐、任务艰巨、来之坎坎。

囿于各种原因，妇保站的史料部分缺失，留存的医护人员图片资料不够清晰，甚至遗失，加之有些老员工们的回忆也因时间久远而模糊。

可我们不能被面前的“拦路虎”吓住，仍要继续前行，要弄清一切的来龙去脉。

“从无到有、从少到多、从普通做到精湛、从合格到卓越”，这是做医师的道理，也是做管理的道理，更是记录历史的道理。

方向既定，义无反顾，全院中层以上干部予以高度重视。由陈玉平院长牵头，医院办公室全力配合，由杭州晓钟文化策划有限公司陈钦周、何琳、顾盛华等人员组成的记者编辑组，深入浙江省档案馆、杭州市档案馆、桐庐县档案馆、本院档案室以及收藏品市场收集相关文件、照片、图书等史料，同时对医院退休和在职的员工进行了广泛访谈，实地考察，及时记录，收获了大量感人的故事。我们发动全员职工广泛参与，争取能全面而生动地打捞历史文化碎片，将历史以现代人喜闻乐见的方式阐述出来。

史海钩沉，爬罗剔抉；实地考察，筚路蓝缕。为了让本书更具有可读性，我们通过“史话”的方式来展现那些对医院产生重要影响的历史事件、科技成果和医患故事。

编撰本书的意义不仅是编纂历史，更是寻访故人，对医院的历史文化脉络进行了较为系统的梳理，用鲜为人知的故事和弥足珍贵的照片描述了医院的前世今生，留下岁月的脚印，唤醒人们的集体记忆。

希望本书无论在课堂会场还是茶余饭后，都能发挥它的积极作用，让老员工们从中读到自己青春时美好的回忆，让年轻医者们从中能够体悟到老一辈医者们优良的作风与高尚的医德。

本书几易其稿，才有了此抛砖引玉之作，以期传承名医的医德仁心，弘扬一心为公的医院文化，延伸医院的品质之路，唤起医院员工的集体共鸣。

在此成书之际，我们感谢医院各个科室给予的积极配合和帮助。

幸甚至哉，是以为记。

感谢以下退休和在职的医院员工对本书的大力支持和倾情讲述
（按姓氏笔画排列）

王丹凤	王桐林	王林娟	王玲丽	王赟淼
方向东	方群英	艾　婷	叶　美	华秋琴
刘伯洪	江　峰	杨小珍	吴　群	吴明龙
吴震宇	何阿有	何樟莲	应红玉	汪丽球
张玉飞	陈水兰	陈玉平	陈金星	罗　萍
胡小娟	胡剑倩	钟来娣	洪树明	钱爱萍
倪丽萍	徐雪芳	高素华	龚彩莲	程红霞
程建强	戴小明			